Unsere Kräuterfrauen

IHR LEBEN, IHR WISSEN, IHRE REZEPTE
25 PORTRÄTS AUS DEM ALPENRAUM

Herausgegeben von
KARIN BUCHART

Servus

Inhalt

Monat für Monat durchs Kräuterjahr

VORWORT

Die Vielfalt des Wissens

Wie unsere heimischen Kräuterfrauen den Pflanzen des Alpenraums ihre Heilkraft entlocken.

Dunkle, erdige Spuren an Händen, Blättern und Blüten. Diese Kräuterhände zeigen, wie innig ihre Verbindung zu den Pflanzen ist. Junge Handflächen, von denen die Erde noch spurlos abrutscht, und ältere, von Kräutern gegerbte, finden wir in diesem Buch. Kräuter begeistern Frauen ganz ungeachtet ihres Alters, ihrer Herkunft und ihrer Lebensweise. Mit der Zeit formen sie ihre Gedanken und Einstellungen.

Das Buch *Unsere Kräuterfrauen* zeigt die Vielfalt des Kräuterwissens und der dazugehörigen Handwerke. Die Begegnungen mit den Kräuterfrauen und mit ihren Pflanzen, geprägt von den Jahreszeiten, sind eindrucksvoll. Für jede von ihnen beginnt mit dem ersten Blick auf die Pflanze ein Ritual, das hundertfach wiederholt wurde und mittlerweile eingeschliffen ist. Ab hier nimmt alles seinen Lauf: Das Kraut wird abgeschnitten oder ausgegraben, prüfend angeschaut und in den Korb gelegt. Es bedarf noch vieler Kontakte mit Fingern, Messern, Brettern, Mörsern, Gläsern und Säcken, bis es als wirksame Pflanzenarznei in der Medizinflasche steckt. Oft gelangt das Kraut auch auf den Mittagstisch und stärkt nebenbei die Gesundheit, während es den Salat ziert oder mit seinen Aromen betört.

Alpenkräuter sind komplexe Lebewesen, anpassungsfähig und vollgepackt mit Pflanzenwirkstoffen. Sie sind unglaublich flexibel, wenn es um ihr Überleben geht. So bilden sie Abwehrstoffe gegen Fraßfeinde, speichern im Herbst Energien für den langen Winter und bilden im Frühjahr Bitterstoffe, um Kraft für neues Wachstum zu haben. Bergkräuter passen sich an die Gegebenheiten an, egal ob im Juni nasse Schneeflocken fallen oder im September schon ein eiskalter Wind über die Blüten fegt. Umso erstaunlicher sind die Erscheinungsformen der Heilpflanzen in den Alpen: Nicht nur die knorrigen Latschen halten Wind und Wetter aus, auch die zarten rosaroten Blüten des wilden Thymians überleben hier. Er hat sich angepasst, das verraten seine gehaltvollen Blüten und Blätter.

Diese Anpassungsfähigkeit ermöglicht den Alpenkräutern das Überleben in einer unwirtlichen Gegend. Manchmal wachsen sie langsam und blühen erst spät im Jahr, manchmal sind sie viel bitterer als im Vorjahr, und dann wiederum gibt es Jahre mit einer prachtvollen Fülle.

Die Geschichten der Kräuterfrauen zeigen, wie sie mit den Pflanzen umgehen, und vor allem, wie sie auf die Pflanzen eingehen. Sie scheinen sich ebenso anzupassen an die Natur der Pflanze wie die Pflanze an die Natur.

Kräuterfrauen legen sich nur ungern auf genaue Rezeptangaben fest. Für dieses Buch haben sie es dennoch getan, um das Wissen zu verbreiten und das Nachmachen zu vereinfachen. Immer mit einem kleinen Augenzwinkern, weil zum Beispiel die Schlüsselblume in jedem Jahr einen anderen Charakter hat und das Gänseblümchen entweder ganz weiß ist oder doch errötet.

Ein Blick in die Blüte der Arnika vermittelt jene Unbekümmertheit, die es braucht, um mit Alpenkräutern zu werken: Zerzaust und verschlafen sieht sie aus, weit entfernt von gestriegeltem Perfektionismus. Doch dann, wenn ihre Stärken gebraucht werden, vermag sie über sich hinauszuwachsen. Arnika täuscht nichts vor, doch sie spielt ihre Wirksamkeit genau da aus, wo sie hilfreich ist. Das Wesen der Arnika ist wie das vieler Kräuterfrauen: Sie werken im Hintergrund, und nur wer ihre Unterstützung sucht, bekommt sie!

Doch so vielfältig und unterschiedlich die Kräuterfrauen ihre Zubereitungen auch machen, ein roter Faden ist dennoch erkennbar. Alle zeigen sich höchst achtsam der Natur und den Kräutern gegenüber. Ihre Wertschätzung gilt den alltäglichsten Pflänzchen wie Brennnessel oder Löwenzahn, und sie entnehmen sorgfältig nur eine Handvoll oder genau so viel, wie sie wirklich brauchen. Schon aus zwei oder drei Zutaten zaubern sie wirksame Pflanzenarzneien. Die Philosophie der Kräuterfrauen ist tiefgründig und qualitätsvoll. Sie machen uns in diesem Buch mit einzelnen, wenigen Pflanzen bekannt, aber die Begegnungen sind tief. Sie fordern uns auf, hinauszugehen und immer wieder zu verweilen, um unsere eigenen Erfahrungen zu sammeln.

Jede Geschichte über eine Kräuterfrau ist für sich eindrucksvoll. Doch nur im Verbund kommt jene Vielfalt zum Ausdruck, die das Thema birgt. Es sind stets die vielen Perspektiven, die ein rundes Bild zeichnen!

Karin Buchart
im Kräuterjahr 2024

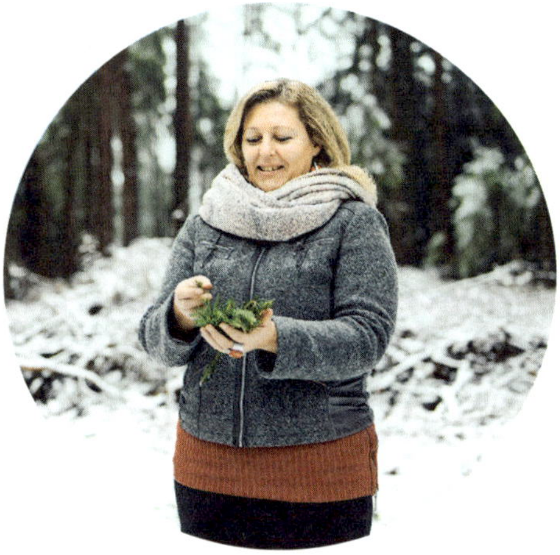

NATURWISSEN

Die Apotheke vor der Haustür

Über Spinnweben als Pflaster und das Geheimnis der Zwetschken im Hollerkoch: Die Waldviertlerin Eunike Grahofer ist durchs Land gereist und hat alte Rezepturen zusammengetragen.

Die Spinnweben hängen so tief vom Holz der alten Mühle, dass man sich kaum zu atmen traut. Zum einen aus Angst, dass irgendwo die große achtbeinige Weberin inklusive ihrer haarigen Familie sitzen könnte. Zum anderen aus Ehrfurcht vor dem filigranen Kunstwerk, das keinesfalls zerstört werden soll.

Eunike bleibt stehen. Freudig plaudert sie los und lässt uns teilhaben an ihrem unglaublich großen Wissen. „Spinnhäute hat man früher als Pflaster zur Wundheilung hergenommen und die Gespinste direkt auf die Verletzung gelegt", erzählt die Kräuterpädagogin. „Sie enthalten eine spezielle Art Penicillin, wie wir mittlerweile wissen." Heutzutage macht das freilich niemand mehr. Unsere Großeltern aber hatten dieses alte Heilwissen noch und wandten es an. Schon die alten Griechen haben Wunden zur Heilung mit Spinnenseide eingerieben.

Die Waldviertlerin Eunike Grahofer hat viele solcher Geschichten zu erzählen. Weil sie ältere Menschen geradezu magisch anzieht. „Wann immer ich draußen auf einem Bankerl

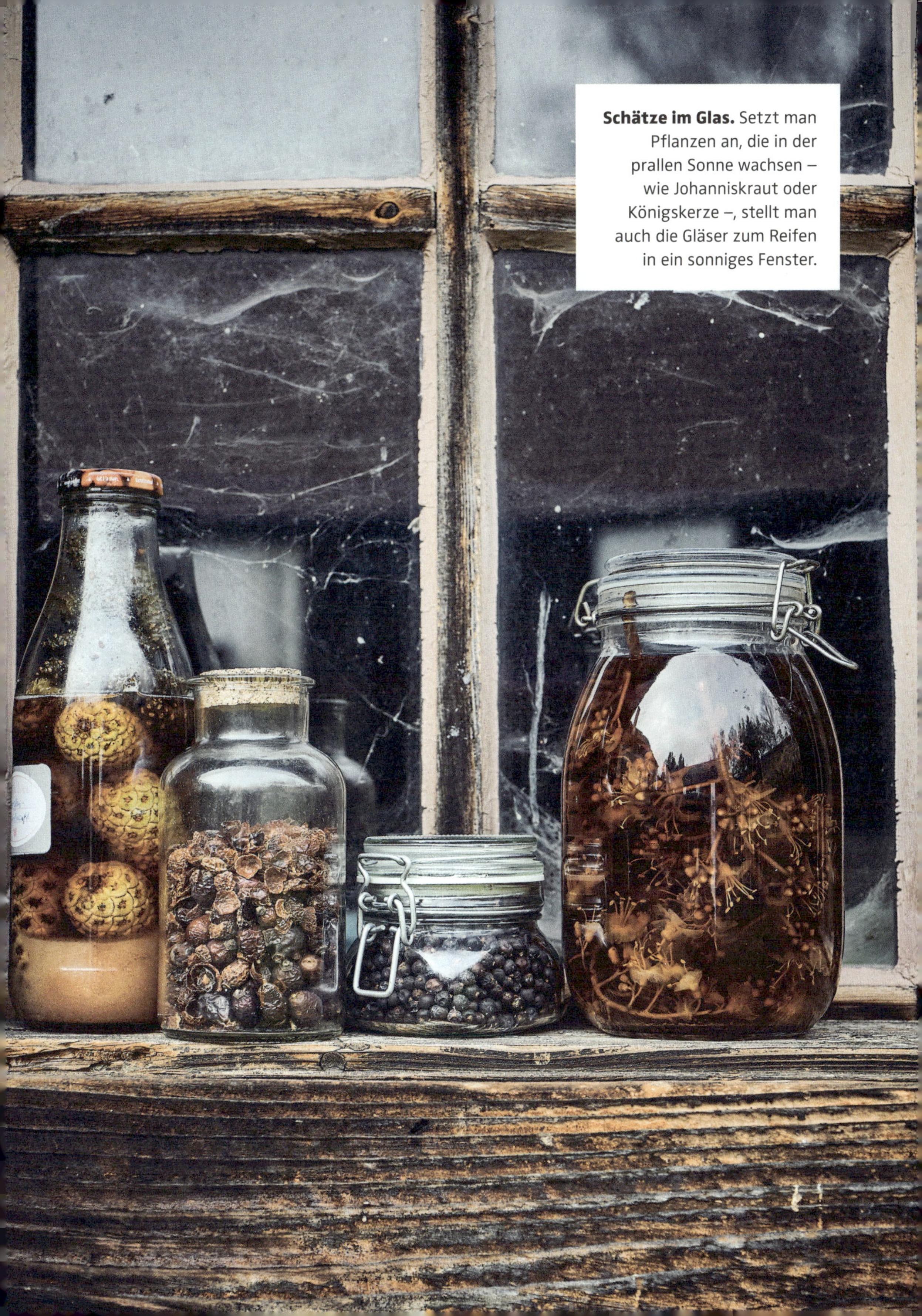

Schätze im Glas. Setzt man Pflanzen an, die in der prallen Sonne wachsen – wie Johanniskraut oder Königskerze –, stellt man auch die Gläser zum Reifen in ein sonniges Fenster.

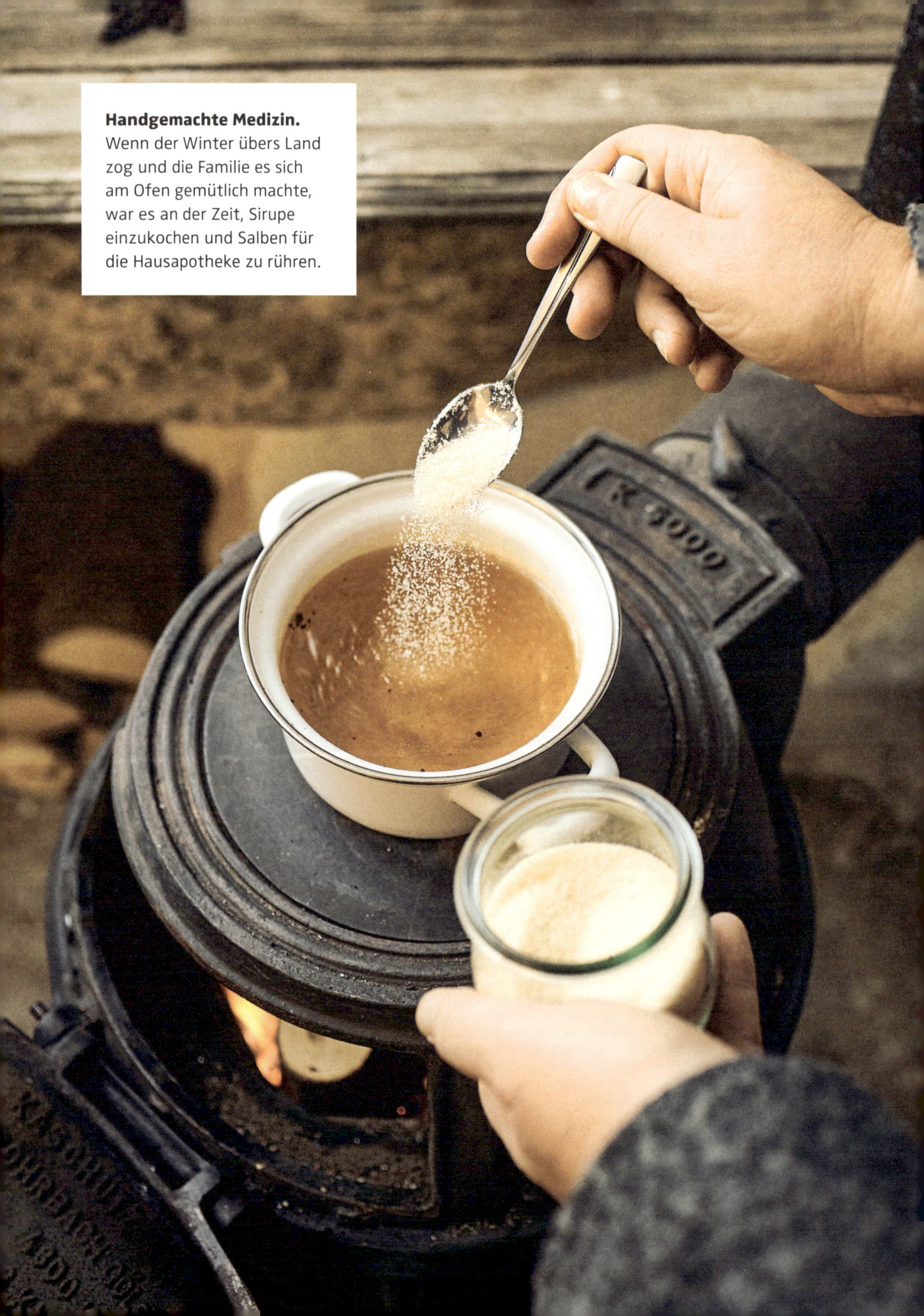

Handgemachte Medizin. Wenn der Winter übers Land zog und die Familie es sich am Ofen gemütlich machte, war es an der Zeit, Sirupe einzukochen und Salben für die Hausapotheke zu rühren.

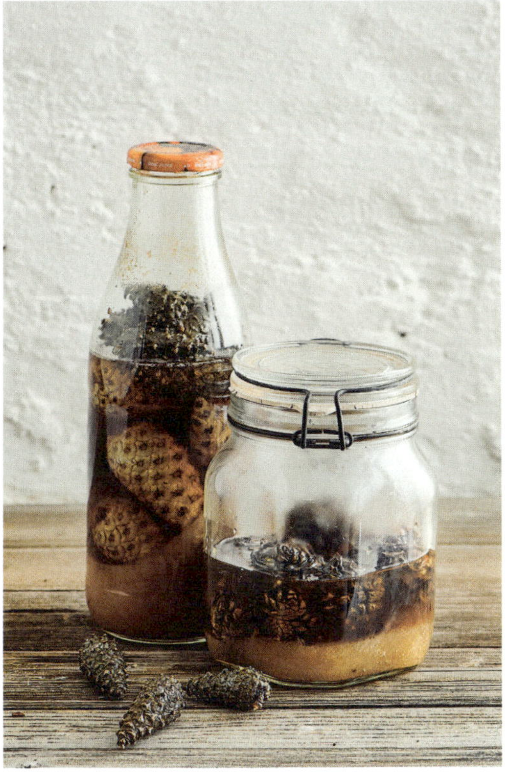

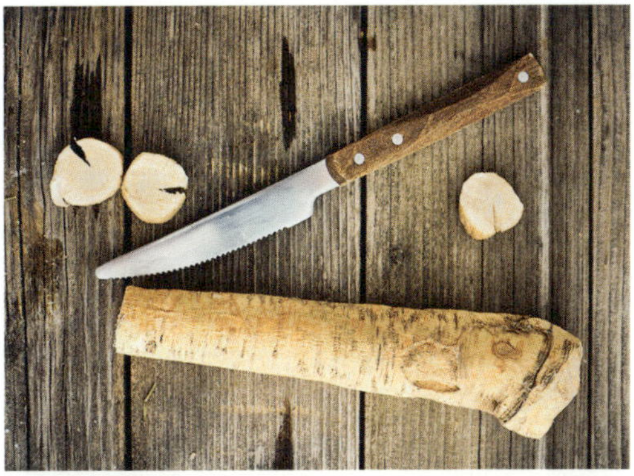

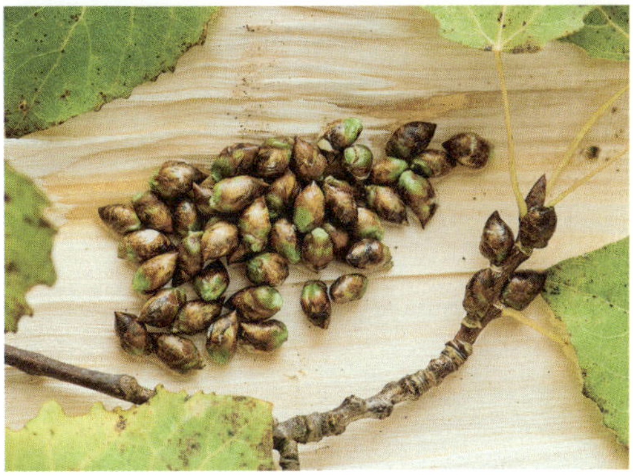

Pflanzenkraft. Harzige Fichtenzapfen bei Husten, scharfe Krenwurzel bei Schnupfen oder Birkenknospen gegen schmerzende Gelenke – die Natur hält viele Mittel bereit.

gesessen bin, hat sich jemand dazugesetzt und zu erzählen begonnen. Meistens waren das alte Leute", sagt sie.

Fasziniert von den Lebensgeschichten und dem unendlich großen Wissensschatz um die Heilkräfte der Natur, reist Eunike durchs ganze Land – vom burgenländischen Seewinkel bis ins Tiroler Bergdorf. „Ich treffe Menschen, die sind neunzig Jahre und älter, höre ihnen stundenlang zu, dokumentiere ihre Geschichten und vor allem ihr unglaubliches Pflanzenwissen", erzählt sie.

Jede Familie hat eine Handvoll Rezepte, die von Generation zu Generation wie ein kostbarer Schatz weitergegeben werden. „Das Spannende an den Erzählungen sind die Feinheiten, die man nirgends nachlesen kann, sondern nur durch Gespräche erfährt." Eunikes Augen beginnen vor Begeisterung zu strahlen.

„Ich dachte zum Beispiel immer, dass man einem Hollerkoch ein paar Zwetschken wegen des guten Geschmacks beimengt. Nie wäre ich auf die Idee gekommen, dass es sich ganz anders damit zugetragen hatte", fährt sie fort. Eine alte Bäuerin erzählte ihr, dass das Beimengen von Zwetschken aus einer Zeit stammt, als man noch ohne Uhr und Zeitangaben kochte. An den Zwetschken konnte man nämlich ablesen, wann es fertig war – und zwar dann, wenn sich die Frucht vom Kern löste. War das Obst gar gekocht, wusste man außerdem, dass die in den rohen Holunderbeeren enthaltene unbekömmliche Blausäure vollständig abgebaut war.

Dass Eunike Geschichten liebt, kommt nicht von ungefähr. Schon als kleines Mädchen wurde sie von ihrer Mariazeller Großmutter und deren Anekdoten aus früherer Zeit in den Bann gezogen. Die Großmutter wuchs in einer Holzfällerfamilie in einfachsten Verhältnissen auf. Und oft gab es Verletzungen, die verarztet werden mussten. Nichts war damals naheliegender, als dafür die Apotheke der Natur zu nutzen – denn die war verfügbar und erschwinglich. Allerdings war die Wahl des Heilmittels durch Umfeld und Jahreszeit bestimmt.

Geerntet wurde aber nicht nur nach einem strengen Datum. Auch wenn der Volksmund sagt, dass das Johanniskraut am Johannitag gepflückt werden soll: Den passenden Zeitpunkt sieht man den Pflanzen selbst an. Der rote Farbstoff, den man für ein hautpflegendes Öl gewinnen will, wird nämlich nur bei Schönwetter ausgebildet, er ist der Sonnenschutz des Krauts. Reibt man an sonnigen Tagen an den Blüten und färben sich die Finger rot, ist das Kraut reif für die Ernte.

Denn alles im Leben braucht seine Zeit. Das gilt nicht zuletzt für die Pflanzen und für Rezepturen und Ansätze, die man daraus herstellt: Sie entwickeln ihren Geschmack nur langsam, die Inhaltsstoffe entfalten sich erst über Wochen und Monate.

Eine Besonderheit, die die alten Rezepte ausmacht, ist ihre Einfachheit. Hinein kam, was rund um Haus und Hof wuchs, was der Wald bot oder die Speis hergab. Die Rede ist von Essig, Alkohol und Schweineschmalz zum Ansetzen und Konservieren. Nichts musste von weither transportiert werden. Und die Rezepte kamen ohne Mengenangaben aus. Weil man früher keine Waage hatte, befüllte man beispielsweise beim Salbenmachen ein Gefäß zu einem Drittel mit Pflanzen und zu zwei Dritteln mit Öl. Vom Bienenwachs nahm man so viel, wie nötig war, damit eine feste Konsistenz entstand. „Man machte eine Gelierprobe wie beim Marmelade-Einkochen. War es zu flüssig, mengte man Bienenwachs bei, war die Salbe zu fest, kam Öl dazu. Mit der Zeit bekommt man ein Gespür dafür", sagt Eunike.

Alles, was wir brauchen, wächst in unserer Umgebung.

Nun aber noch einmal zurück zur alten Mühle, dem Schauplatz unseres Besuchs. Hierher, in die Gemäuer der alten Saalmühle in Waidhofen an der Thaya, die aus dem 14. Jahrhundert stammt, kommt Eunike gern. Zum einen, weil sie sich mit den neuen Besitzern Lisi und Martin angefreundet hat, zum anderen, weil hier für sie Platz zum Experimentieren und Verarbeiten von Kräutern ist.

Die Wiesen und Wälder rund um die Mühle sind seit Jahren Eunikes Lieblingsort für die Kräuterernte. Dort darf alles ungestört wachsen.

Eunike ist sich jedenfalls sicher: Alles, was wir brauchen, wächst in unserer Umgebung. So wie früher: Da nutzte man einfach das, was da war.

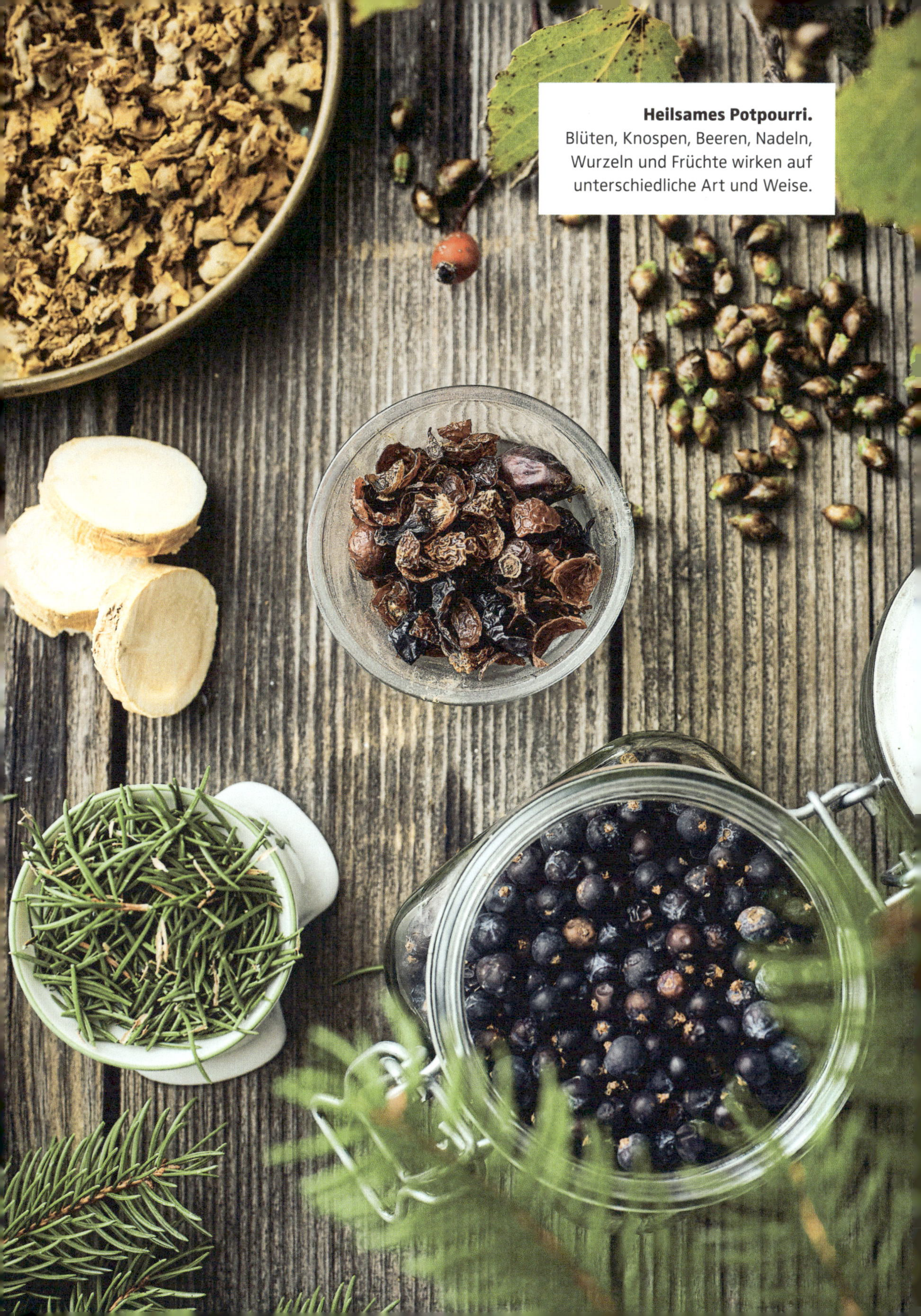

Heilsames Potpourri. Blüten, Knospen, Beeren, Nadeln, Wurzeln und Früchte wirken auf unterschiedliche Art und Weise.

Der Bleib-gesund-Kalender

Die Natur hat zu jeder Jahreszeit wertvolle Heilmittel zu bieten: bewährte Rezepte von Kräuterfrau Eunike Grahofer.

Jänner

Rindenabsud

für die Gelenke, bei Flechten, Venenentzündungen, Brandwunden

Zutaten

- je 1 kleine Kaffeetasse Weiden-, Weißdorn-, Birken-, Eichenrinde sowie Rinde vom Apfel- und Birnenbaum
- 3 l Wasser

So wird's gemacht

Frische oder getrocknete Rindenteile in daumenlange Stücke zerkleinern. In einem Kochtopf mit Wasser einmal aufkochen und auf dem Herd bei kleiner Flamme 3–4 Stunden ziehen lassen. Dann abseihen. Die Rinden können noch drei- bis viermal für einen weiteren Absud verwendet werden.

Anwendung

Bei Gelenksproblemen den Rindensud ins heiße Badewasser geben. Bei Flechten, Brandwunden und Venenproblemen mit lauwarmem Absud Umschläge machen.

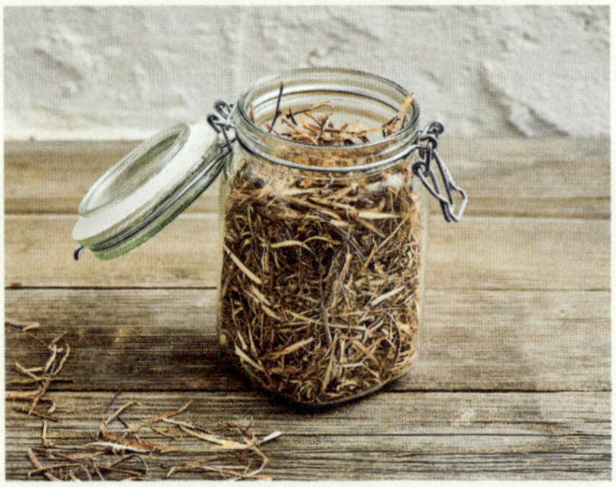

Februar

Birkenknospenöl

schmerzlindernd, abschwellend

Zutaten

- 1 EL Birkenknospen
- 100 ml kaltgepresstes Speiseöl

So wird's gemacht

Birkenknospen mit etwas Öl im Mörser quetschen, mit dem restlichen Öl in ein verschließbares Glas geben und 4 Wochen an einem warmen Ort stehen lassen. Danach abseihen und abfüllen.

Anwendung

Bei Glieder-, Gelenks- und Rückenschmerzen oder Prellungen das Öl in die betroffenen Körperstellen einmassieren.

Rettichsirup

bei Erkältung

Zutaten

- 1 Stück Rettich
- Kandiszucker

So wird's gemacht

Rettich in der Mitte aushöhlen, den Hohlraum mit Kandiszucker füllen, Rettich unten anstechen. Für 3–4 Stunden über ein Glas stellen, bis sich der Zucker verflüssigt und durch das ausgehöhlte Loch hinuntertropft.

Anwendung

Hilft bei Husten, Grippe oder Gallensteinen.

März

Lungenkrauttee

stärkt die Lunge

Zutaten

- 1 l Wasser
- 1 EL Blätter und Blüten des Lungenkrauts

So wird's gemacht

Das Wasser erwärmen (muss nicht kochen), das Lungenkraut damit übergießen und 5 Minuten ziehen lassen.

Anwendung

Warm über den Tag verteilt trinken.

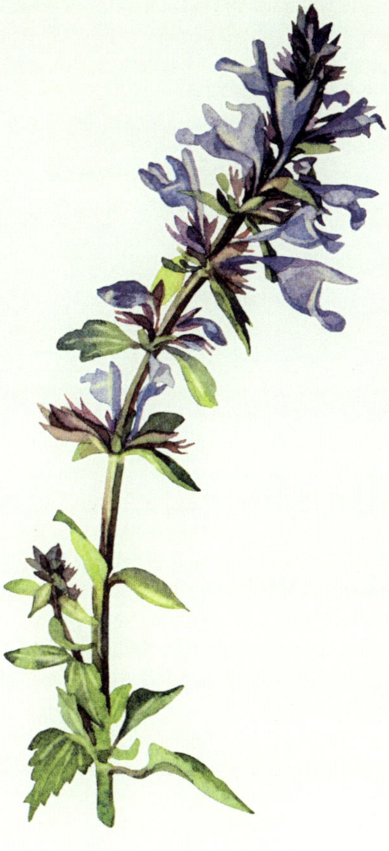

Illustration: Getty Images

April

Ehrenpreis-Essig

für Milz und Leber

Zutaten

- 2 EL Ehrenpreis-Pflanzenteile
- 250 ml Essig

So wird's gemacht

Den blühenden Ehrenpreis an einem sonnigen Tag pflücken. Pflanze in 1 cm große Stücke zerkleinern und in ein verschließbares Glas geben. Mit Essig übergießen, das Glas schließen und auf dem Fensterbrett 3–4 Wochen rasten lassen, so lange, bis die Pflanzenteile keine Farbe mehr haben. Danach abseihen.

Anwendung

Als Leberanregungskur 1 EL Essig mit 250 ml lauwarmem Wasser auf nüchternen Magen täglich über 2 Wochen trinken. Der Essig eignet sich auch für Salate und Saucen.

Veilchenhonig

bei Keuchhusten und Husten

Zutaten

- 2 EL Veilchenblüten
- 1 EL Naturzucker
- 250 g Blütenhonig

So wird's gemacht

Veilchen an einem trockenen Tag sammeln, Blütenblätter herunterzupfen. Im Mörser mit dem Zucker verreiben, damit das Aroma der Veilchen vom Zucker aufgefangen wird. Danach in ein Glas füllen und Honig darübergießen. Gut umrühren, der Zucker löst sich dann im Honig auf.

Anwendung

Erwachsene nehmen bei Husten alle 2 Stunden 1 EL ein, Kinder 1 TL.

Mai

Kastanienblütenauszug

für die Venen

Zutaten

- 2 Handvoll Kastanienblüten
- 500 ml Alkohol (40 Vol.-%)

So wird's gemacht

Kastanienblüten bei Sonne sammeln, in eine Flasche geben, mit Alkohol übergießen und verschließen. 3–4 Wochen stehen lassen. Wenn die Blüten durchsichtig geworden sind, abseihen und in Sprühflaschen füllen.

Anwendung

Bei Venenproblemen oder Überlastung mehrmals täglich die Beine mit dem Auszug besprühen. Das kühlende Spray tut auch müden Beinen nach langem Stehen gut.

Salbei-Majoran-Salbe

bei Kopfschmerzen

Zutaten

- 2 EL Majoran
- 1 EL Wiesensalbei
- 100 ml kaltgepresstes Öl
- 5 g Bienenwachs

So wird's gemacht

Majoranblätter und -blüten ernten, statt Wiesensalbei kann man auch Gartensalbei nehmen. Frisch oder getrocknet verarbeiten, frisch ist die Wirkung intensiver. Das Öl mit den zerkleinerten Pflanzenteilen in einem Kochtopf erwärmen und bei niedriger Temperatur 10–15 Minuten auf dem Herd stehen lassen. Pflanzenteile abseihen, danach das Salbei-Majoran-Öl nochmals leicht erwärmen und das Bienenwachs darin schmelzen. Sofort in Tiegel füllen.

Anwendung

Bei Kopfschmerzen auf Stirn, Schläfen und Nacken einmassieren.

Juni

Quendelwein

bei Frauenbeschwerden

Zutaten

- 1 Handvoll frischer oder getrockneter Quendel (wilder Thymian)
- 1 l milder Weißwein

So wird's gemacht

Zur Blütezeit 1 Handvoll Kraut ernten, mit dem Weißwein in einen Topf geben und auf dem Herd bei mittlerer Hitze 15 Minuten erwärmen. Danach abseihen.

Anwendung

Bei Stimmungsschwankungen im Zuge der Menstruation eine Woche vor der Blutung täglich abends ein Schnapsglas Quendelwein trinken. Bei unregelmäßiger Menstruation oder sexueller Lustlosigkeit täglich 2 EL einnehmen.

Johanniskrautöl

das traditionelle Allheilmittel

Zutaten

- Johanniskraut (Stiel und Blüte)
- kaltgepresstes Sonnenblumen- oder Olivenöl

So wird's gemacht

Nach mindestens zwei regenfreien, sonnigen Tagen vom oberen Drittel der Pflanze Blatt und Blüte pflücken. Die Pflanzenteile grob zerkleinern und damit ein durchsichtiges Glas zu einem Drittel befüllen. Mit Öl aufgießen und den Ansatz mindestens 4 Wochen stehen lassen, bis er eine kräftige rote Farbe hat.

Anwendung

Bei Narben, Verspannungen, Verbrennungen, Ohrenschmerzen, Leber- und Nierenleiden, Brustverschleimung, Magendrücken etc. betroffene Stellen einreiben.

Juli

Käsepappeltee

für Magen und Darm

Zutaten

- 2 EL Käsepappel
- 1 l Wasser

So wird's gemacht

Zur Blütezeit bei Sonne alle oberirdischen Pflanzenteile ernten. Mit abgekochtem, nur noch warmem Wasser übergießen, 5–6 Minuten ziehen lassen.

Anwendung

Bei Sodbrennen oder Verdauungsproblemen über den Tag verteilt 1 l des Tees trinken.

Königskerzentee

bei starkem Husten

Zutaten

- 2 EL Königskerzenblüten
- 1 l Wasser

So wird's gemacht

Blüten an einem sonnigen, trockenen Tag von den Kelchen trennen. Tee gleich zubereiten wie den Käsepappeltee.

Anwendung

Bei Bronchitis oder Reizhusten möglichst warm immer wieder schluckweise trinken.

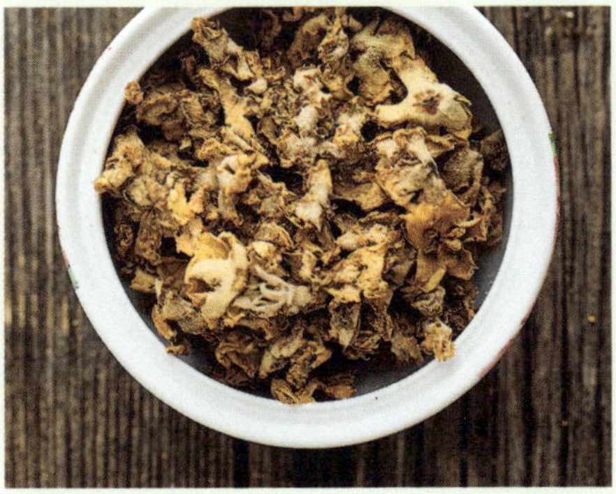

August

Apfelumschläge

bei Ohrenschmerzen

Zutaten

- angeschlagene Äpfel mit braunen Stellen (sie sollen aber nicht faulig sein)

So wird's gemacht

Braune Stellen aus den Äpfeln großzügig herausschneiden und die Abschnitte in einen Waschlappen füllen, sodass er knapp zu einem Viertel voll ist. Danach den Waschlappen im Backofen auf etwa Handtemperatur erwärmen.

Anwendung

Bei Mittelohrentzündungen oder Ohrenschmerzen den erwärmten Waschlappen auf das schmerzende Ohr legen und ungefähr 20 Minuten einwirken lassen.

Wegwartenblütenpulver

fürs Herz und bei Liebeskummer

Zutaten

- 1 Teil Wegwartenblüten
- 3 Teile Zucker

So wird's gemacht

Die hellblauen Blüten der Wegwarte, auch Zichorie genannt, in den späten Vormittagsstunden bei schönem Wetter sammeln (bei Regen bleiben die Blüten nämlich geschlossen) und einen halben Tag lang im Halbschatten trocknen lassen. Dann die Blüten gemeinsam mit dem Zucker in einen Mörser geben und verreiben.

Anwendung

Bei Liebeskummer und zur Stärkung des Herzens bei Bedarf 1 TL einnehmen.

September

Baldrian-Essig-Tinktur

bei Prüfungsangst und Kopfschmerzen

Zutaten

- 1 Teil Baldrianwurzel
- 4 Teile Apfel- oder Weinessig

So wird's gemacht

Den Baldrian lässt man im ersten Jahr wachsen und gräbt seine Wurzel erst im zweiten Jahr aus. Diese dann mit einer groben Bürste reinigen und in Scheiben schneiden. Die Stücke in ein verschließbares Glas geben, mit dem Essig aufgießen und das Gemisch 2 Wochen reifen lassen. Danach abseihen.

Anwendung

Bei Kopfschmerzen, Migräne, Prüfungsangst, allgemeiner Ängstlichkeit oder innerer Unruhe rührt man bei Bedarf 15 Tropfen in 250 ml lauwarmes Wasser ein.

Spitzwegerichpulver

für die Lunge

Zutaten

- Spitzwegerichwurzeln

So wird's gemacht

Die Wurzeln zu Herbstbeginn ausgraben, mit einer Bürste reinigen, in Scheiben schneiden und in der Küchenmaschine fein mahlen. Danach 1–2 Tage bei Zimmertemperatur trocknen lassen und anschließend in ein Tongefäß oder Glas füllen.

Anwendung

Bei Erkältungen, Husten, Asthma, Halsschmerzen, Lungenerkrankungen oder Grippe 1 Msp. des Pulvers einnehmen und warmes Wasser nachtrinken. Zur Lungenstärkung kann das Pulver auch in Müsli, Salate oder Saucen gegeben werden.

Oktober

Hagebuttenkernmehl

für die Venen und zur Immunstärkung

Zutaten

- Hagebutten

So wird's gemacht

Geerntet werden die Hagebutten nach dem ersten Frost, wenn sie schön weich sind. Denn nur wenn die Frucht reif ist, sind es auch die Kerne. Hagebutten mit Wasser bedeckt aufkochen. Die Hagebutten-Wasser-Mischung durch die Flotte Lotte drehen oder durch ein Sieb drücken, dabei wird das Fruchtmark von den Kernen getrennt. Aus dem Fruchtmark kann Marmelade gekocht werden. Die Kerne zerkleinert man in der Küchenmaschine, bis sie eine mehlartige Konsistenz aufweisen. Das Mehl einen Tag lang bei Zimmertemperatur trocknen lassen und danach in Gläser abfüllen.

Anwendung

Das Mehl schmeckt ähnlich wie getrocknete Tomaten. Bei Venenproblemen, Rheuma, Gicht oder zur Immunstärkung jeden Tag 1 Msp. davon einnehmen und Wasser nachtrinken.

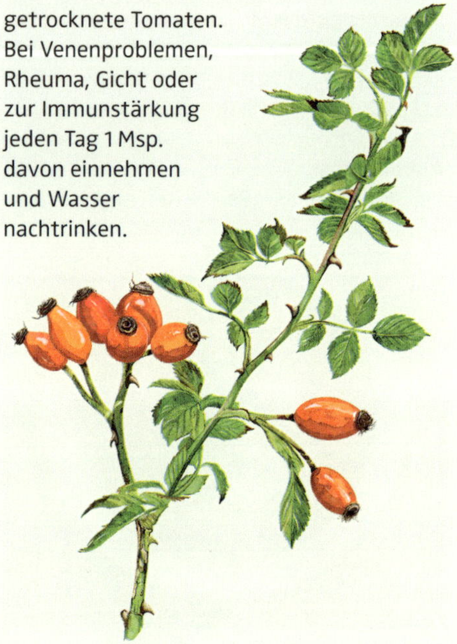

November

Wacholdereinreibung

bei Durchblutungsstörungen und Gelenksproblemen

Zutaten

- 1 Handvoll Wacholderbeeren
- 1 daumengroßer Wacholderzweig
- 1 l hochprozentiger Obstbrand

So wird's gemacht

Die Hälfte der Wacholderbeeren im Mörser quetschen. Zusammen mit den restlichen Wacholderbeeren und dem -zweig in ein hohes, verschließbares Glas geben und mit dem Alkohol übergießen. 4–6 Wochen lang reifen lassen, danach abseihen.

Anwendung

Die Wachholdereinreibung unterstützt die Heilung bei Zerrungen, Gelenksbeschwerden, Muskelkater oder Prellungen. Wacholder wirkt desinfizierend, wärmend und muskelentspannend. Bei Erkältungen Brust und Hals, zur Konzentrationsförderung das Genick und bei Hexenschuss den Rücken damit massieren.

Zwiebelhonig

bei Husten und Erkältung oder Wunden

Zutaten

- 1 große Zwiebel
- 3 EL Honig

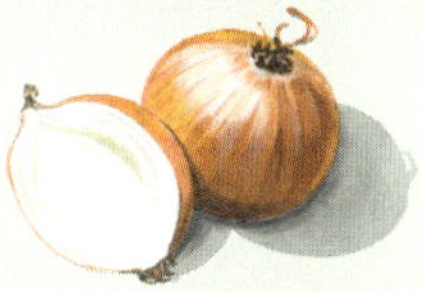

So wird's gemacht

Zwiebel klein schneiden, in ein Glas geben und mit Honig übergießen. 6–8 Stunden rasten lassen.

Anwendung

Zwiebelhonig teelöffelweise bei Husten, Halsweh, Erkältungen oder zur Anregung der Verdauung einnehmen. Bei kleineren Verletzungen kann man ihn auf die Wunde auftragen.

Dezember

Fichtennadelbad

bei Nervenschwäche, Gliederreißen, Gicht und für häufig kränkelnde Kinder

Zutaten

- 1 Handvoll Fichtennadeln
- 3 l Wasser

So wird's gemacht

Fichtennadeln mit dem Wasser auf dem Herd aufkochen, auf mittlere Hitze zurückschalten und zugedeckt 30 Minuten ziehen lassen. Danach abseihen.

Anwendung

Den Sud in das möglichst warme Badewasser leeren. Das duftende Fichtennadelbad wirkt entspannend, hilft bei schwachen Nerven und Erkältungen und kann ein- bis zweimal wöchentlich angewandt werden.

Apfelschalentrunk

wärmender, nährstoffreicher Vitaminspender

Zutaten

- 1 Handvoll Apfelschalen
- 1 l Wasser

So wird's gemacht

Apfelschalen, die beim Strudel- oder Musmachen übrig bleiben, sammeln, in einen Kochtopf geben und aufkochen. Herd abschalten und 10 Minuten auf der Herdplatte zugedeckt stehen lassen. Die Schalen entfernen.

Anwendung

Den Trunk pur oder mit Wasser verdünnt trinken. Er wirkt wärmend und regt die Verdauung an.

Illustrationen: Julia Zott, Roland Vorlaufer

LATSCHENKIEFER

Gesunde Luft

Dora Somvi lebt als Kräuterexpertin in Südtirol. Sie schwört auf einfache Zutaten und die Kraft der Nadelbäume. Aus ihren Zweigen stellt sie einen abwehrstärkenden Balsam her.

Am Pawigl am Vigiljoch stand immer eine Schule. In den Hang hineingebaut, weit oben in den Bergen. Im Jänner türmten sich die Schneehaufen vor den Fenstern so hoch, dass sie die Taferlklassler überragten. Die Schule war klein. Es gab bloß ein Klassenzimmer, in dem acht Tische und acht Bänke standen, eine Tafel und einen Holzofen, in dem der Schuldiener frühmorgens um sechs Fichtenscheite anzündete, damit Dora Somvi und ihre Kinder später nicht frieren mussten. Es waren die Sprösslinge der umliegenden Bergbauernhöfe, die bei Dora das Einmaleins und das Buchstabieren lernten. Mittags gingen die Kinder heim, dann schlüpfte die Südtirolerin in ihre Bergschuhe, packte die Lupe ein und machte sich auf den Weg in den Wald.

Gut vierzig Jahre später stapft Dora Somvi durch den Schnee in den Sarntaler Alpen, mit Korb und Schere in der Hand. Die Kräuterkundlerin ist auf der Suche nach Zutaten, aus denen sie später einen Brustbalsam rühren will, der die Abwehrkräfte stärken und bei Husten oder Problemen mit den Atemwegen helfen soll. Am blauen Jännerhimmel über ihr fliegt ein Alpendohlenpärchen, im Schnee finden sich Spuren von Hase und Hirsch. Doras langer geflochtener Zopf weht im Wind, es ist kalt, aber die Südtirolerin strahlt. In der „Kampfzone", wie sie es nennt, fühlt sie sich wohl: auf 2.000 Meter Höhe, wo die Sonne kräftiger scheint und der Wind heftiger weht, wo bereits im Oktober Schnee liegt und die Lebensbedingungen unwirtlich sind. Hier findet die Kräuterexpertin Pflanzen, die widerstandsfähiger sind als anderswo. Und die deswegen, wie sie sagt, in ihren selbst gemachten Tinkturen und Cremen besonders gut wirken.

Wenn Dora Somvi lacht, kräuseln sich kleine Falten wie Sonnenstrahlen um ihre Augen. Als sie mit achtzehn die Bergbauernkinder unterrichtete, bekam sie von ihrer Schwester ein Buch geschenkt: eine Kräuterfibel. Dieses Buch, so erzählt sie, sei der Anfang gewesen. „Durch die Lektüre hat sich für mich ein gewaltiges Tor aufgetan." Die Liebe zur Natur, zu den wilden Blumen und Unkräutern, sei gewachsen. Mit der Lupe untersuchte sie fortan am unterrichtsfreien Nachmittag kleine Blüten und staunte über die

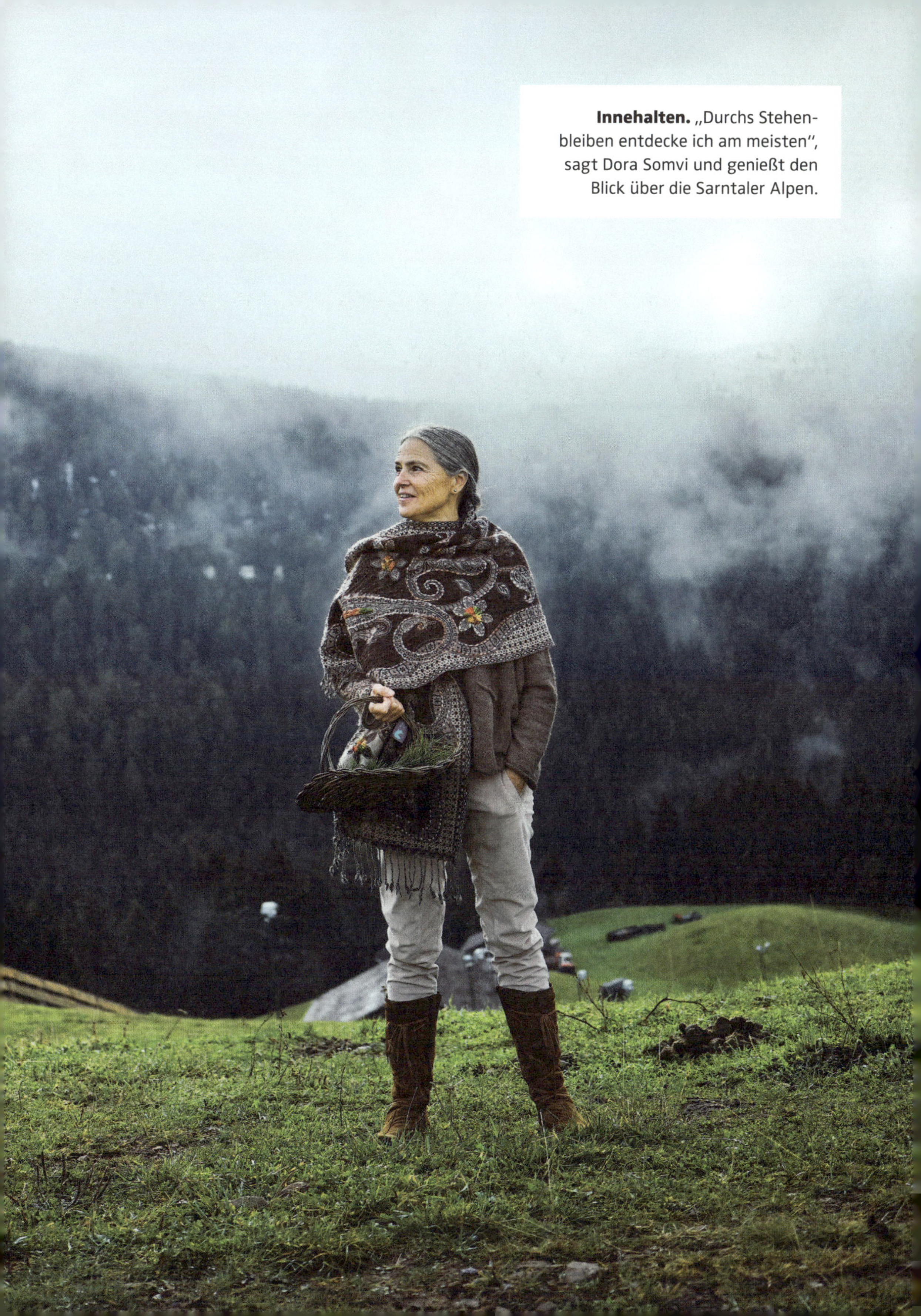

Innehalten. „Durchs Stehenbleiben entdecke ich am meisten", sagt Dora Somvi und genießt den Blick über die Sarntaler Alpen.

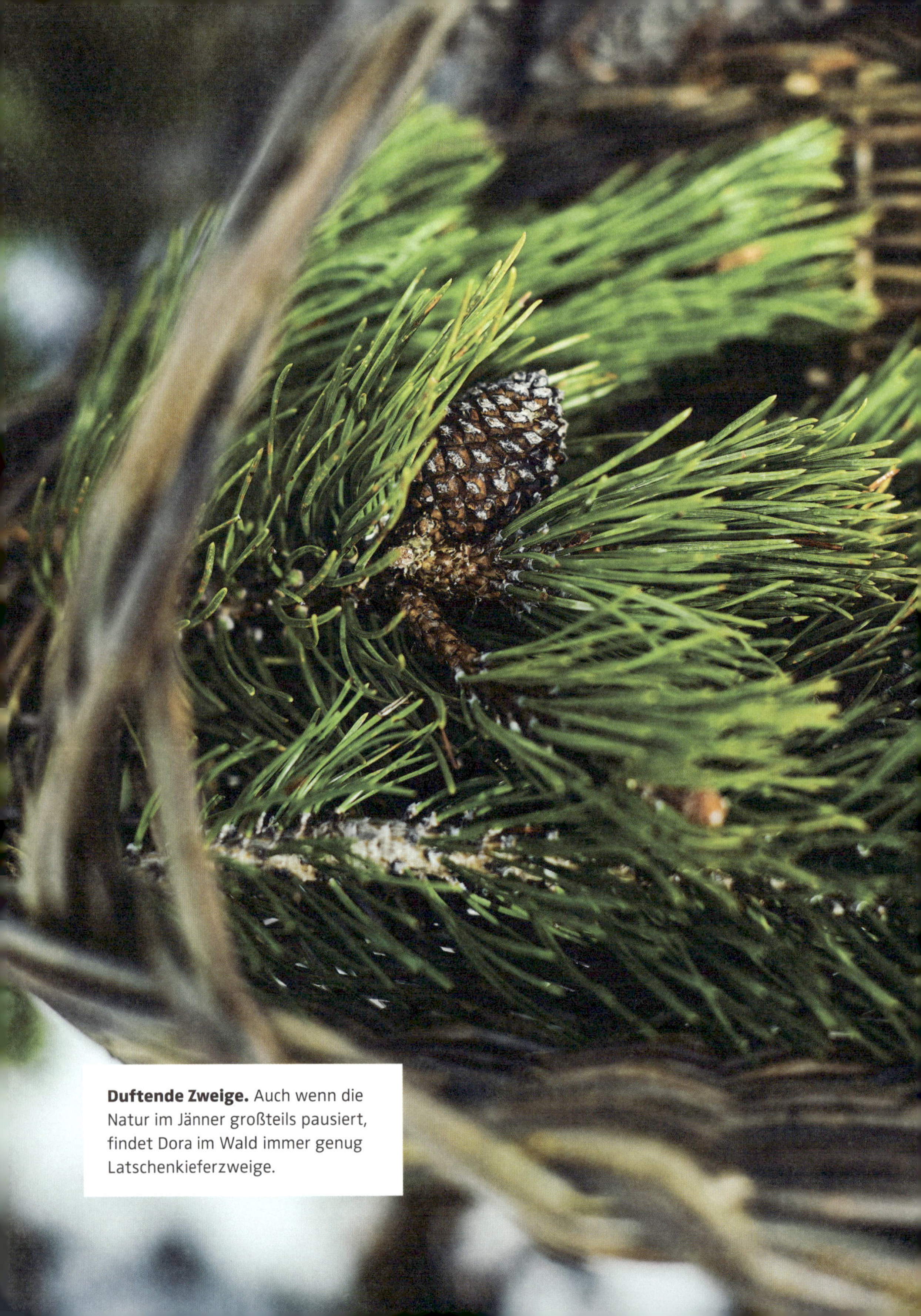

Duftende Zweige. Auch wenn die Natur im Jänner großteils pausiert, findet Dora im Wald immer genug Latschenkieferzweige.

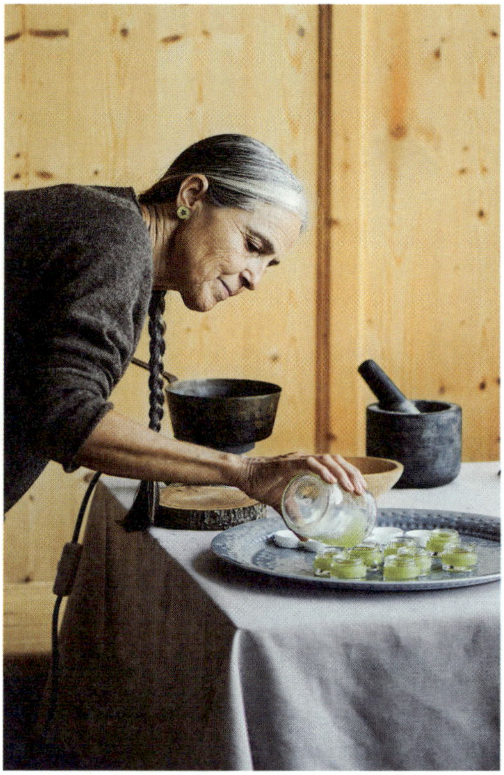

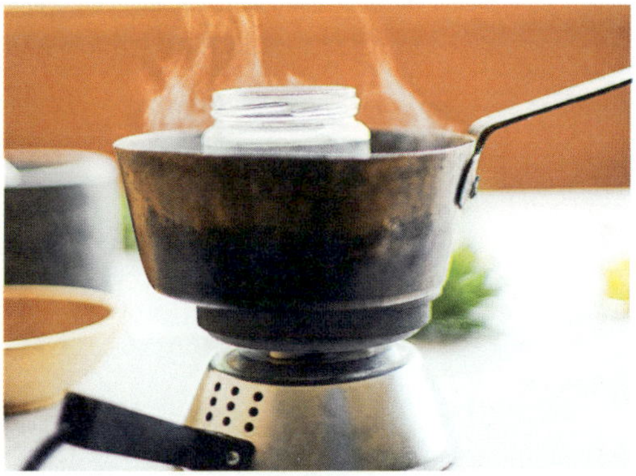

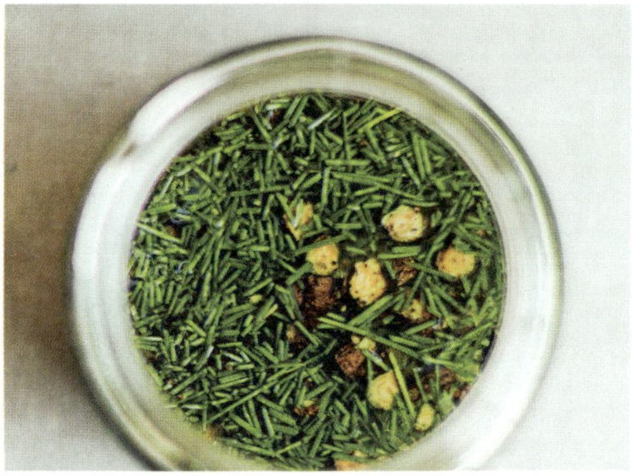

Aus dem Wald. Die Latschenkiefernadeln werden geschnitten und in Öl ausgezogen. Den fertigen Brustbalsam füllt Dora in kleine Gläser.

Kraft, mit der sie wuchsen, und die Perfektion, mit der sie das taten.

Sie las, vertiefte sich in ihre Bücher und häufte Wissen zur Wirkkraft von Brennnessel, Ringelblume und Zirbe an. Im Sommer verbrachte Dora viel Zeit in den bunten Blumenwiesen am Berg. Unten im Etschtal, in dem sie aufgewachsen war – auf einem Bauernhof, um den ringsum Lichtnelken, Gänseblümchen und Löwenzahn wuchsen –, gab es kaum mehr wilde Wiesen. Die waren in der Zwischenzeit Wohnhäusern und Apfelplantagen gewichen, aber oben am Berg war die Natur noch wie früher.

Die Kräuterschere mit dem roten Griff ist Doras wichtigstes Werkzeug. Latschenzweige, die auch im Winter gut harzig sind, schneidet sie ab, um sie später in Öl auszuziehen. „Wenn es in der Natur viel gibt", erklärt die Kräuterexpertin und zeigt auf die vielen Latschenkiefern, die ringsum nahe am Boden wuchern, „kann ich ihr auch einiges entnehmen. Wenn es weniger gibt, nehme ich nur, was ich unbedingt brauche."

Was der Südtirolerin bei ihren Rezepten und Anwendungen besonders wichtig ist: einfache Zutaten. „Ich verwende, was leicht erhältlich ist, und achte auf gute Qualität." Neben Latschen-, Fichten- und Zirbenzweigen, die sie in der „Kampfzone" am Berg geschnitten hat, braucht Dora Bienenwachs, Butterschmalz und kaltgepresstes Sonnenblumenöl, um ihren

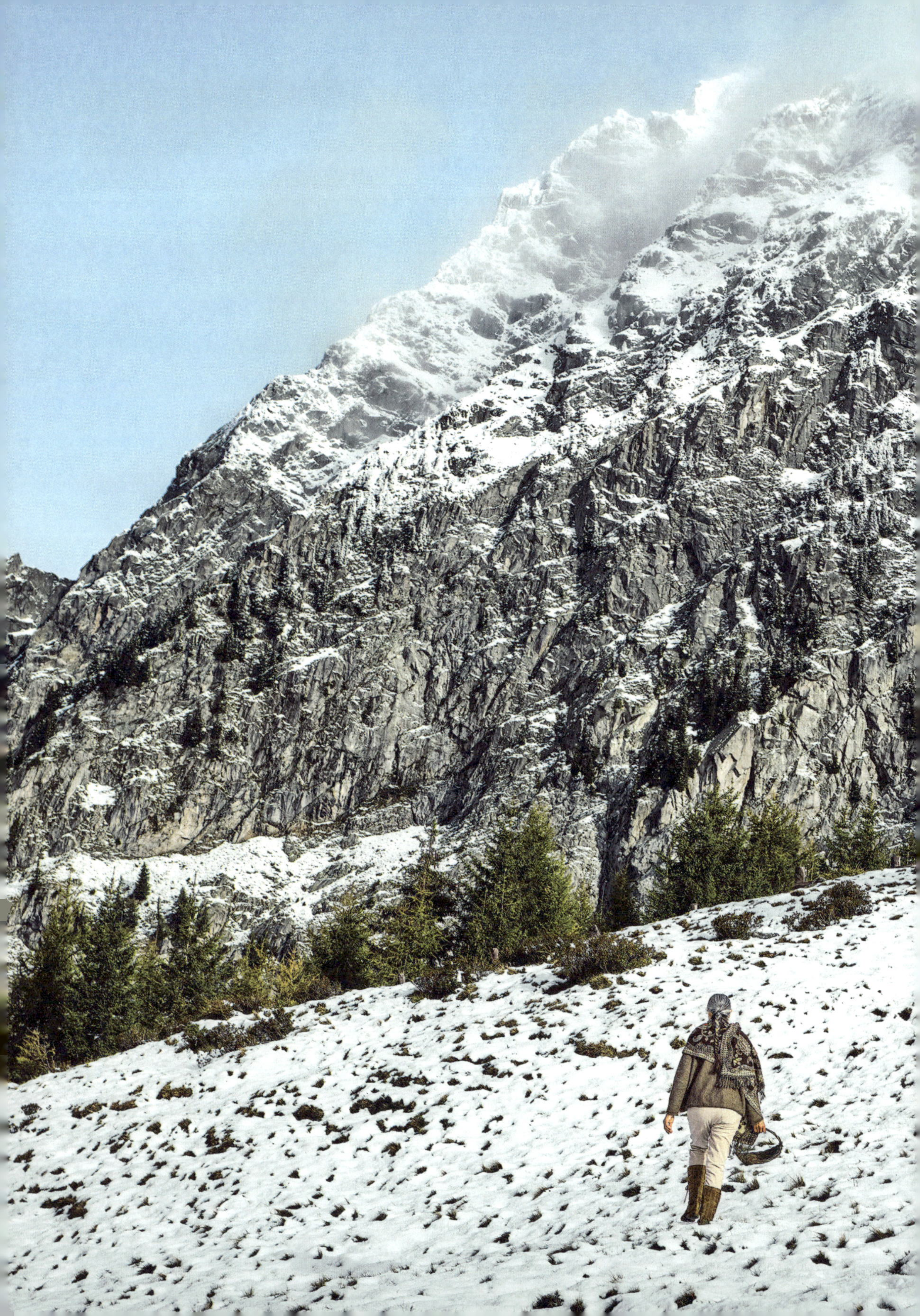

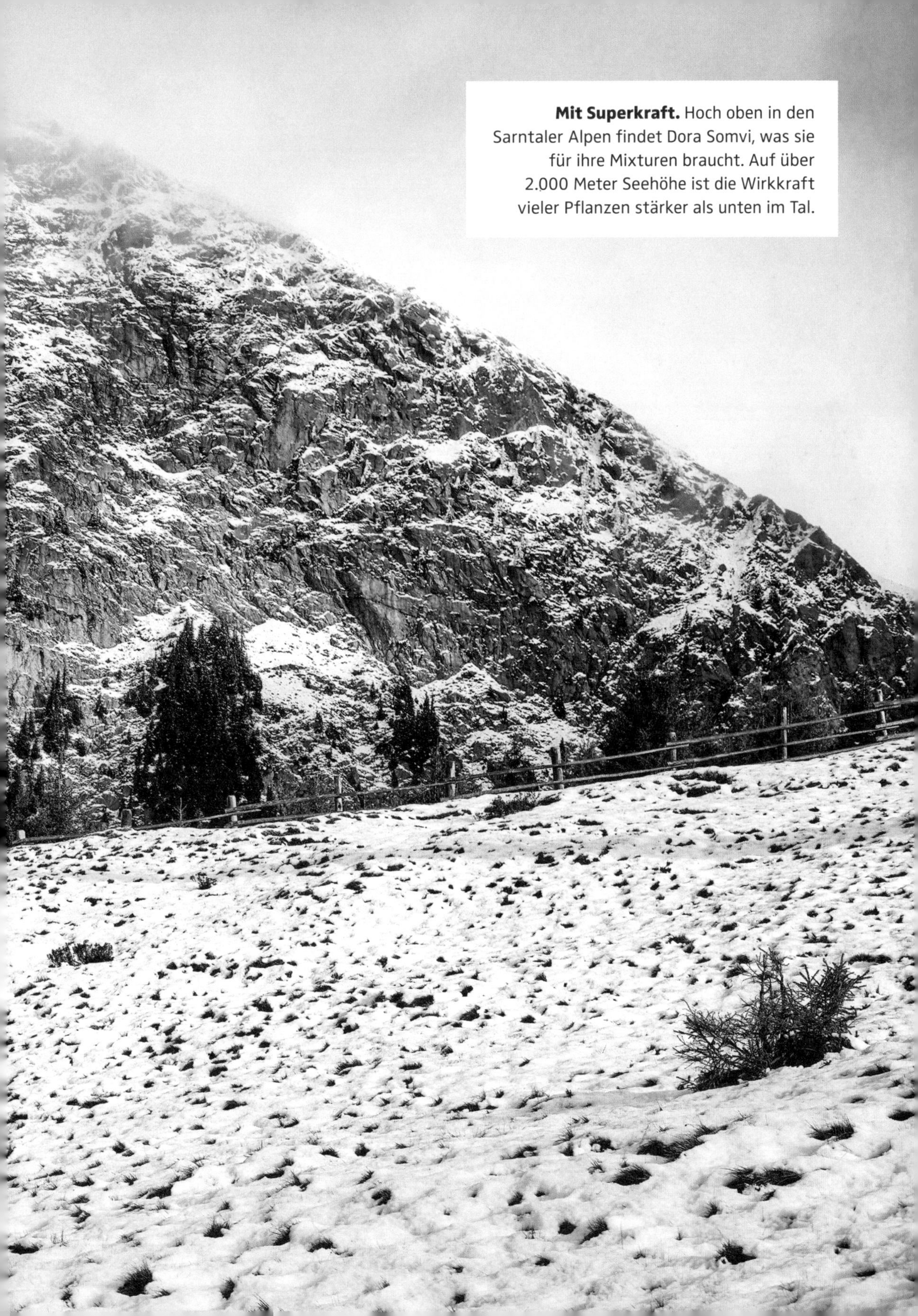

Mit Superkraft. Hoch oben in den Sarntaler Alpen findet Dora Somvi, was sie für ihre Mixturen braucht. Auf über 2.000 Meter Seehöhe ist die Wirkkraft vieler Pflanzen stärker als unten im Tal.

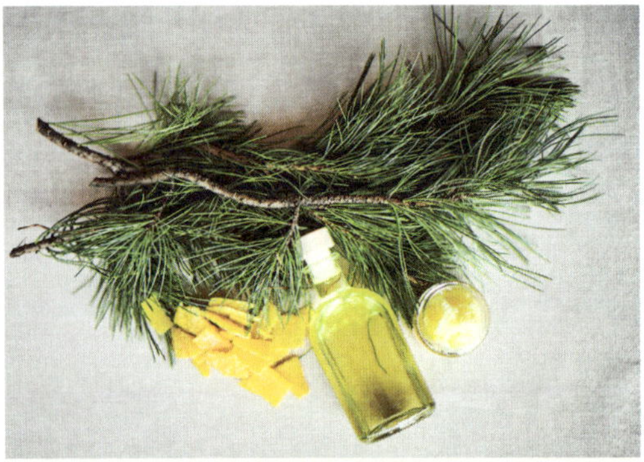

Abwehrstärkender Brustbalsam

hilft bei Husten und Erkältungen

Zutaten

- 80 g Latschenkieferauszugsöl (Baumnadeln, kaltgepresstes Pflanzenöl, z. B. Oliven-, Sonnenblumen- oder Mandelöl)
- 14 g Bienenwachs
- 7 g Butterschmalz
- 5 Tropfen ätherisches Thymianöl
- 5 Tropfen ätherisches Lavendelöl
- 7 Tropfen ätherisches Latschen- und/oder Zirbelkieferöl

So wird's gemacht

Für das Latschenkieferauszugsöl ein Schraubglas zur Hälfte mit frischen, zerkleinerten und gemörserten Nadeln der Latschenkiefer füllen, mit kaltgepresstem Öl übergießen. Glas ins Wasserbad stellen, 2–4 Stunden bei ca. 60 °C ausziehen lassen und gelegentlich umrühren. Durch ein Tuch filtrieren. Das Öl kann auch mit Fichte, Tanne, Lärche, Zirbelkiefer oder Wacholder zubereitet werden.

Auszugsöl, Bienenwachs und Butterschmalz im heißen Wasserbad vermengen, etwas abkühlen lassen. Thymianöl, Lavendelöl und Latschen- und/oder Zirbelkieferöl dazugeben, gut verrühren und in saubere Gläser füllen. Auskühlen lassen, erst dann verschließen. Kühl und trocken lagern.

***Hinweis:** Für Babys und Kleinkinder den Balsam ohne ätherische Öle herstellen.*

abwehrstärkenden Balsam zu rühren. Sonst nichts. Mit konzentriertem Blick wird sie später „die Zweigelen", wie sie sie nennt, klein schneiden und dabei in einer Duftwolke sitzen. „Wie ein Heiltrank zum Einatmen", scherzt sie.

„Die ätherischen Öle von Nadeln, Harz und Sprossen können innerhalb von Minuten im Blut nachgewiesen werden", erklärt die pensionierte Lehrerin und atmet tief ein. Sie selbst, erzählt sie, werde kaum krank. „Wenn ich merke, dass meine Nase verstopft ist, trage ich meinen Balsam schnell auf den Nasenrücken oder die Brust auf." Wer schnell vorbeugt und rasch reagiert, dem hilft der reiche Schatz der Kräuterkunde. „Die Kunst ist es, sein Abwehrsystem so zu stärken, dass Viren, Bakterien oder Pilze ihm nichts anhaben können."

Ein Leben in Einklang mit der Natur ist Dora wichtig. Seit den Siebzigerjahren ernährt sich die Kräuterexpertin rein pflanzlich, sie verbringt viel Zeit im Freien.

Die Steigung hinauf Richtung Gipfel im beeindruckenden Panorama der Sarntaler Alpen lässt sie kaum schneller atmen. Die Farbe in ihrem Gesicht sieht gesund und nicht nach Anstrengung aus – das liegt vielleicht auch an den Pausen, der Zeit, die sich Dora unterwegs nimmt. „Durchs Stehenbleiben entdecke ich am meisten", sagt sie, bleibt stehen und genießt den Blick Richtung Piffinger Köpfl, um Albert Einstein zu zitieren, der gesagt haben soll: „Je mehr ich entdecke, desto mehr wundere ich mich. Je mehr ich mich wundere, desto mehr verbeuge ich mich. Je mehr ich mich verbeuge, desto mehr entdecke ich." So hält Dora immer wieder inne, um hier und da Zweiglein zu schneiden – und sich dabei vor der Natur zu verneigen.

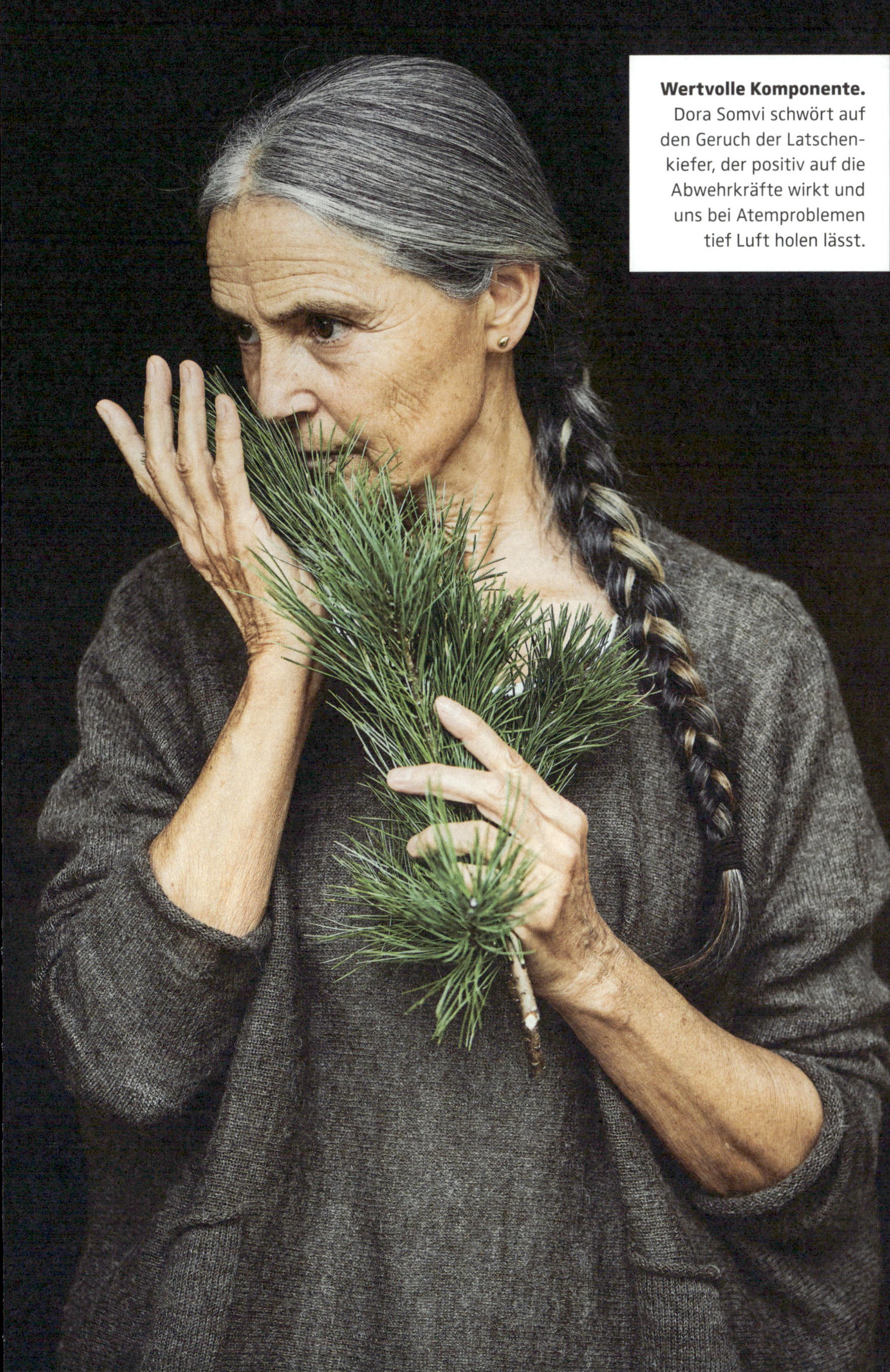

Wertvolle Komponente. Dora Somvi schwört auf den Geruch der Latschenkiefer, der positiv auf die Abwehrkräfte wirkt und uns bei Atemproblemen tief Luft holen lässt.

FICHTE

Wohltuende Wipfel

Die Salzburgerin Melanie Wieser liebt die Natur und ihre Geschenke – und unter ihnen ganz besonders die Fichte, deren Heilkraft sie vielfältig zu nutzen weiß.

Obwohl der Frühling noch fern ist, lässt er sich hier schon ein wenig erahnen. Die Mittagssonne schleckt gierig das Weiß von Ästen und Borken, der Schnee klebt schwer an den Sohlen. Hundepfoten haben damit offenbar kein Problem: Beagle Maya und der resozialisierte Streuner Sinatra zerren an ihren Leinen und hüpfen voran, übermütig wie die schnell dahinziehenden Federwolken hoch über den Fichtenwipfeln.

Ja, die Fichten, deswegen sind wir hier. Dicht an dicht stehen sie in dem Wäldchen am Fuße des Steinernen Meeres in Saalfelden und schütteln sich behände Schnee von den stacheligen Schultern. Ein Stück weiter unten breiten sich Häuser aus. Eines davon, noch recht neu und besonders hübsch, gehört Melanie Wieser und ihrem Freund.

Melanie ist hier aufgewachsen, zwischen Berg und Tal, zwischen Wald und Wiesen. Das hat sie geprägt und zu der werden lassen, die sie heute ist. Eine Kräuterfrau der neuen Generation, die ihr Wissen nicht nur in Kursen und bei Führungen, sondern auch über das Internet mit anderen teilt.

Besonders angetan hat es ihr die Fichte, dieser oft geschmähte Baum. Bei näherer Betrachtung kann der viel mehr, als vom Sturm entwurzelt und vom Borkenkäfer angeknabbert zu werden. „Die Fichte ist ein starker und heilsamer Baum", sagt Melanie und streicht mit ihren dick behandschuhten Händen über einen kleinen Wald von Babyfichten. Die gut zwei Jahre alten Sämlinge sind nicht größer als ein Fingerhut und wachsen aus einem morschen Baumstumpf. Es wird dauern, bis sie zu stattlichen Bäumen werden. Freistehend können Fichten bis zu 60 Meter hoch und 600 Jahre alt werden, wenn sie nicht vorher der Säge zum Opfer fallen. Wie zur Erinnerung liegt ein paar Schritte entfernt ein frisch geschlägerter Baum.

Nirgendwo, sagt Melanie, könne man den Kreislauf des Lebens so gut beobachten wie im Wald. Sie zückt die mitgebrachte Gartenschere – als gelernte Floristin geht sie nie ohne Werkzeug aus dem Haus – und schneidet ein paar saftig grüne Triebspitzen von den Ästen des gefallenen Riesen. „So muss ich den lebenden Bäumen nichts tun", sagt die Kräuterfrau und steckt ihre Beute in die mitgebrachte Tasche.

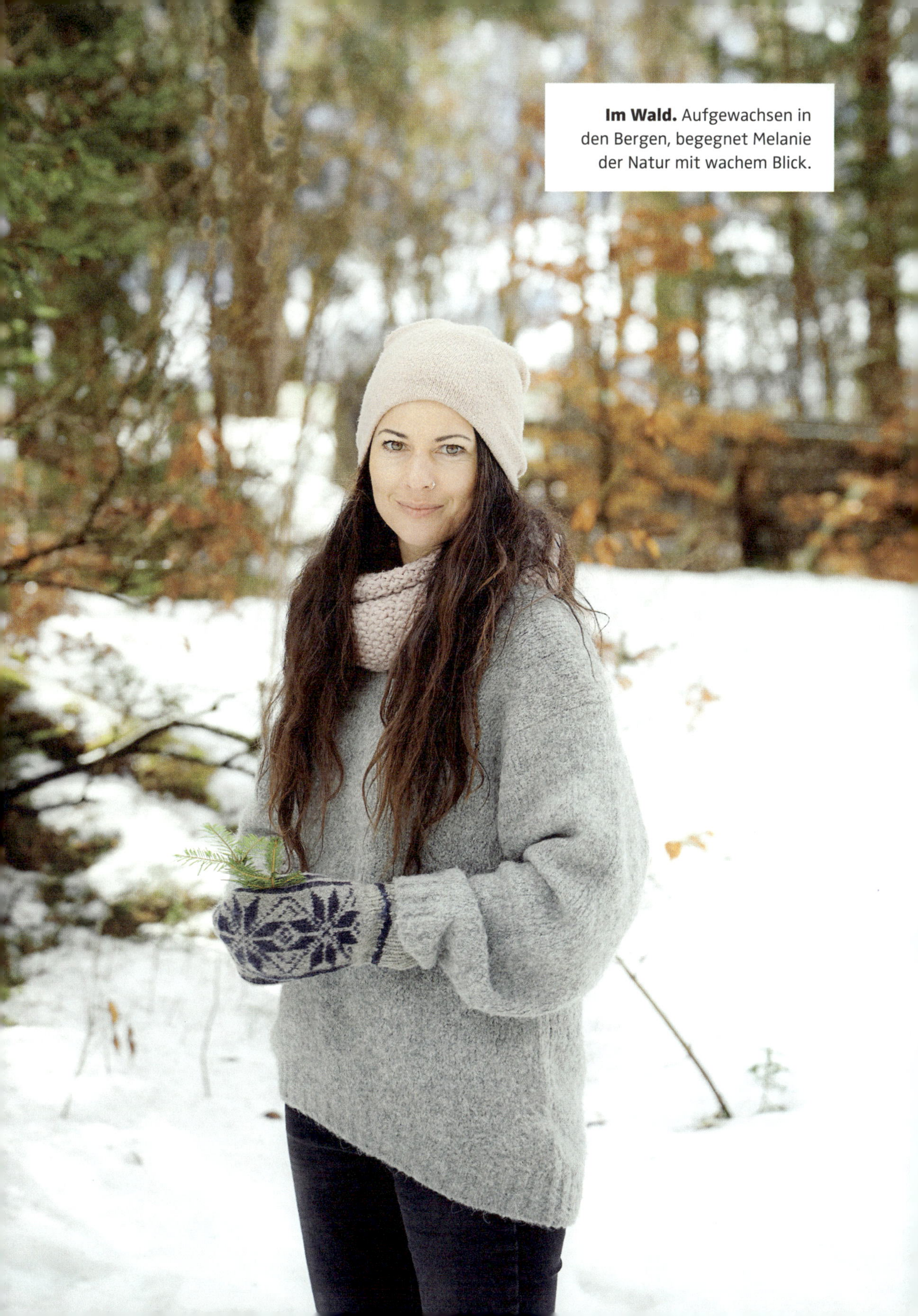

Im Wald. Aufgewachsen in den Bergen, begegnet Melanie der Natur mit wachem Blick.

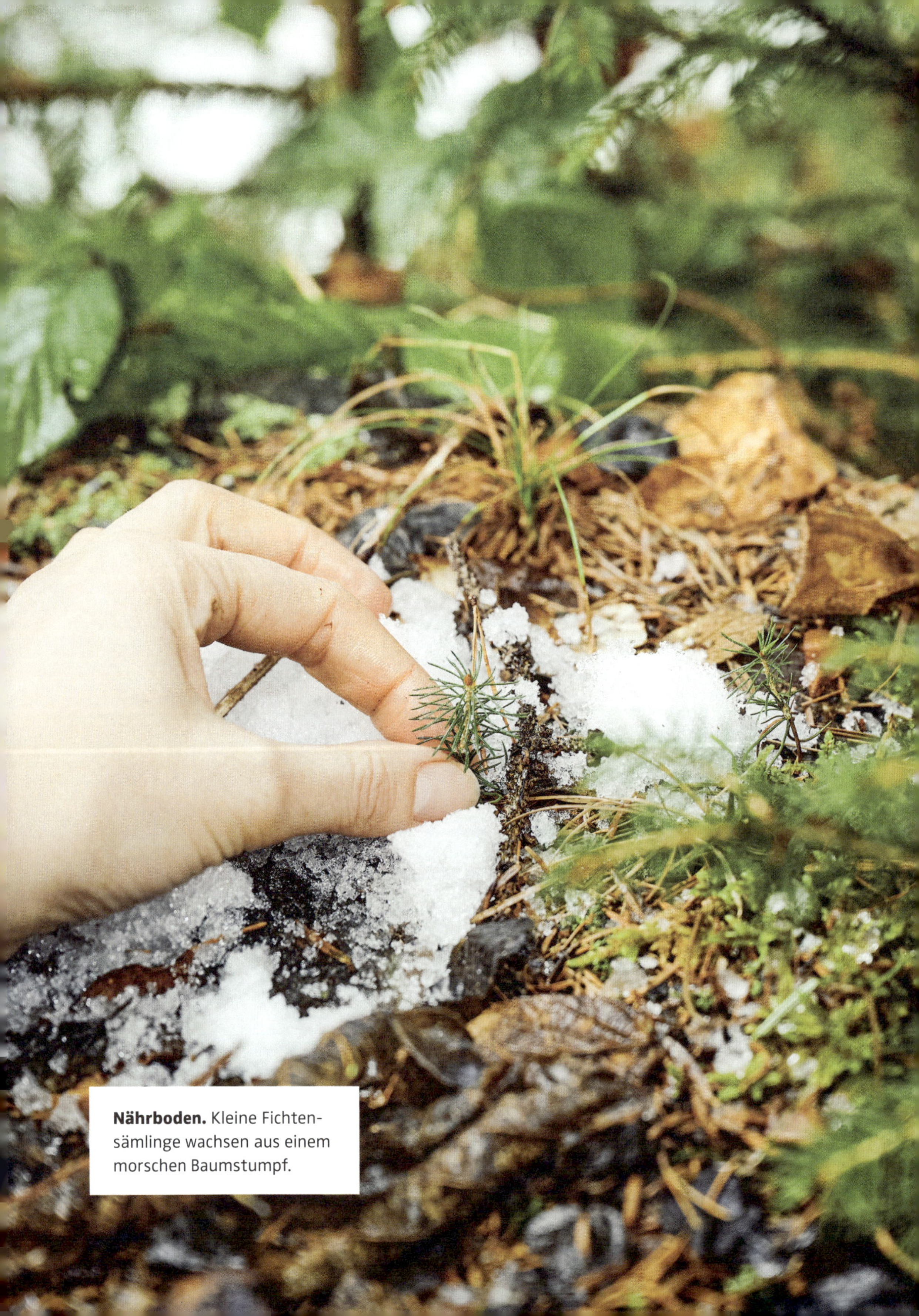

Nährboden. Kleine Fichtensämlinge wachsen aus einem morschen Baumstumpf.

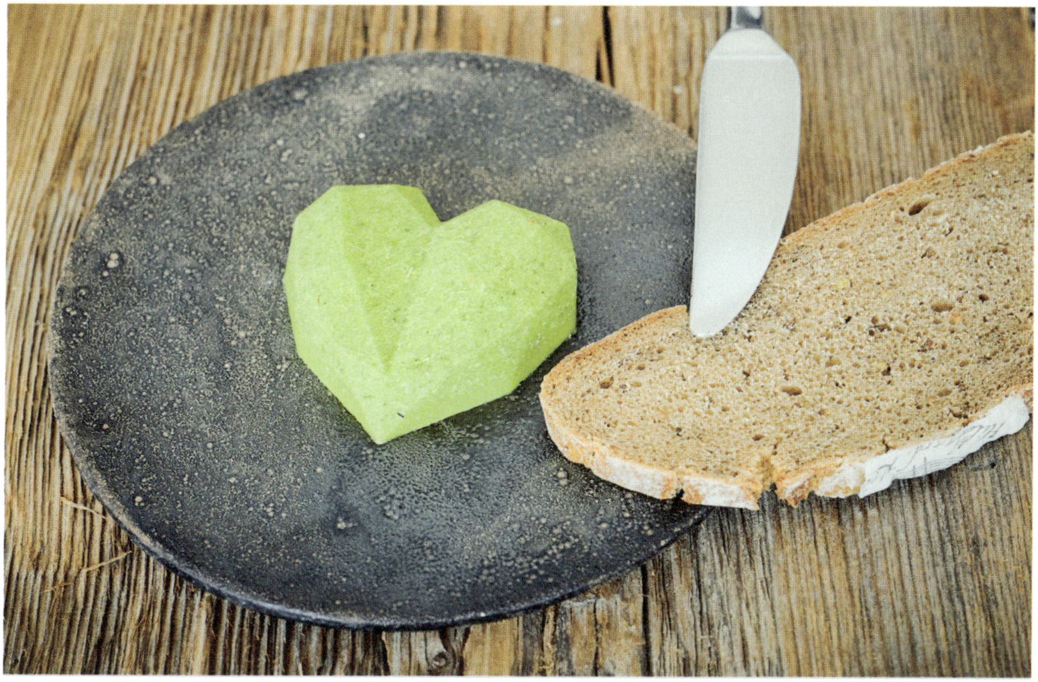

Butter aufs Brot. Für ihre Fichtenbutter schneidet Melanie frische Fichtentriebe, püriert sie mit zerlassener Butter und würzt mit Salz und Pfeffer.

Daheim wird sie die duftenden Nadeln dann zu Ölen, Badesalzen oder Einreibungen verarbeiten oder sie für einen heilkräftigen Tee in ein wenig Wasser baden lassen. Die Nadeln erntet sie das ganze Jahr über, besonders aber jetzt in der kalten Jahreszeit, in der die Fichte ihre Stärken ausspielen kann: Sie beruhigt, hemmt Entzündungen, wirkt schweißtreibend, schleimlösend und hilft bei Erkältungen und Husten. Für einen Fichtentee nimmt Melanie ein kurzes Zweigerl, übergießt es mit heißem Wasser und lässt es fünf Minuten ziehen. „Das schmeckt wirklich gut, nach Wald und ein bisschen zitronig", sagt sie und versucht, mit Hündin Maya Schritt zu halten, die hinter jeder Biegung und jedem Baum ein neues Abenteuer wittert. An Energie fehlt es Melanies Vierbeinern nicht. Vielleicht liegt es ja auch daran, dass sie den Hunden Kräuter wie Brennnessel oder Schafgarbe unters Futter mischt. Das, so die Kräuterfrau, sei ja kein großer Aufwand.

Tatsächlich wirkt bei Melanie vieles mühelos und wie aus dem Handgelenk geschüttelt. Mit ihren langen dunklen Haaren und den dunkelbraunen Augen kommt sie dem, was man sich unter einer Kräuterfrau vorstellt, recht nahe. Dabei liegt ihre Ausbildung in der Traditionellen Europäischen Heilkunde noch gar nicht so lange zurück. Die Natur hingegen war immer schon ihre Sache. „Draußen fühle ich mich geborgen und zu Hause", sagt Melanie. Und das nicht nur vor ihrer eigenen Haustür;

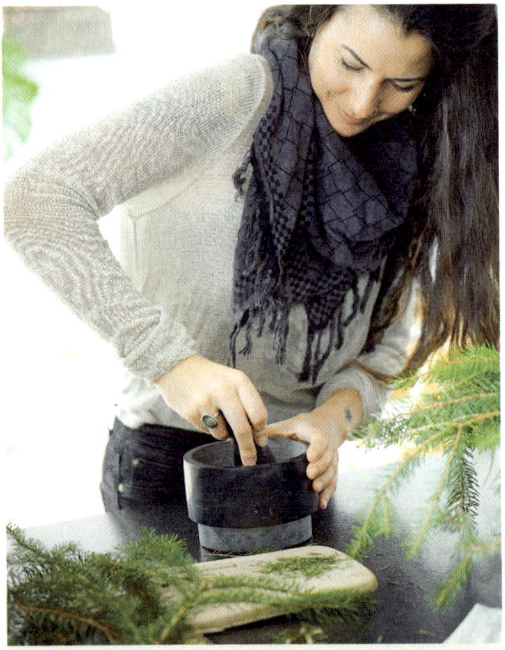

Fichtenbadesalz

wohltuend bei Erkältungen und zum Entspannen

Zutaten

- 1 Handvoll frische Fichtennadeln
- 500 g Steinsalz
- 2 EL Sonnenblumen- oder Mandelöl
- 5 Tropfen ätherisches Öl von Fichte, Tanne, Latsche oder Zirbe

So wird's gemacht

Saubere Fichtennadeln fein schneiden oder mörsern. Mit dem Salz und dem Öl vermischen. Nach Wunsch 5 Tropfen ätherisches Öl zugeben.

Anwendung

Das Badesalz dunkel und gut verschlossen aufbewahren, weil sich der Duft sonst schnell verflüchtigt. Am besten in kleinen Mengen herstellen und innerhalb von 1–2 Monaten verbrauchen.

Vorsicht *ist bei Asthma, größeren Wunden oder Bluthochdruck geboten!*

Man kann sich von Bäumen vieles abschauen. Der Schnee drückt sie nieder, und sie richten sich immer wieder auf.

so hat sie etwa Australien, Afrika und Indien bereist und von dort viele Eindrücke und neues Wissen mitgebracht.

Doch zurück in den Fichtenwald. Über den Wipfeln hat jetzt endgültig die Sonne die Oberhand gewonnen, Melanie hat für heute genug gesammelt. Früher, erzählt sie, sei die Fichte im Winter eine wichtige Vitamin-C-Quelle gewesen. Die Nadeln nutzte man zum Würzen, für Tee, zum Inhalieren – und die jungen Triebspitzen und Zapfen im Frühling für Wipferlsirup und Likör. Das Harz der Fichte wiederum ist die Grundlage für die legendäre Pechsalbe, mit der ganze Generationen aufgeschürfte Knie, hartnäckigen Husten oder verstauchte Knöchel behandelt haben.

„Da, riecht einmal“, sagt Melanie und deutet auf einen großen Baumstumpf. Ein Duft nach Wald? Nach Erde? Oder einfach nur nach Baum? Vanille!“, sagt die Kräuterfrau und erzählt, dass man früher aus Fichtensaft Vanillin gewonnen hat.

Ach ja, es gäbe noch so viel zu erkunden und zu erfahren, aber die Hunde haben genug und drängen zum Aufbruch. Schnellen Schrittes laufen sie mit Melanie den Hügel hinunter, vorbei an einer vorwitzigen Fichte, die ihnen zum Abschied eine Handvoll Schnee auf die Köpfe stäubt.

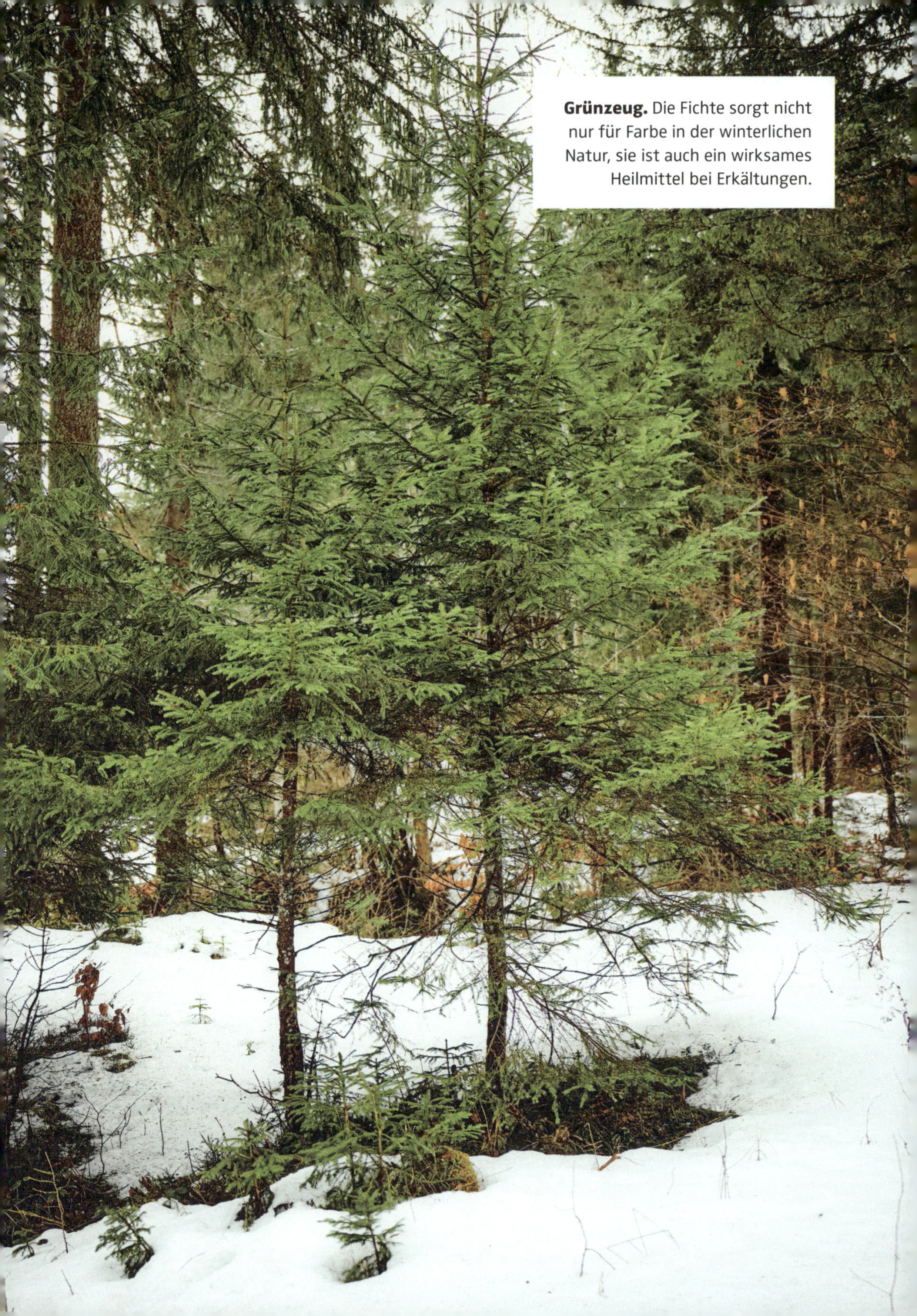

Grünzeug. Die Fichte sorgt nicht nur für Farbe in der winterlichen Natur, sie ist auch ein wirksames Heilmittel bei Erkältungen.

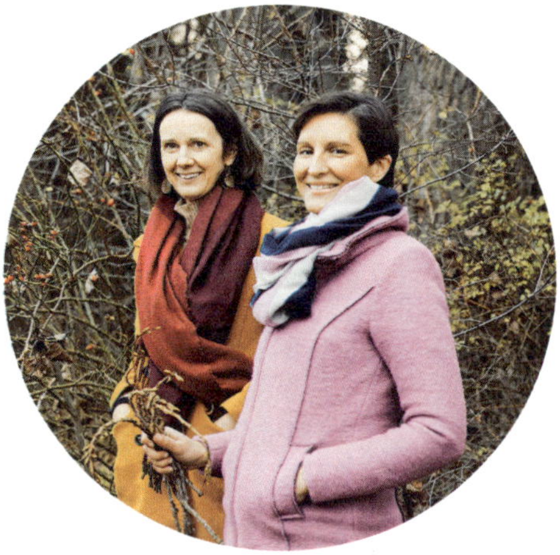

KNOSPEN

Kleine große Wunder

Es sind Kostbarkeiten, die an den Sträuchern der Parndorfer Heide sprießen. Angelika Ambrusch und Silvia Beck sammeln zarte Knospen und bereiten daraus abwehrstärkende Heilmittel.

Watteweiße samtige Kätzchen lugen schon neugierig aus ihrem Winterquartier an den Salweiden. Frische Vogelmiere grünt und kräuselt sich üppig entlang des Wegrandes. In Neudorf, diesem kleinen Ort nah an Ungarn und der Slowakei, kann man die Ungeduld der Pflanzen fast spüren. Es liegt eine leise Ahnung von Frühling in der Luft.

„Ja, bei uns erwacht die Natur früher als woanders", sagt Angelika Ambrusch und lächelt. Die Frau mit den kurzen Haaren lebt mit Mann und Tochter nicht weit vom Gemeindeamt ihres Heimatorts. Mit Silvia Beck, die im 25 Kilometer entfernten Gols wohnt, ist sie auch heute dem Frühling auf der Spur. Die beiden Frauen stehen vor einem ausladenden Wildrosenstrauch, einer Hundsrose, die gleich hinter dem Dorf wächst. „Heitscherl nennen wir die roten Hagebutten", sagt Silvia Beck und zeigt auf eine der Vitamin-C-Bomben, die noch zahlreich an den dornigen Ästen hängen. Doch sie und Angelika sind heute an etwas ganz anderem interessiert: an den ersten frischen Knospen der Hundsrose. „Da steckt die geballte Urkraft drin, das sind nämlich wahre Energiebündel. Kein anderer Teil der Pflanze birgt eine derart hohe Konzentration an heilenden Wirk- und Inhaltsstoffen. Deswegen braucht man nur ganz wenig", sagt Angelika Ambrusch. Abwehrstärkend, immunisierend und entzündungshemmend wirken die Knospen der Hagebutte. Schon Hildegard von Bingen

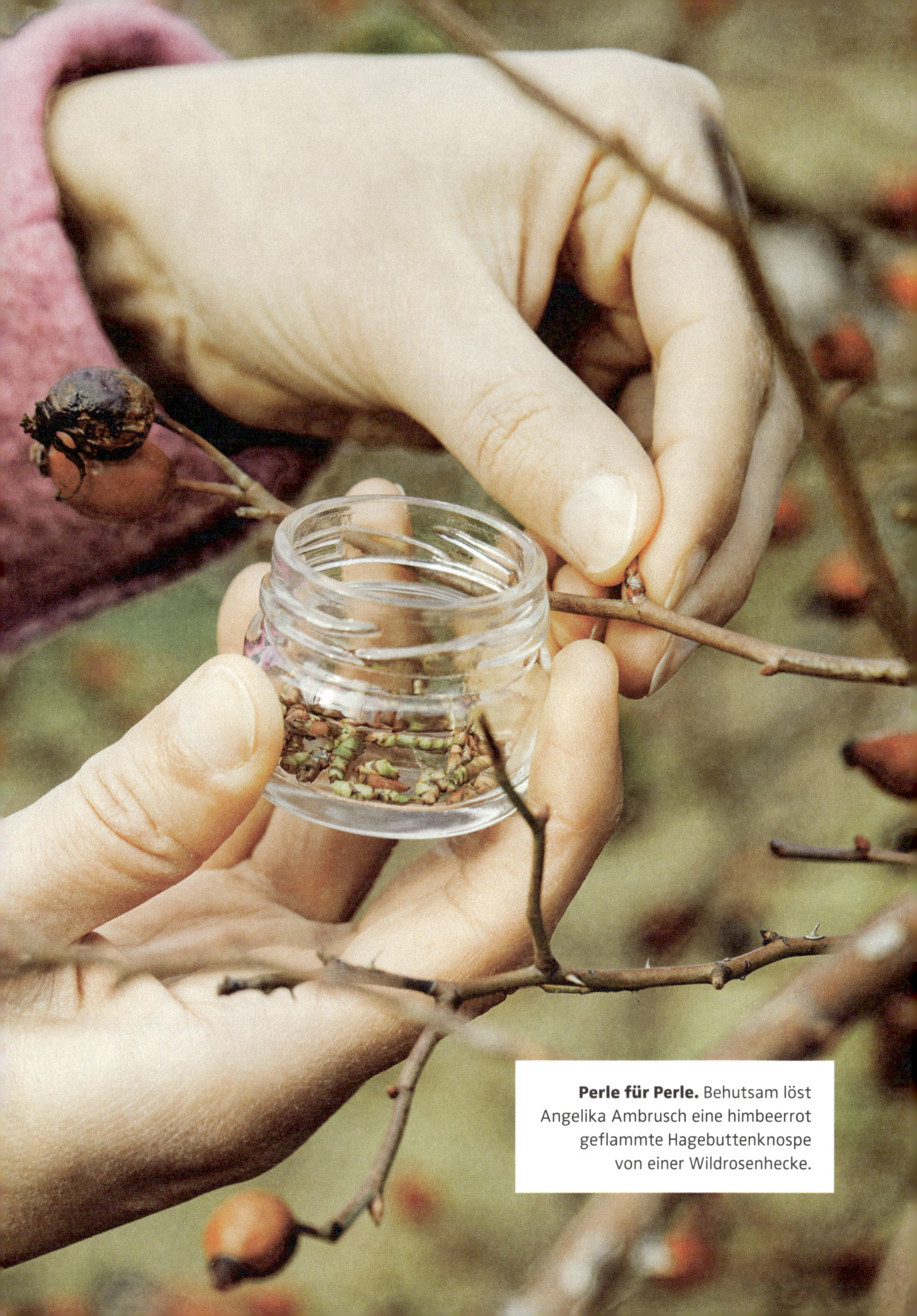

Perle für Perle. Behutsam löst Angelika Ambrusch eine himbeerrot geflammte Hagebuttenknospe von einer Wildrosenhecke.

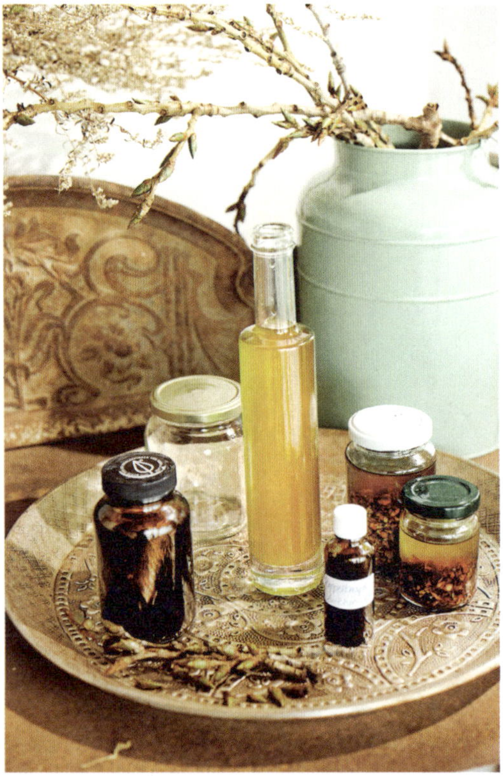

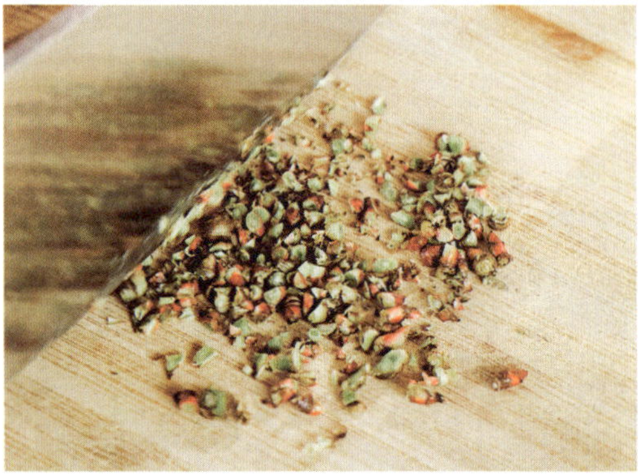

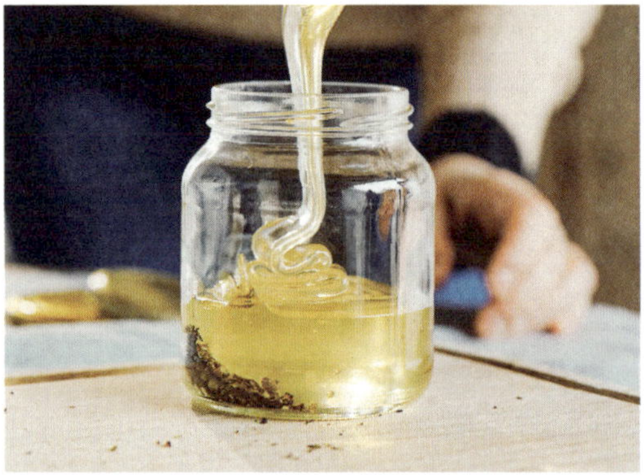

Gesundheit im Glas. Alkohol, Glycerin und Honig lösen die gesunden Inhaltsstoffe aus den Knospen und konservieren ihre Heilkraft bis zum nächsten Frühling.

schwor auf deren heilsame Wirkung bei Erkältungen, Migräne oder Ohrenschmerzen.

Mit Daumen und Zeigefinger, ganz vorsichtig, hält Silvia jetzt einen langen, biegsamen Zweig des Strauchs, hebt und senkt ihn und sucht prüfend nach einer guten Stelle. „Man soll Knospen immer nur achtsam und mit viel Bedacht sammeln. Sonst schwächt man die Pflanze", erklärt sie und löst dann eine etwa pfefferkorngroße, himbeerrot geflammte Knospe vom Ast. Als hätte sie eine kostbare Perle in Händen – langsam, die Augen dabei streng auf dieses Kügelchen gerichtet –, lässt sie es ganz behutsam in das Glas kullern. „In der Knospe steckt die gesamte genetische Information der Pflanze, da ist alles Leben drin", sagt Angelika.

Jedes kleine Detail, von der Form und Feinheit kleiner Blattrillen bis hin zur Länge des Blütenstängels, alles ist unwiderruflich in diesen zarten, zerbrechlichen Trieben angelegt. „Das sind kleine große Wunder", sagt Silvia und lächelt. „*Gemma*, das lateinische Wort für Knospe, bedeutet übersetzt Edelstein, Auge, Juwel", erklärt Angelika, während sie zu einem Holunderstrauch in der Nähe weiterzieht. Auch dessen Knospen lassen sich in wundersame Medizin, speziell gegen Erkältungen, verwandeln. Gleich nach dem Spaziergang werden die Frauen die Perlen dieses Hollers in Honig rühren. Gibt es einen kürzeren Transportweg?

Silvia und Angelika haben sich ein paar Jahre zuvor bei einem Kurs über die Heilkraft ätherischer Pflanzenöle kennengelernt. „Es war, als ob wir beide uns schon ewig gekannt hätten", sagt Silvia. „Ein fast magischer Moment", schwärmt Angelika. Ihre Freundschaft verlief von Anfang an harmonisch. „Wir ergänzen uns. Alles ist unkompliziert. Jede kann so sein, wie sie ist", sagt Silvia. Angelika ist die Pragmatische, die Strukturierte. Silvia ist weniger kopflastig, mehr an den Dingen hinter den nüchternen Fakten interessiert.

Nur die Liebe zu Pflanzen war gleichermaßen seit früher Kindheit in beiden angelegt. Bloß: Interessiert hat das zunächst keine von ihnen. „Für mich war's die größte Strafe, wenn ich im Gemüsegarten meiner Mutter, einer passionierten Gärtnerin, Unkraut zupfen musste", erzählt Angelika, die aus einer Gastwirtfamilie kommt. Silvias Eltern waren Weinbauern. Sie selbst hatte sich bewusst für einen Beruf in der Wirtschaft, ein Leben in der Stadt entschieden. Bis die Geburt ihrer Tochter dann alles durcheinanderwirbelte.

Erst der Entzug von der Natur, so erklärt es sich Angelika, die vorher als Marketing-Expertin tätig war, habe ihre Leidenschaft für die Pflanzen freigelegt und entfacht. Seitdem lebt sie viel bewusster, hinterfragt die Dinge. „Wer sich mit Pflanzen beschäftigt, lernt, genau hinzuschauen. Die gesamte Wahrnehmung sensibilisiert sich", sagt sie.

Eine kleine Schale zarter Holunderknospen steht jetzt vor den beiden auf dem Tisch. Neben dem Glas mit den Hagebuttenknospen liegen Pappelzweige, die der Wind gestern von den Bäumen geweht hat. Silvia und Angelika werden die Knospen von Pappel, Wildrose und Holler nun klein schneiden, um ihre Zellwände aufzubrechen und sie zu heilenden Essenzen zu verarbeiten.

Vier bis sechs Wochen verweilen die Kostbarkeiten danach im Glas. Spätestens dann hat auch der Frühling mit seiner ganzen Pracht in Neudorf Einzug gehalten.

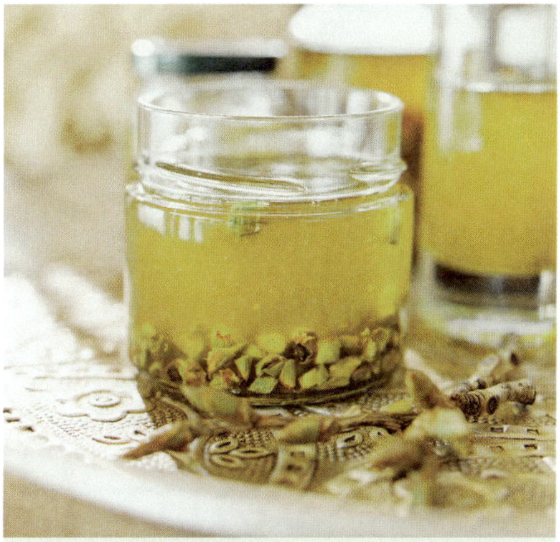

Hagebutten-Gemmomazerat

abwehrstärkend und entzündungshemmend

Zutaten

- Hagebuttenknospen
- 1 Teil Glycerin
- 1 Teil Alkohol (70 Vol.-%)
- 1 Teil destilliertes Wasser

Für 100 ml würde man 1 TL Knospen und je 30 ml Glycerin, Alkohol und destilliertes Wasser nehmen.

So wird's gemacht

Die Hagebuttenknospen mit dem Messer zerkleinern, in ein Glas mit Schraubverschluss geben und mit den Flüssigkeiten übergießen. 4–6 Wochen stehen lassen, immer wieder schütteln, damit sich die Inhaltsstoffe gut lösen. Nach der Ziehzeit filtern (mit Seihtuch oder Kaffeefilter), in eine Braunglasflasche mit Zerstäuber oder Tropfer abfüllen und beschriften.

Anwendung

Dreimal täglich 1–3 Sprühstöße in den Mund sprühen, vor dem Schlucken gut auf den Schleimhäuten verteilen. Im Akutfall alle 20–30 Minuten 1–2 Sprühstöße oder dreimal täglich 20–30 Tropfen in ein wenig Wasser auflösen und schluckweise trinken.

SCHWARZERLE

Der Schatz vom Flussufer

An der Kärntner Drau wächst die sagenumwobene Schwarzerle wie Unkraut. Warum Carmen Kraft den unscheinbaren Baum für seine Heilkräfte schätzt.

Warum die Erle nasse Füße mag? Es waren die Töchter des Helios, so wird es in der griechischen Mythologie berichtet, die ihren Bruder Phaeton dazu verleiteten, den Sonnenwagen des mächtigen Vaters anzuspannen. Der Jungspund konnte die ungestümen Pferde, die den Wagen zogen, nicht zügeln, sodass das Gefährt die Erde streifte und einen Weltenbrand entfachte. Das erzürnte Göttervater Zeus so sehr, dass er Phaeton mit einem Blitz tötete. In ihrer Trauer ließen sich die Schwestern an den Ufern eines Flusses nieder, wo sie zu Erlen erstarrten. „Deswegen, so heißt es, steht die Erle am liebsten mit einem Fuß im Wasser, mit einem am Land", erzählt Carmen Kraft, Kräuterexpertin aus Velden.

Die Büroangestellte hat sich vor drei Jahren zur Kräuterpädagogin ausbilden lassen und sucht nun am Ufer der Drau im Süden Kärntens nach den mannshohen Gewächsen. Andernorts wird die Schwarzerle zu stattlichen, bis zu 30 Meter hohen Bäumen, hier aber bleibt sie meist klein. Gut für Carmen. Sie braucht nicht lange zu suchen, bis sie eine entdeckt, und sich dann auch nicht allzu weit zu strecken, um zu den Ästen zu gelangen.

Der Schnee knirscht unter Carmens Füßen, ihre Finger sind klamm von der Winterkälte, die Wangen rot. Die unbekannten Heilpflanzen sind es, die die junge Frau am meisten faszinieren – „die, die um uns herum wachsen und nicht groß beachtet werden". Wie gut: Die Schwarzerle verdient nämlich Aufmerksamkeit. Sie ist ein Schatz in jeder Hausapotheke. Die Substanzen in der Baumrinde wirken entzündungshemmend, fiebersenkend, antibakteriell und wundheilend. Sie enthalten viele Gerbstoffe, deswegen wurden die Zweige früher zum Herstellen und Färben von Leder verwendet: Mit einem Stück Eisen in einem Kessel, das oxidierte, färbten die rötlichen Zweige das Leder schwarz.

Auf diese Gerbstoffe reagiert der Körper, indem sich alles zusammenzieht – eine Wirkung, die man leicht überprüfen kann, indem man ein Blatt des Baums kostet. Es schmeckt so bitter, dass sofort die Mundschleimhaut zusammenschrumpelt.

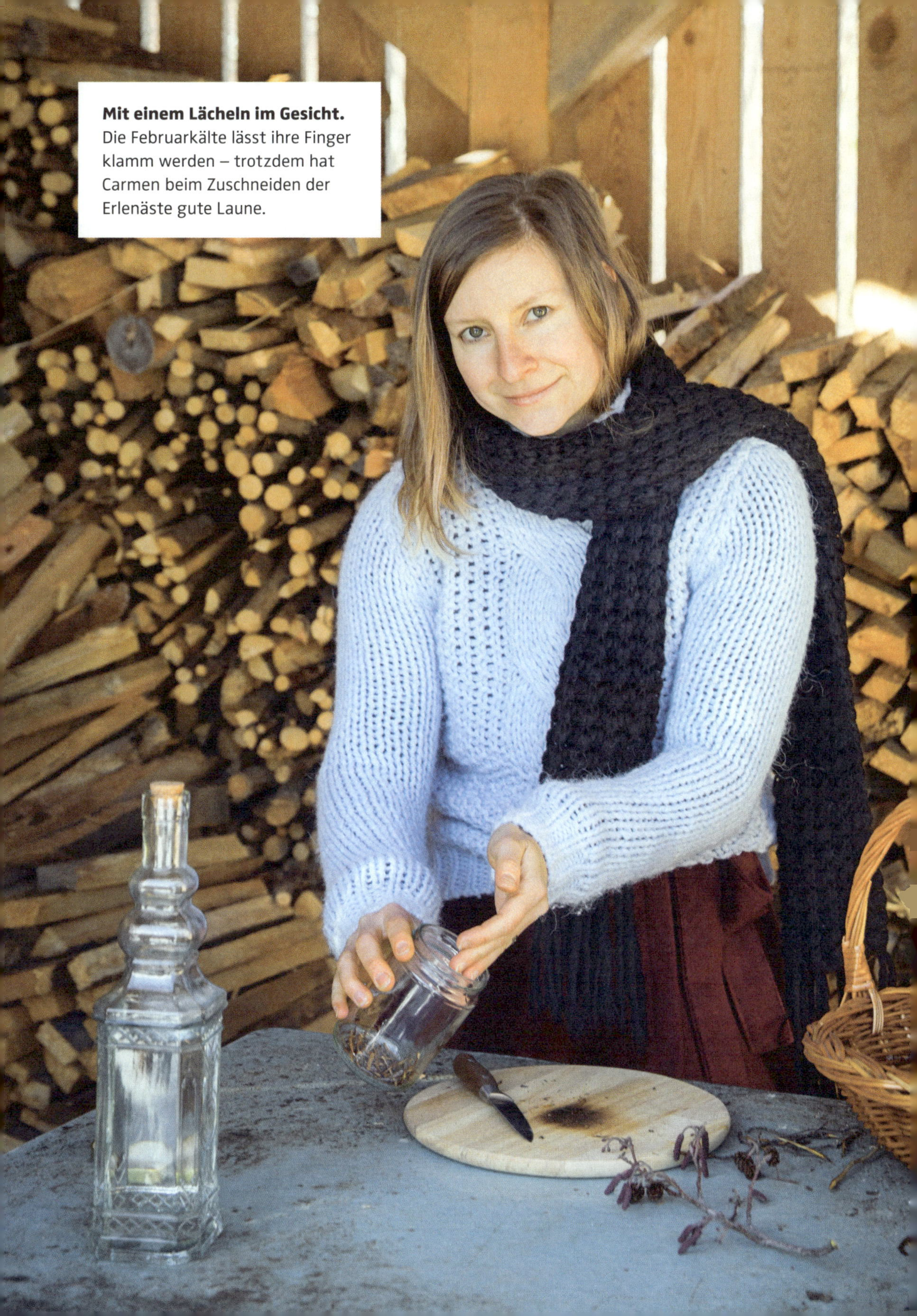

Mit einem Lächeln im Gesicht.
Die Februarkälte lässt ihre Finger klamm werden – trotzdem hat Carmen beim Zuschneiden der Erlenäste gute Laune.

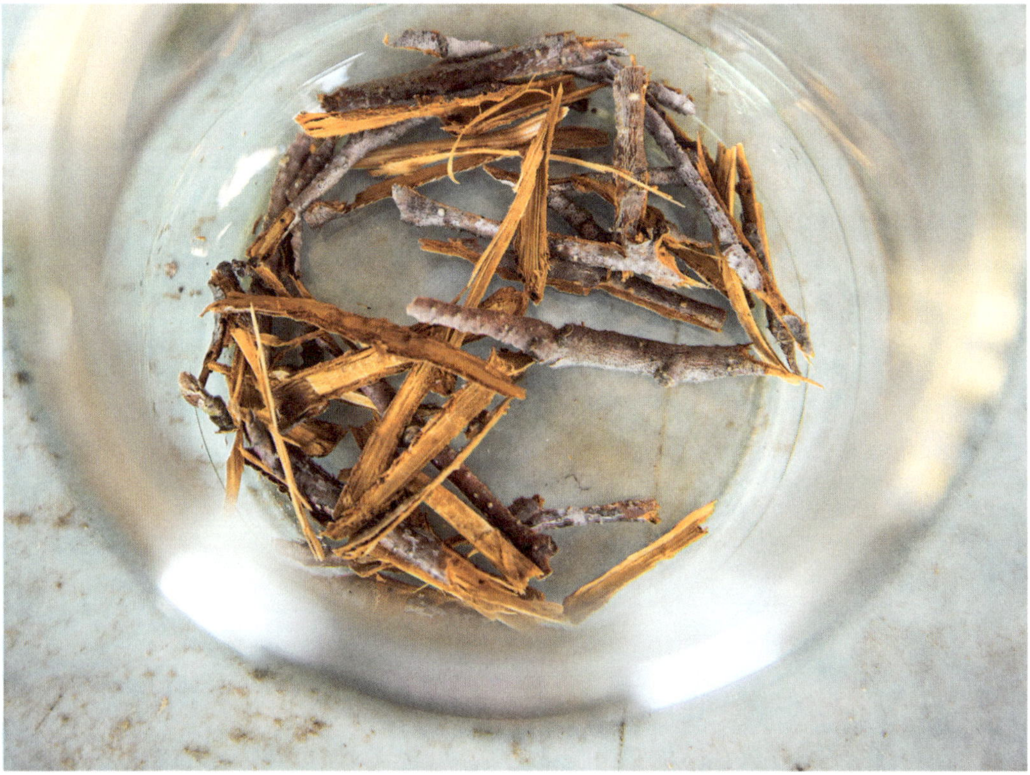

Rindenwunder. Die Rinde der Schwarzerle hat es in sich: Sie hemmt Entzündungen, senkt Fieber und heilt Wunden. Carmen setzt sie für diesen Zweck in Alkohol an.

Die Schwarzerle, die als Baum oder Strauch vorkommt, ist ein unauffälliges Gewächs, das an Flüssen, in Mooren und Sümpfen zu finden ist. Ihre Kätzchen und Blüten werden im November gebildet und treiben im Frühling aus, ähnlich den Haselsträuchern. Fast ganz Venedig ist auf Erlenpfählen errichtet, weil das Holz nahezu unbegrenzt haltbar ist. Die Rinde der Schwarzerle glänzt grünlich braun – sie ist es, auf die Carmen es heute abgesehen hat. Die Kräuterexpertin findet einen Strauch nahe dem Ufer und schüttelt den Schnee von den Zweigen. Mit ihrem Taschenfeitel – eigentlich ein Pilzmesser – schneidet sie eine Handvoll der dünnen Äste ab. „In den jungen Trieben", erklärt sie, „stecken die meisten Nährstoffe."

Auch wenn es wesentlich weniger Arbeit wäre, die Rinde vom niedrigen Stamm abzuschaben, plagt sich Carmen lieber mit den Ästen: „Mir ist es wichtig, dass der Platz nach dem Sammeln so aussieht wie zuvor." Deshalb schlägt sie keine Wunde in die Borke und nimmt nur ein paar „Zweigalan", wie sie sagt, pro Baum.

Carmen ist mitten in der Natur auf einem Bauernhof aufgewachsen, in einer Familie, die Heilpflanzen schätzt. Früher, erzählt Carmen, habe sie die langen Spaziergänge im Wald als Ausgleich gebraucht – in ihrem Beruf verbringt die junge Frau Stunden im Büro vor dem Computer und unsäglich viel Zeit in Besprechungen. Dann habe sie irgendwann der Ehrgeiz gepackt, ihr Wissen zu vertiefen und auszubauen, also begann sie neben dem Vollzeitjob zu studieren. Mittlerweile hat sie ihre Ausbildung zur Kräuterpädagogin abgeschlossen. Im Herbarium, das sie im Zuge des Studiums anlegen musste, kam ihr die Schwarzerle das erste Mal bewusst unter.

Ein faszinierender Baum, um den sich Sagen und Legenden ranken: Dass sich sein Holz nach einem Hieb rot färbt wie Blut, beflügelte die Fantasie der Menschen. Und dass die Erle bevorzugt in Mooren wächst – da, wo Irrlichter gern Wanderer ins Unglück stürzen –, lud Märchenerzähler dazu ein, Geschichten zu erfinden.

Im Allgäu beispielsweise erzählte man sich von einem alten Weiblein, das nur am „Eldreboschn" rütteln musste, um ein Gewitter herbeizurufen; und die Kelten glaubten, dass der erste Mann einer Erle entsprungen war. Auch im Volksglauben fand dieser Baum Widerhall: Ins Erdreich gesteckte Erlenzweige – so heißt es – würden Maulwürfe vertreiben; und streue man Hühnerfutter in einen Kreis aus Erlenästen, halte das den Fuchs fern.

Carmen findet auch, dass der Laubbaum über Kräfte verfügt, die über seine Heilwirkung hinausreichen. Sie fertigt Amulette an, in die sie Pflanzenteile in Harz gießt, um sie stets bei sich zu tragen. Die besondere Kraft der Erle? „Aus spiritueller Sicht erleichtert sie den Übergang zwischen den verschiedenen Welten." Die Kärntnerin findet, das sei beim Meditieren hilfreich.

Außerdem helfe der Baum dabei, sich von bestimmten Themen zu distanzieren und aus dem gewonnenen Abstand seine eigene Lage neu zu beurteilen. Wie gut, dass dort unten im Süden Kärntens, an den Ufern der Drau, die Schwarzerle wie Unkraut wächst.

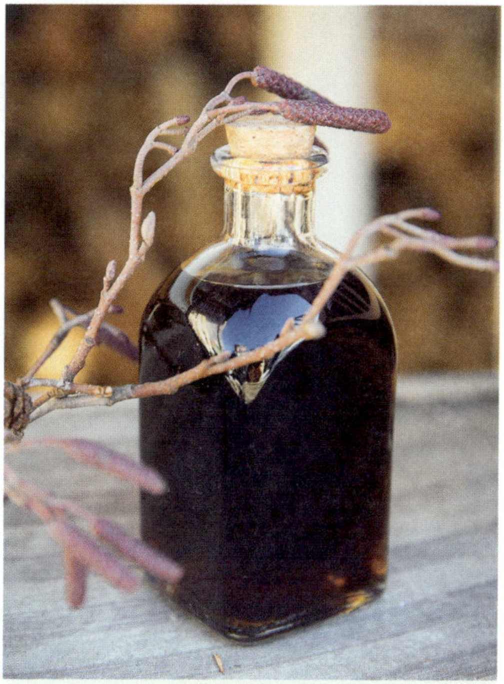

Schwarzerlentinktur

lässt Wunden rascher abheilen

Zutaten

- Schwarzerlenäste
- Alkohol, z.B. Korn (38 Vol.-%)

So wird's gemacht

Die Rinde mit einem scharfen Messer von den Ästen abschaben oder abschneiden. Ein Schraubglas ungefähr zu einem Drittel mit der Rinde befüllen. Anschließend die restlichen zwei Drittel mit Alkohol aufgießen. Glas gut verschließen und etwa 4–6 Wochen stehen lassen. Zwischendurch immer wieder schütteln, damit sich die Wirkstoffe gut lösen. Nach der Ziehzeit die Tinktur abziehen und das Glas beschriften.

Anwendung

Bei kleineren Hautverletzungen gibt man etwas Tinktur auf ein sauberes Tuch oder Wattepad und tupft damit die Wunde ab. Die Gerbstoffe der Schwarzerle bewirken, dass die Wunde schneller heilt.

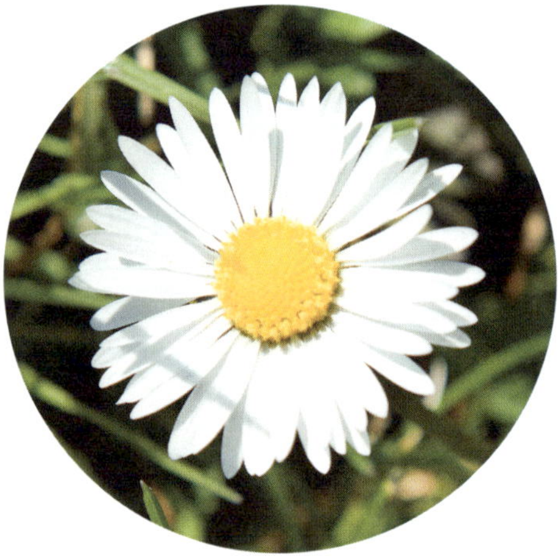

GÄNSEBLÜMCHEN

Die ausdauernde Schöne

Das Gänseblümchen entfaltet seine Heilkraft sanft und beständig. In der Kräuterküche von Doris Maier in der Südoststeiermark hat der kleine Sonnenschein einen festen Platz.

Die Märzsonne kennt keine Gnade. Unerbittlich spürt sie selbst das letzte Fleckchen Schnee auf und schmilzt es weg. Im Garten wirkt alles noch ein bisschen lustlos und müde, nur ein paar Krokusse und Schneeglöckchen recken vorwitzig ihre Blütenköpfe aus der matschbraunen Wiese. Doch auch wenn sich diese beiden gern als Hauptdarsteller sehen – der wahre Star dieses Frühlingsstücks ist ein anderer: Es ist das Gänseblümchen, das selbst unter Schnee und Eis seine Fröhlichkeit nicht verliert und munter weiterwächst.

„Man nennt diese Blume auch ‚die ausdauernde Schöne'", sagt Doris Maier. In grüner Strickweste und Gummistiefeln durchmisst sie ihren Garten und entdeckt dabei immer neue Anzeichen des erwachenden Frühlings. Ganz viel von dem, was sie in ihrer Kräuterküche verarbeitet, wächst hier, in ihrem grünen Refugium unweit der Mur. Anderes, wie beispielsweise die Goldrute, holt sie aus der Au, Lindenblüten von einem biologischen Weingut aus dem nahen Slowenien.

Für das Gänseblümchen braucht Doris dagegen nur ein wenig in die Knie zu gehen. Sogar zu dieser frühen Jahreszeit findet sie so in kürzester Zeit genug Blüten für einen kleinen Strauß. „Das Gänseblümchen ist so zart und unscheinbar, ganz anders als etwa der Salbei oder die Arnika. Und so, wie es sich gibt, so ist es auch – unaufgeregt und doch beständig", sagt Doris.

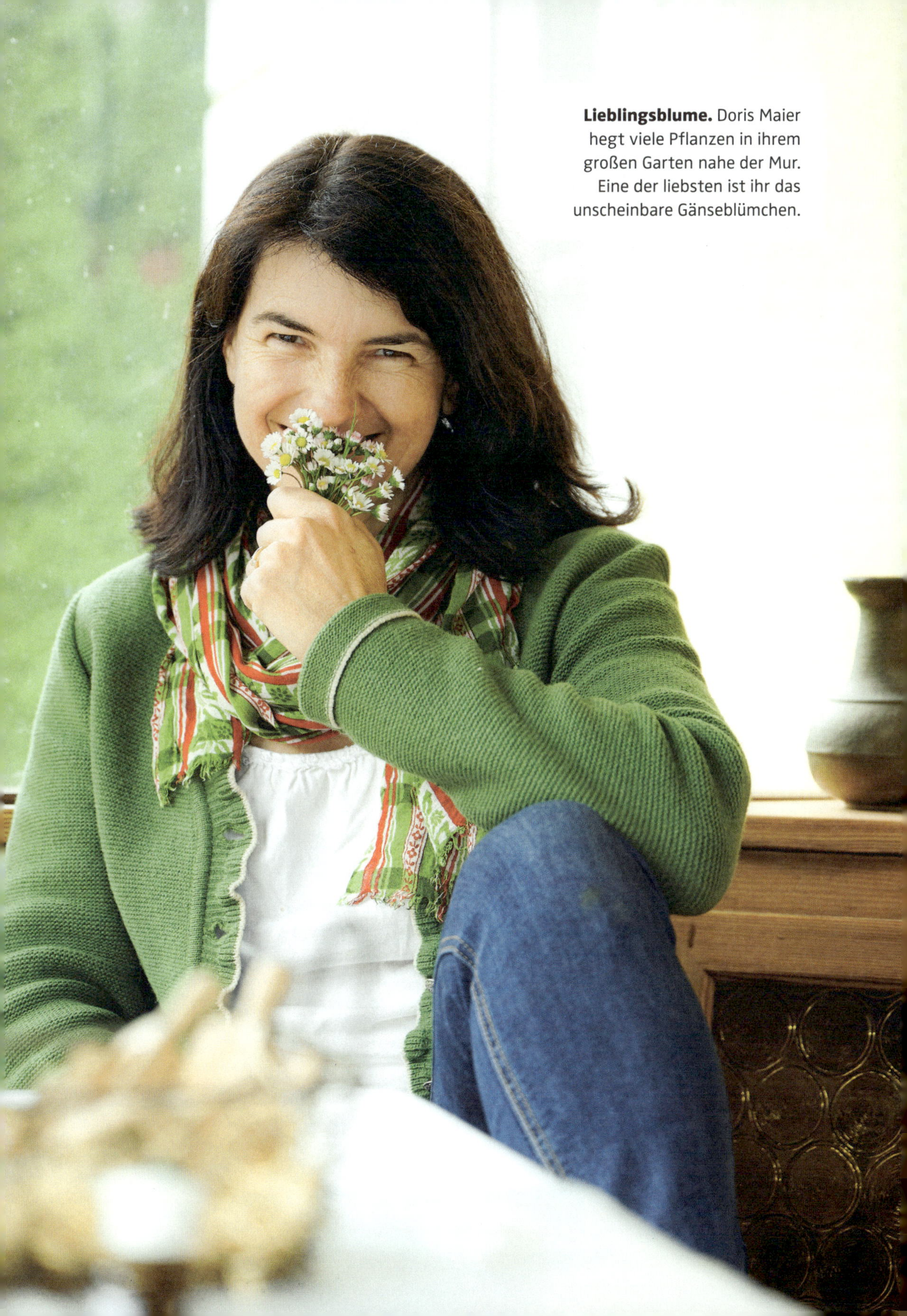

Lieblingsblume. Doris Maier hegt viele Pflanzen in ihrem großen Garten nahe der Mur. Eine der liebsten ist ihr das unscheinbare Gänseblümchen.

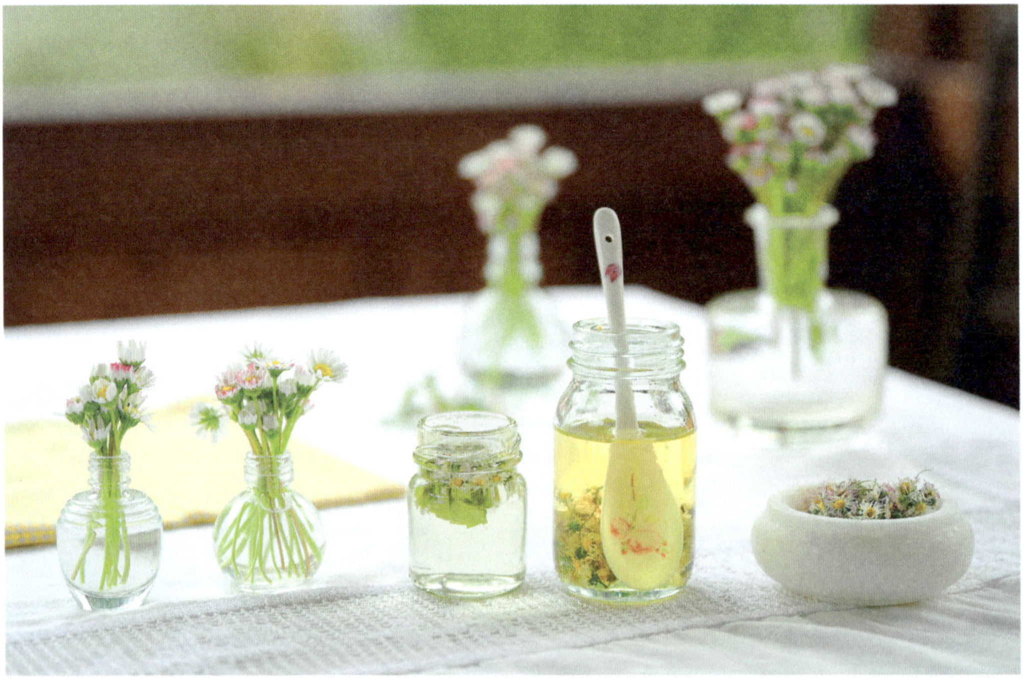

Sanfte Hilfe. Für ihre Salben und Cremen setzt Doris zunächst die Blüten und Blätter des Gänseblümchens in Glycerin oder Öl an. Allein das ist eine Augenweide.

Durchhaltevermögen zeichnet auch sie selbst aus. Schon seit vielen Jahren beschäftigt sie sich mit Kräutern, hat Berge von Büchern dazu gelesen und jeden Zeitungsfitzel zum Thema ausgeschnitten. So lange, bis ihre beiden Töchter und ihr Mann sie drängten, doch endlich Nägel mit Köpfen zu machen. Seit einigen Jahren darf sich Doris jetzt ausgebildete Kräuterpädagogin nennen, neben all dem anderen, was sie ist und war: Pfarrsekretärin, Sprechstundenhilfe, Buchhalterin und Familienmensch. „Aber eigentlich wollte ich ja Feuerwehrfrau werden", sagt Doris und schickt ein fröhliches Lachen hinterher, bei dem sich ihr Nasenrücken aufs Charmanteste in kleine Fältchen legt.

Von einer ihrer Kräuterlehrerinnen habe sie gelernt, „biologisch zu denken", dementsprechend ist auch ihr Zugang zu Kräutern eher ein naturwissenschaftlicher als ein intuitiver. Auch wenn sie in lauen Sommernächten schon einmal zwischen die hohen Stängel der gelb blühenden Nachtkerze greift, um deren Energie zu spüren. „Aber bis jetzt hat sich da nicht viel getan", sagt die Kräuterfrau mit schelmischem Blick. Vermutlich sei sie für diese Art der Kräuterbetrachtung einfach zu sehr Kopfmensch.

An die Kraft der Kräuter glaubt Doris jedoch ohne Wenn und Aber. Eine breite Treppe führt vom Garten hinab in ihre Kräuterküche. Ein großer Tisch, an der Wand drei alte Kinostühle, dazu ein Schrank voll gut gefüllter Vorratsgläser. Auch das Gänseblümchen hat hier einen festen Platz – in den unterschiedlichsten Rezepturen und getrocknet im Glas. Ein Notvorrat, den Doris nur selten braucht, kann sie doch Blätter und Blüten fast rund ums Jahr ernten.

Die meisten Wirkstoffe enthält das Gänseblümchen jedoch, wenn es voll aufgeblüht ist, schön und aufrecht dasteht und das Gelb in der Mitte der Blüte noch fest und kaum gewölbt ist. Das muss nicht zwingend im Frühling sein – auch wenn es von unachtsamen Füßen getreten oder vom Rasenmäher gemeuchelt wird, richtet sich das Gänseblümchen immer wieder auf und treibt neu durch. Für ihre heilkräftigen Rezepturen verwendet Doris in erster Linie die Blüten; die Blätter wandern eher in den Salat oder in die Suppe.

Husten und Haut: Das sind – kurz gefasst – die Hauptanwendungsgebiete von *Bellis perennis*. Es löst den Schleim, fördert den Auswurf und besänftigt Entzündungen, hilft bei Bronchitis, juckenden Insektenstichen, empfindlicher Haut und unterstützt überall dort, wo auch Arnika passt: bei Schnitt- und Schürfwunden, Blutergüssen, Prellungen, Zerrungen und verspannten Muskeln.

„Das Schöne am Gänseblümchen ist, dass man damit nichts falsch machen kann. Es wirkt mild und ohne Nebenwirkungen und wird deshalb auch ‚Arnika für Kinder' genannt. Anders als das Original verträgt sich das Gänseblümchen aber auch mit offenen Wunden", weiß die Kräuterpädagogin.

Doris verwendet die zarten Blüten in Tees, Tinkturen, Ölen, Salben, Cremen sowie für Waschungen, Auflagen und im Hustensirup. Oder, so wie gerade jetzt, als Aufputz für das Butterbrot. „Nehmt euch", sagt die Kräuterfrau und erklärt den genüsslich Kauenden, worauf es ihr ankommt: Der Griff zu Kräutern müsse wieder selbstverständlich werden. Nur so könne man verhindern, dass wertvolles Wissen für immer verloren geht.

Auch deshalb veranstaltet sie demnächst wieder einen „Gänseblümchentag", bei dem die kleine Blume eine große Rolle spielt. Gemeinsam werden Kräuterrezepte ausprobiert und die Vielfalt in Doris' Garten bestaunt. Nur einer kann definitiv nicht dabei sein: Der Rasenmäher muss im Schuppen bleiben. Vorsichtshalber, man weiß ja nie, was diesem Rabauken so einfällt.

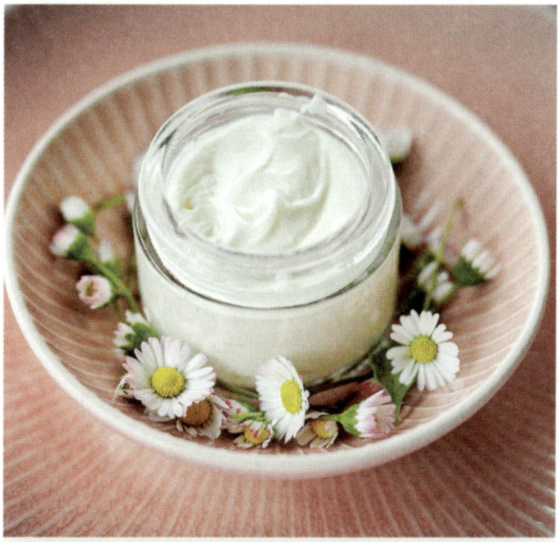

Gänseblümchencreme

pflegt und beruhigt rissige und spröde Haut, lindert Juckreiz, für Gesicht und Hände

Zutaten

- 25 g Gänseblümchenöl
- 3 g Bienenwachs
- 0,7 g Tegomuls (pflanzlicher Emulgator, aus dem Naturkosmetikbedarf)
- 30 g Gänseblümchentee aus destilliertem Wasser
- 3 Tropfen Glycerin oder Gänseblümchentinktur aus Glycerin
- 5 Tropfen ätherisches Öl nach Wunsch (z. B. Rose, Rosengeranie oder Lavendel)

So wird's gemacht

Öl, Bienenwachs und Tegomuls im Wasserbad erwärmen, bis das Wachs geschmolzen ist. In einem zweiten Topf Tee und Glycerin auf die gleiche Temperatur wie das Öl erwärmen. Dann tropfenweise in die Ölmischung einrühren. Das ätherische Öl in die auf Handwärme abgekühlte Creme einrühren.

Anwendung

Die Creme ist anfangs eher dünnflüssig, wird mit dem Abkühlen aber zunehmend fester. Die Menge reicht für einen 50-ml-Tiegel und ist mindestens 3 Monate lang haltbar.

BIRKE

Ein Hupfer in den Jungbrunnen

Helle Rinde, zartes Grün: In der Birke steckt die Kraft des Frühlings. Die Innviertler Biologin Gertrude Pammer nutzt ihre entwässernden und blutreinigenden Wirkstoffe.

Auf Zehenspitzen reckt sich Gertrude Pammer nach den herabhängenden Birkenzweigen, einen Arm fest um den weiß-grau gefleckten Stamm geschlungen. Die Kräuterfrau aus Wernstein will schließlich nicht unfreiwillig im Inn baden gehen, der zu Füßen der großen Birke gemächlich gen Passau fließt und den im Frühling besonders durstigen Baum mit Wasser versorgt.

„Im März erwacht die Birke zum Leben. Wer ein Ohr an den Stamm legt, kann es sogar gluckern hören. Bis zu 70 Liter Flüssigkeit transportiert die Birke täglich von ihren Wurzeln bis in die Baumkrone", sagt Gertrude, streckt sich noch ein bisschen und zwickt ein paar Zweige ab, an denen schon die ersten grünen Blättlein sprießen. Sie sind ein sicheres Zeichen dafür, dass sich der Winter nun endlich wirklich und wahrhaftig verabschiedet – die Birke gilt als Frühlingsbotin.

„Als flachwurzelnde und anspruchslose Pionierpflanze aus dem Norden war die Birke nach der Eiszeit als eine der Ersten da und hat den Boden für andere Pflanzen bereitet. Sie mag es feucht und hell. Sobald ihr aber andere Bäume rundherum zu nahe rücken und das Licht wegnehmen, verschwindet sie. Fliegen- und Steinpilze fühlen sich in ihrer Nähe besonders wohl", weiß die studierte Biologin zu erzählen, während sie die frischen Birkenzweige in ihr Weidenkörbchen legt. „Für mich ist die Birke mit der hellen Rinde und den strahlend grünen Blättern ein sehr sympathischer Baum. Sie steht für Leichtigkeit, Jugend und Reinheit und hat allerlei Wertvolles zu bieten."

Mit den Fingern reibt Gertrude über die hauchdünne Rinde, und im Nu ist ihre Hand voll gelblich-braunem Pulver. „Das ist das Betulin. Sein Harz wirkt sehr wohltuend bei kleineren Hautverletzungen und bei Sonnenbrand, es hilft bei trockener, rissiger Haut und Neurodermitis."

Auch für die Knospen, Kätzchen und Blätter der Birke, in denen die geballte Kraft des Frühlings steckt, kennt die Kräuterfrau vielerlei Verwendungsmöglichkeiten. „Ob äußerlich oder innerlich angewendet, die entwässernden und blutreinigenden Wirkstoffe der Birke wirken wie eine Verjüngungskur für den Körper und sind das sanfteste Mittel für

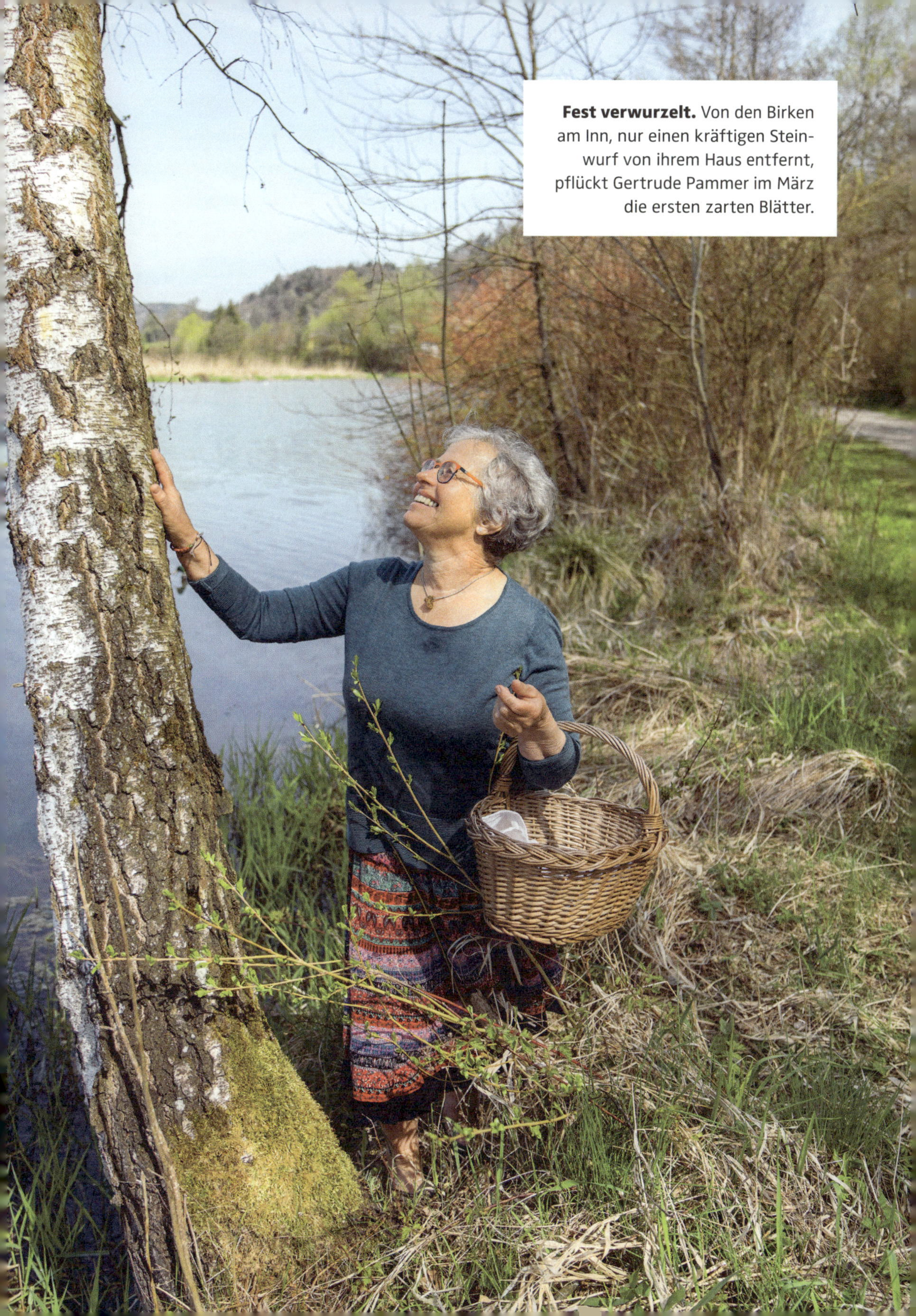

Fest verwurzelt. Von den Birken am Inn, nur einen kräftigen Steinwurf von ihrem Haus entfernt, pflückt Gertrude Pammer im März die ersten zarten Blätter.

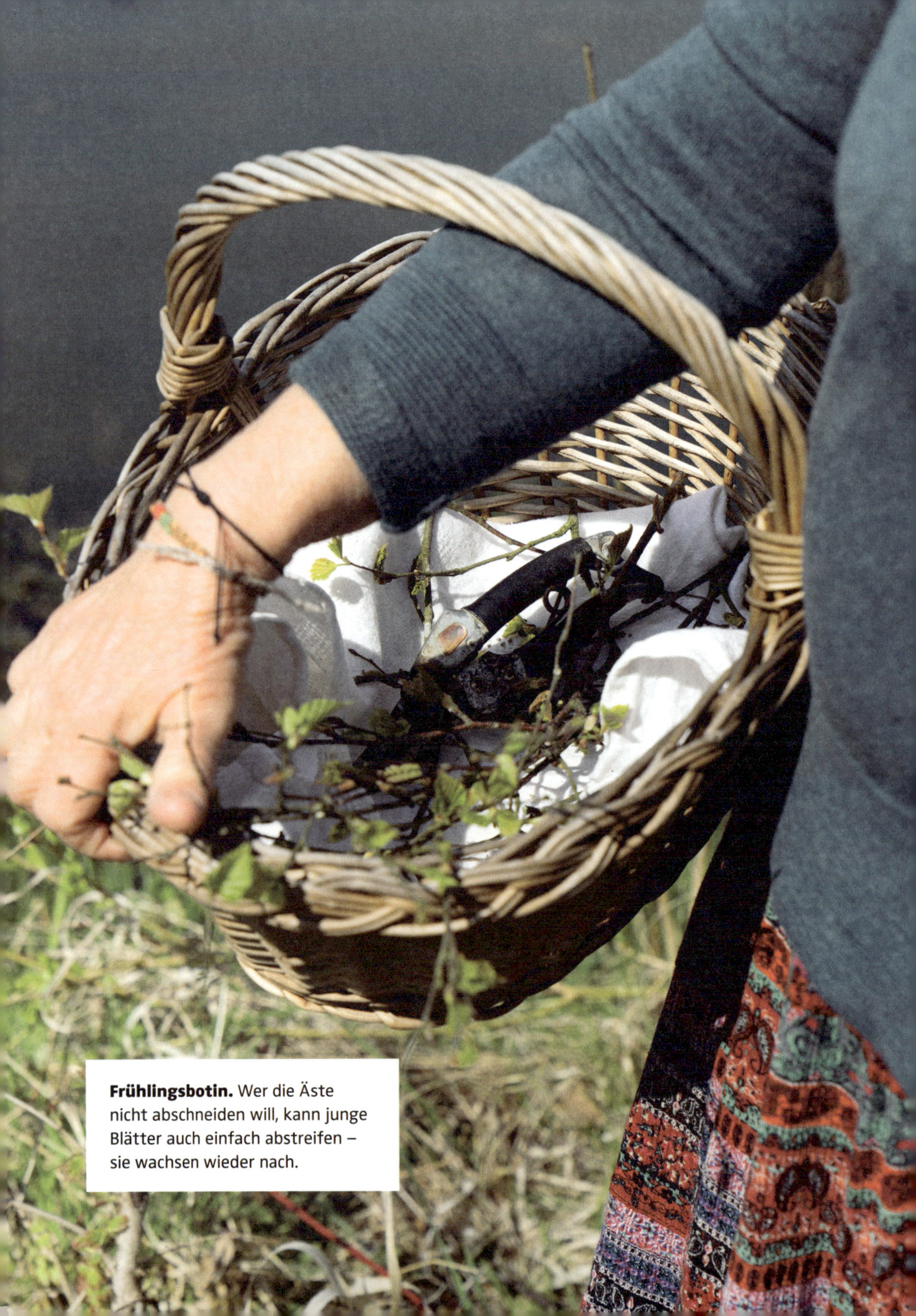

Frühlingsbotin. Wer die Äste nicht abschneiden will, kann junge Blätter auch einfach abstreifen – sie wachsen wieder nach.

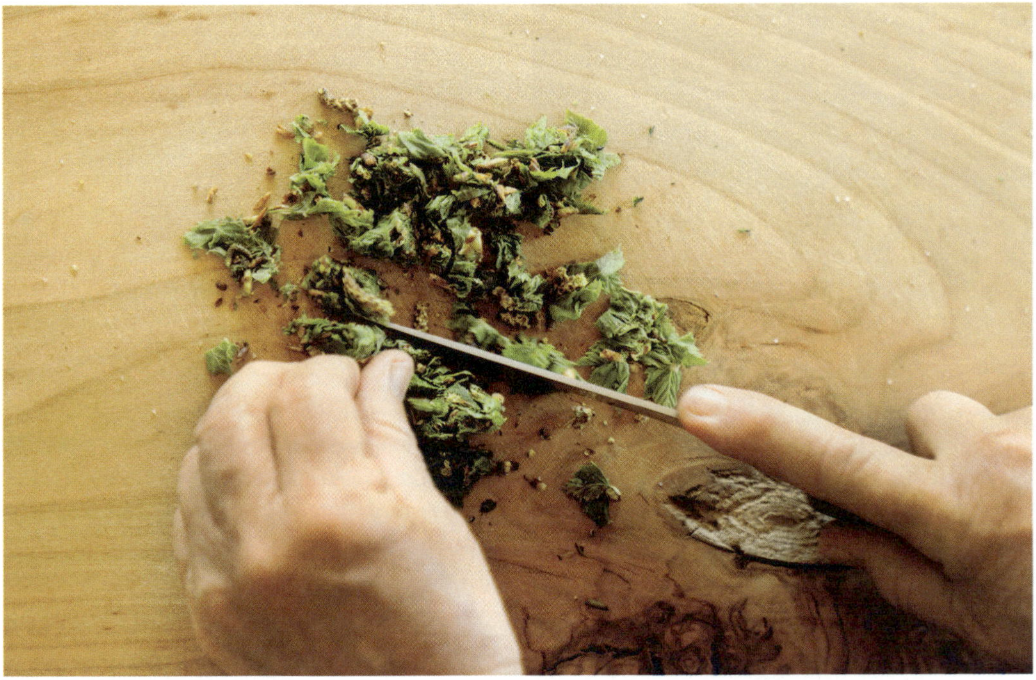

Tausendsassa. Ob als Tee oder im Badewasser – die Birke wirkt entwässernd und blutreinigend. Fein geschnitten schmeckt das junge Grün auch im Salat.

die Durchspülung der Nieren und der Harnwege. Die Saponine putzen alles richtig gut durch. Hautprobleme bessern sich. Nicht umsonst wird die Haut oft als dritte Niere bezeichnet", sagt Gertrude.

Für den innerlichen Frühjahrsputz bietet sich eine Kur mit einem Tee aus jungen Birkenblättern, gleich ob frisch oder getrocknet, an. Wer möchte, bereitet mit Giersch oder Brennnesselblättern eine harntreibende und entgiftend wirkende Teemischung zu. Bis in den Juni gesammelt und getrocknet, kann Birkenblättertee das ganze Jahr über getrunken oder als Badezusatz verwendet werden. „Ein Vollbad mit einem Sud aus Birkenblättern wirkt wie ein Hupfer in den Jungbrunnen", verspricht Gertrude mit einem schelmischen Augenzwinkern hinter ihrer runden Brille. Auch im Salat würden sehr fein geschnittene Birkenblätter munden. Für die Ernte müssen die Zweige nicht unbedingt abgeschnitten werden. „Die noch jungen, etwas klebrigen Blätter einfach runterstreifen. Die Birke hat im Frühjahr so viel Regenerationsvermögen, dass sie wieder nachwachsen."

Einen einfach umzusetzenden Tipp hat die Kräuterfrau für die von Birkenpollen geplagten Allergiker parat, die im Frühjahr oft mit juckenden Augen, zugeschwollener Nase und Niesattacken zu kämpfen haben: „Birkenkätzchen klein hacken, mit Honig vermischen und aufs Frühstücksbrot streichen. So gewöhnt sich der Körper langsam an die Pollenkonzentration", empfiehlt die Wernsteinerin, die ursprünglich aus dem Mühlviertel stammt.

Zur Welt gekommen ist sie im Zollhaus in Deutsch Hörschlag an der österreichisch-tschechischen Grenze. Als zweites von fünf

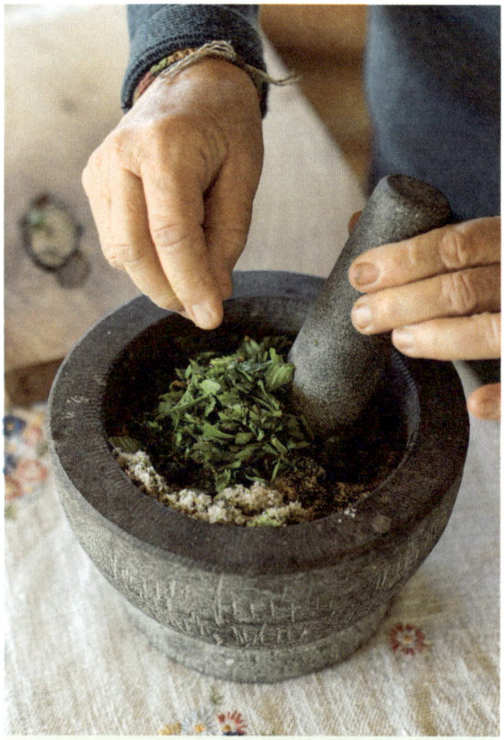

Birke-Giersch-Salz

wirkt entwässernd sowie blutreinigend und enthält viele Mineralstoffe, vor allem Kalium, Vitamine sowie Saponine

Zutaten

- je 1 Handvoll junge, frische Birkenblätter und Giersch
- ½ Handvoll Steinsalz

So wird's gemacht

Die Birkenblätter sowie den Giersch in einem Mörser sehr gut zerkleinern, das Steinsalz dazugeben und die Kräuter-Salz-Mischung mit dem Stößel homogen vermischen.

Anwendung

Das Birke-Giersch-Salz kann feucht oder trocken abgefüllt und verwendet werden. Es ist sehr lange haltbar und schmeckt ganz schlicht aufs Butterbrot gestreut oder im Topfenaufstrich.

Geschwistern hätte sie, wäre es nach dem Vater gegangen, Schneiderin werden sollen. „Aber als ich mich im Geiste an der Nähmaschine sitzen und den Stoff durchziehen sah, da habe ich gewusst, das ist nichts für mich." Mit Unterstützung ihrer damaligen Lehrerin erkämpfte sich die in einfachen Verhältnissen aufgewachsene Gertrude als Erste in der Familie ein Studium. Später unterrichtete sie an verschiedenen Schulen. Als Biologielehrerin ging sie mit ihren Schülern gerne zum Pflanzenbestimmen in die Natur, die sie schon von klein auf in ihren Bann zog. Das tiefe Eintauchen in die Zauberwelt der Kräuter kam aber erst später. „Eine Freundin ist durch meinen großen Garten spaziert, hat Giersch, Gundelrebe und Zitronenmelisse gepflückt und in einen Krug mit Wasser gegeben. Das sah so schön aus, und das Wasser schmeckte mit den Kräutern einfach herrlich. Dieser spielerische Umgang hat mich fasziniert, und von dem Moment an war ich gefesselt von der Verwendung verschiedener Kräuter in der Küche und in der Volksmedizin", sagt die ausgebildete Kräuterpädagogin.

Immer wieder begeistere sie, auf welch vielfältige Art und Weise sich der Mensch Pflanzen zunutze macht: „Die Birke ist das einzige Gehölz, das auch in feuchtem oder gar nassem Zustand brennt, deshalb ist Birkenrinde bei Lagerfeuern in der Wildnis unentbehrlich. In den Weltkriegen stellte man ebenfalls aus der Rinde Postkarten her, und auch heute noch werden aus den biegsamen Zweigen Reisigbesen gebunden", weiß Gertrude. Sogar für ein bisschen Romantik sei die Birke zu haben: „Früher war es in manchen Regionen Brauch, seiner Angebeteten als Zeichen der Zuneigung und zart knospenden Liebe eine Birke vor die Tür zu stellen." Wer fühlt sich beim Gedanken an diese Tändelei nicht zumindest im Herzen jung?

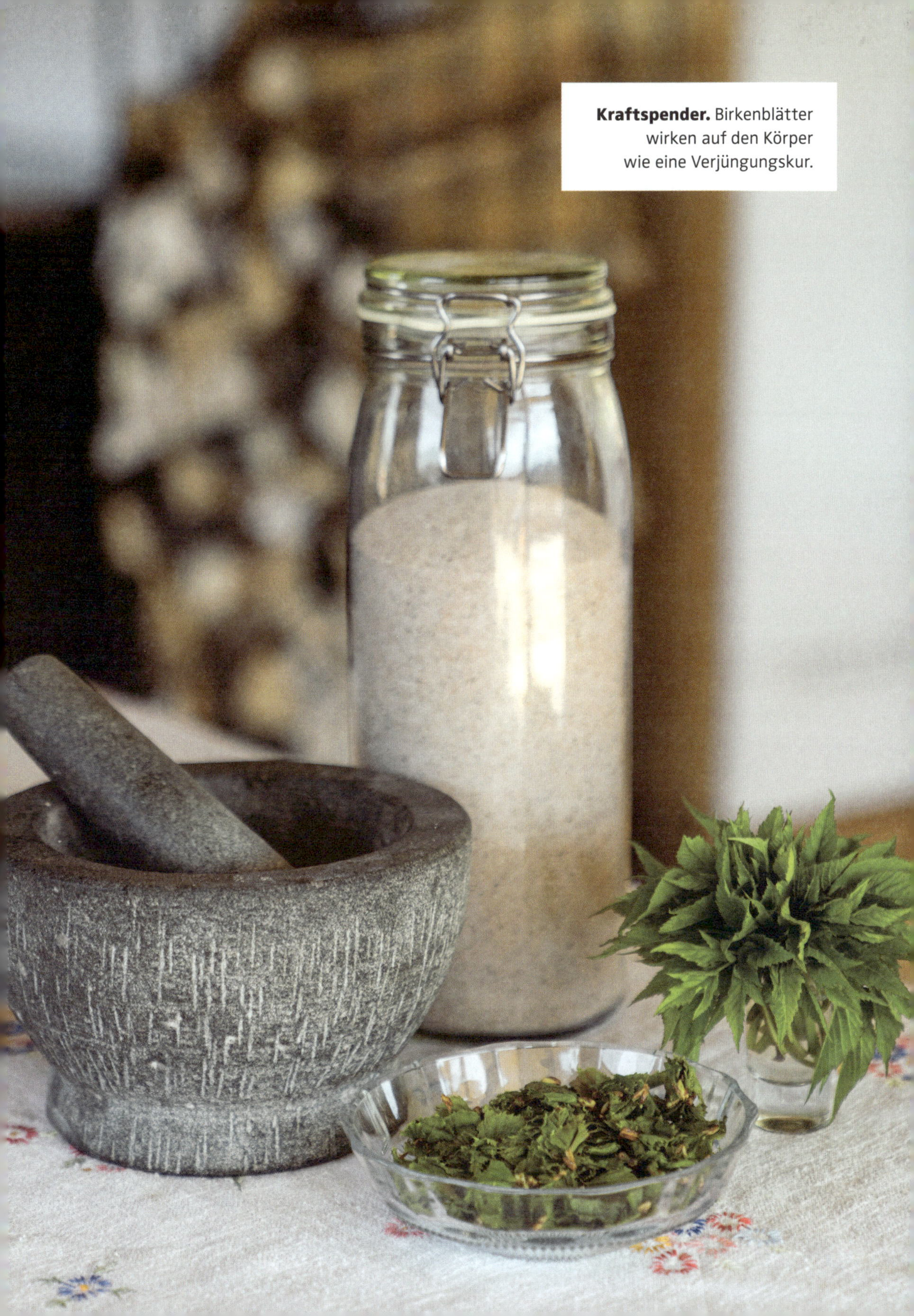

Kraftspender. Birkenblätter wirken auf den Körper wie eine Verjüngungskur.

SCHLÜSSELBLUME

Die himmlisch Heilsame

Kräuterfrau Silja Parke liebt Schlüsselblumen. Uns verrät die Salzburgerin, wie die zartgelbe Frühlingsbotin das Herz stärkt und die Nerven beruhigt.

Was für eine Kulisse, um den Frühling zu begrüßen! Vom mächtigen Untersberg blitzen die letzten Schneefelder, herunten im Tal, bei Schloss Urstein unweit der Salzach, kündet ein vielstimmiges Vogelkonzert vom Ende des Winters. Unter stattlichen Buchen und Eichen lugen gelbe Farbtupfer aus dem dicken Teppich alten Herbstlaubs – grüppchenweise recken sich die Schlüsselblumen, auch Primeln genannt, den wärmenden Sonnenstrahlen entgegen. Üppige Polster aus weiß blühenden Buschwindröschen haben sich dazugesellt, und auch der erste Bärlauch hat die Auwaldbühne betreten.

Mitten in dieser malerischen Szenerie pflückt Silja Parke Schlüsselblumen und legt sie sorgfältig in ihren selbst geflochtenen Korb. „Wenn ich nach dem Winter wieder welche entdecke, macht mir das gleich gute Laune", sagt sie. Ihr Norddeutsch verrät, dass die vor Energie nur so sprühende Kräuterfrau nicht aus dem Salzburger Land stammt.

Wie kommt denn nun ein Nordlicht nach Puch bei Hallein? Durch die Liebe natürlich – im konkreten Fall zu Andreas. Kennengelernt haben sich die beiden in Berlin, und Silja folgte ihrem Lebensgefährten vor einigen Jahren in seinen Heimatort.

„Aufgewachsen bin ich am Stadtrand von Bremen. Schon als Kind war ich am liebsten draußen unterwegs, bin durch Wald und Flur gestreift." Später betätigte sich die studierte Tourismusmanagerin in der deutschen Hauptstadt als „Urban Gardener" und erkundete die faszinierende Stadtnatur. „Bald habe ich entdeckt, dass es nicht nur Spaß macht, eigenes Gemüse anzubauen und zu ernten, sondern dass auch Kräuter eine wundervolle Sache sind. Die Ausbildung zur Kräuterpädagogin nach der Gundermannschule war mein Eintritt in eine vollkommen neue Welt. Von da an war ich nicht mehr zu halten", erzählt die Expertin und lacht.

Silja verwendet sämtliche Wildkräuter von Wald, Wiese und Wegesrand, nicht nur zur Herstellung von Naturkosmetik und Haushaltsmitteln, sondern auch zum Basteln, Färben und für die Hausapotheke. „Vor allem nutze ich Wildkräuter gerne für eine gesunde und vielfältige Ernährung. Die Fülle der Geschmäcke, der Formen und Farben fasziniert mich, und ich

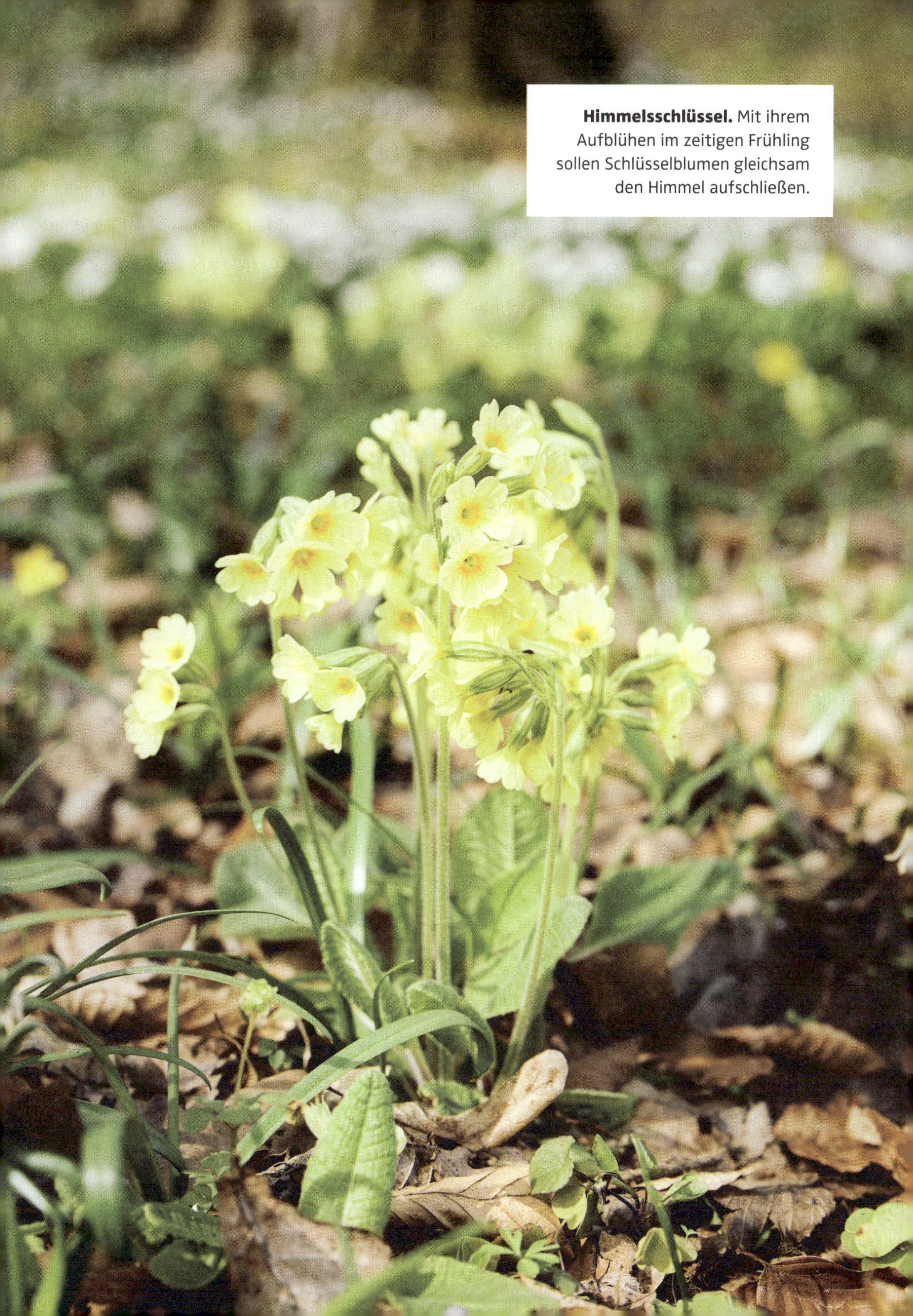

Himmelsschlüssel. Mit ihrem Aufblühen im zeitigen Frühling sollen Schlüsselblumen gleichsam den Himmel aufschließen.

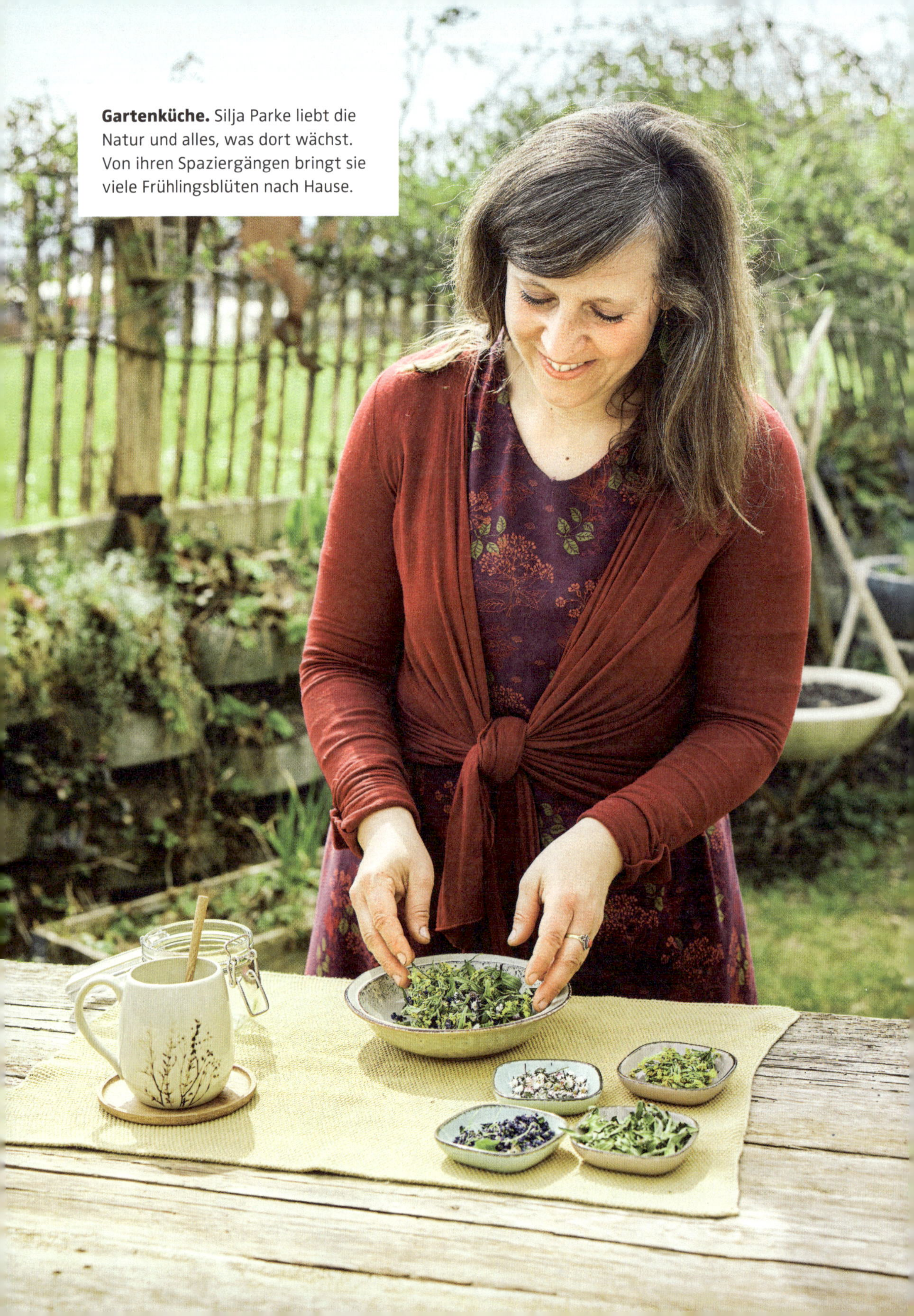

Gartenküche. Silja Parke liebt die Natur und alles, was dort wächst. Von ihren Spaziergängen bringt sie viele Frühlingsblüten nach Hause.

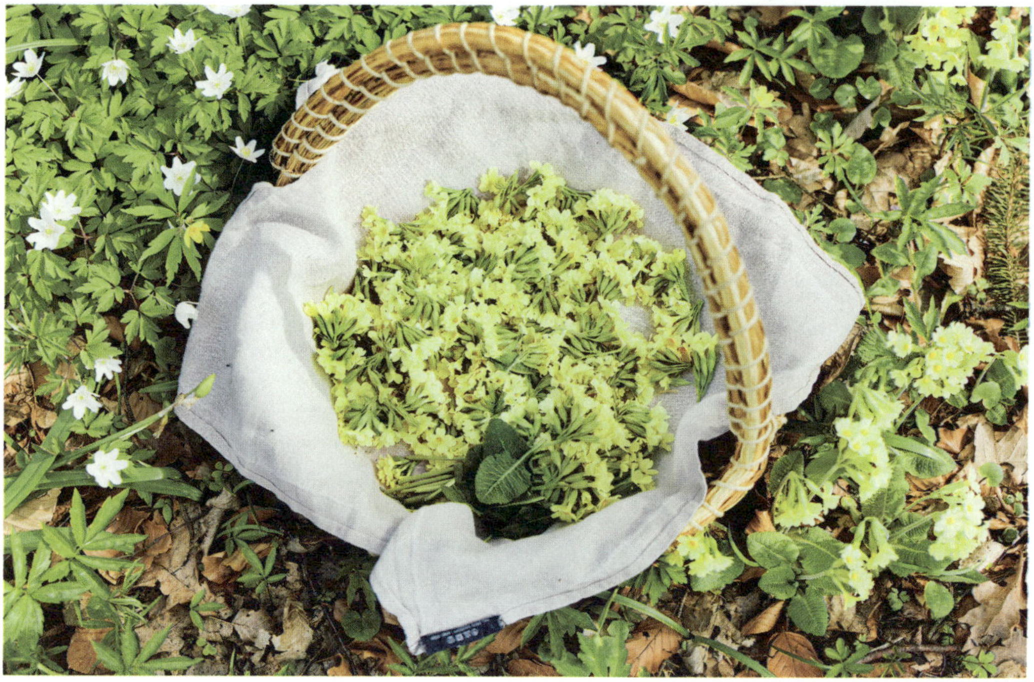

Frühlingsgruß. Sanft fallen die Sonnenstrahlen auf die Waldschlüsselblumen in Siljas selbst geflochtenem Korb.

veredle meine Rezepte oft mit Kräutern. Damit beuge ich vielleicht auch so manchem Wehwehchen vor. Für mich fühlt es sich einfach gut an, mit Kräutern zu kochen und sie zu essen."

In ihrer neuen Heimat im Salzburgerischen erweitert sie ihren botanischen Horizont um alpine Kräuter. „Natur, Wildkräuter und Garten sind meine Lebenselixiere", sagt Silja und freut sich gleichzeitig, dass Lebensgefährte Andreas als Botaniker ihre Begeisterung teilt. „Nur wenige Kräuterfrauen können behaupten, dass ihr Liebster gerne mit ihnen Kräuter sammeln geht. Den meisten Männern geht es bei einem Spaziergang oder einer Wanderung eher darum, Meter zu machen. Ich kann von Glück reden", scherzt Silja. Auf einem ihrer gemeinsamen Streifzüge hat sie ausgekundschaftet, wo sie die ersten Schlüsselblumen des Jahres finden kann.

Diese lieben feuchten, humosen, nährstoffreichen Boden und sind Zeigerpflanzen für Lehm. Sie wachsen gerne in Laub- und Auwäldern, an Bachläufen und Wiesenrändern. Im Gegensatz zur Echten Schlüsselblume, die kräftig gelb ist und orangefarbene Saftmale besitzt, ist die hellgelbe Hohe Schlüsselblume oder Waldschlüsselblume weit verbreitet.

„Die Hohe und die Echte Schlüsselblume sind in Salzburg nicht geschützt. Dennoch sollten sie mit Bedacht gepflückt und möglichst nicht ausgegraben werden, um die Bestände zu bewahren", sagt Silja und empfiehlt, sich vor dem Sammeln nach den jeweiligen Schutzbestimmungen in der Region zu erkundigen.

Schlüsselblumen lassen sich aber auch recht gut im Garten kultivieren – die Pflanzen dafür kann man in der Gärtnerei beziehen. In der Anwendung ist die Schlüsselblume

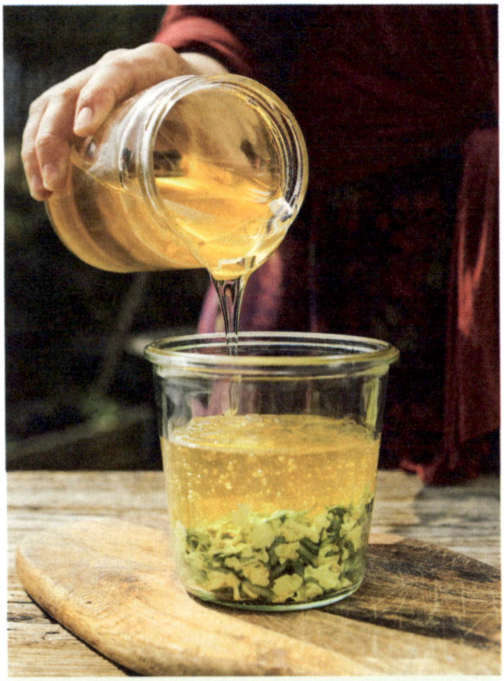

Beruhigender Honig

stärkt die Nerven und beruhigt, lindert Halskratzen

Zutaten

- 1 Teil Schlüsselblumenblüten samt Kelchen
- 2 Teile milder Blütenhonig

So wird's gemacht

Ein Schraub- oder Weckglas locker mit Schlüsselblumenblüten befüllen und mit Honig übergießen. Gut durchrühren. Bei Zimmertemperatur lichtgeschützt 2 Wochen ziehen lassen und täglich mit einem sauberen Stab umrühren. Danach abseihen oder die Blüten einfach im Honig belassen.

Anwendung

Zur Nervenberuhigung zweimal täglich 1 EL einnehmen. Wohltuend auch bei Halskratzen, da dieser Honig beruhigend auf die Schleimhäute wirkt. Kulinarisch fein zu Joghurt, Eis, Desserts, Käse oder als süßer Aufstrich.

vielfältig. „Sie ist ein typisches Kraut bei Husten, grippalen Infekten und Entzündungen der Atemwege", erklärt Silja. Die Blüten und Kelche können bedenkenlos verwendet werden. Zwar lösen auch die Blätter und Wurzeln hartnäckigen Husten, sie enthalten allerdings viel mehr Saponine, die bei zu hoher Dosierung empfindliche Mägen reizen und zu Übelkeit führen können. Blätter und Wurzeln sollten daher nur überaus sparsam verwendet werden.

Die Schlüsselblume gilt auch als herz- und nervenstärkendes Mittel und wird in der Volksheilkunde bei stressbedingtem Kopfschmerz und Migräne angewendet. Pfarrer Sebastian Kneipp war ein großer Anhänger der Pflanze, er schrieb: „Wer an Gliederkrankheit (er meinte damit Rheuma und Gicht; Anm.) leidet, trinke längere Zeit hindurch täglich ein bis zwei Tassen Schlüsselblumentee. Die heftigen Schmerzen werden sich lösen und allmählich ganz verschwinden."

Zur Namensgebung kann die Kräuterkundige auch Erhellendes beitragen: Weil Schlüsselblumen mit den ersten wärmenden Sonnenstrahlen erblühen und damit gleichsam den Himmel für den Frühling aufschließen, werden sie gemeinhin auch Himmelsschlüssel genannt.

Manchmal wird die Schlüsselblume aber auch mit dem Apostel Petrus und seinem Schlüssel zum Himmelreich in Verbindung gebracht. „Die Blüten sollen den Schlüsselbart darstellen und die Stängel den Schlüsselhalm. Insgesamt erinnern die Blütendolden mit ein wenig Fantasie an kleine Schlüsselbunde", erklärt die Kräuterfrau am Heimweg. Als wäre es mit Petrus abgesprochen, legt sich die Frühlingssonne mächtig ins Zeug und lässt es aus Siljas Korb wunderbar gelb leuchten. Ein himmlischer Anblick, fürwahr.

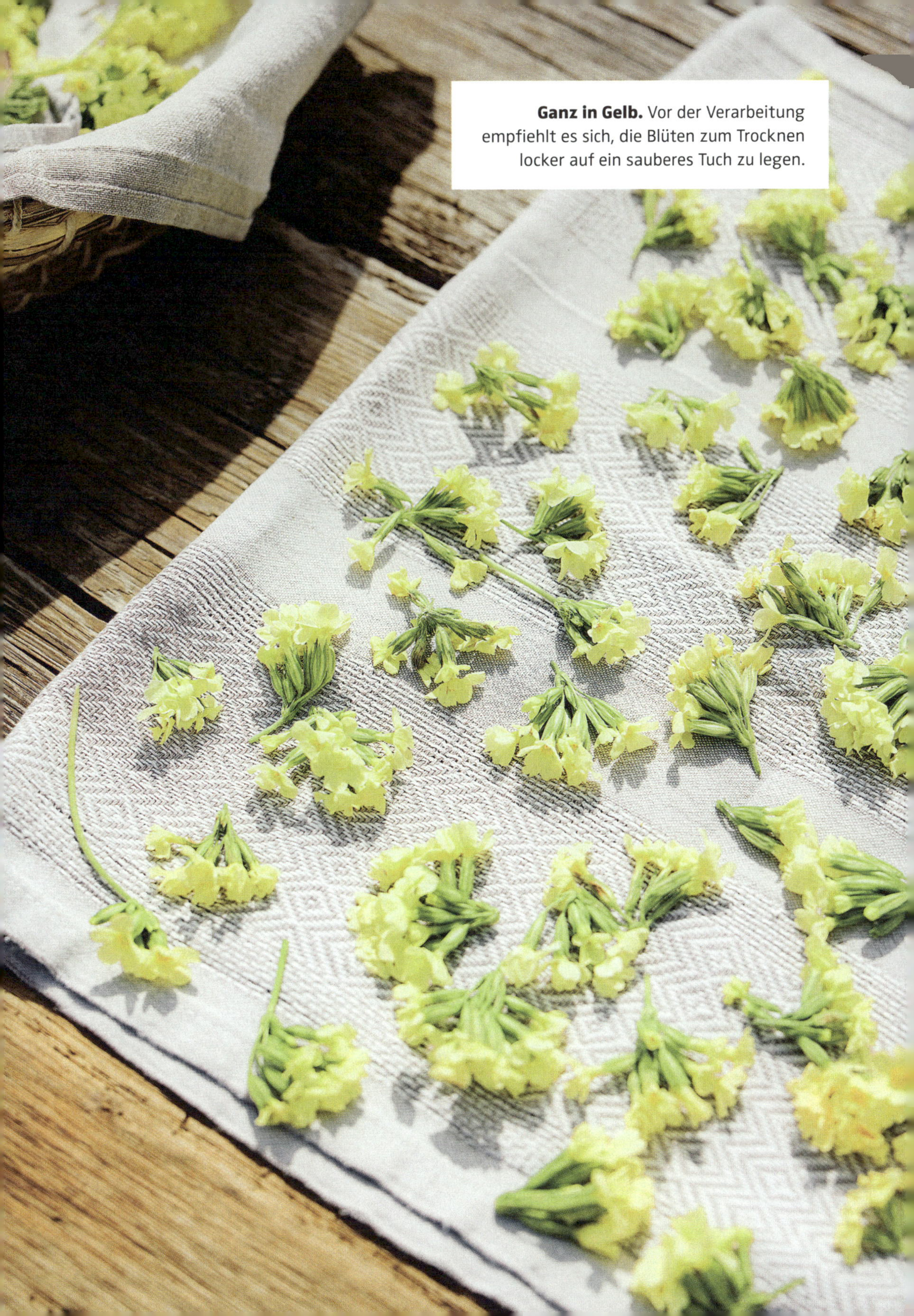

Ganz in Gelb. Vor der Verarbeitung empfiehlt es sich, die Blüten zum Trocknen locker auf ein sauberes Tuch zu legen.

KNOBLAUCHSRAUKE

Durch Wald und Wiese

Die Knoblauchsrauke schmeckt fein und hilft auch gegen allerlei Zipperlein. Deswegen ist die Bayerin Kordula Müller im April besonders gerne in den Isarauen unterwegs.

Mit der Natur hat es Kordula Müller schon immer gehabt. Als sie als Mädchen mit ihren Freundinnen Kaufladen spielte, kam nur auf den Ladentisch, was der große Nutzgarten der Eltern in der Holledau zu bieten hatte: Blüten, Blätter, Moose, Steinchen. „Eigentlich mache ich heute wieder etwas Ähnliches, ich lebe von der Natur", sagt sie mit weicher Stimme und schiebt ihre langen Haare hinter das Ohr.

„Gäbe es den Kaufladen noch, hätte ich jetzt im April Knoblauchsrauke im Angebot. Es ist ein feines Blattgemüse mit angenehmer Schärfe, schmeckt im Pesto und als Brotbelag, hilft aber auch bei Gicht, Grippe und Magengrummeln." Und gegen Geister und Vampire wirke es auch, sagt die Expertin und lacht: „Die hassen es fast so sehr wie den echten Knoblauch." Ein perfektes Kraut also, zumal der Knoblauchatem ausbleibt, den das mediterrane Aroma sonst verursacht. *Alliaria petiolata* wächst am Wegrand und auf Waldlichtungen, gerne an feuchten, schattigen Stellen. Es bildet zarte weiße Blüten und ist kaum zu bremsen, wenn es sich einmal irgendwo angesiedelt hat. Hasen, Rehen und Hirschen schmeckt das scharfe Gewächs nicht.

Für April ist es schon ziemlich warm, in einer Kornelkirsche summen Insekten. Kordula Müller ist mit einem Körbchen in den Isarauen bei ihrem Heimatort Bruckberg unterwegs, um Knoblauchsrauke zu sammeln und die Route für ihre nächste Kräuterwanderung zu planen. „Wir fassen Blätter an, bestimmen Pflanzen, pflücken manchmal etwas und lauschen den Geräuschen: dem Rauschen der Bäume, den Liedern der Vögel, dem Plätschern der Isar. Kleinste Dinge mit wachen Sinnen wahrzunehmen, habe ich nach gut zwanzig Jahren im Büro wieder für mich entdeckt. Ich merke, dass viele Menschen sich etwas Ähnliches wünschen." Stimmt, Kordula Müller hat einen Nerv getroffen: Ihre Wanderungen durch Wald und Wiesen sind immer ausgebucht.

Licht, Luft und Grün braucht Kordula zum Leben. Immer öfter sehnte sie sich früher nach Wald und Wiesen, während sie die Büroarbeit für eine Bank erledigte. „Jetzt reicht es – ich bin lange genug vor dem Computer gesessen", erkannte sie nach ihrem fünfzigsten Geburtstag. „Draußen im Apfelbaum lärmen die Spatzen", schwärmt sie von ihrem neuen Arbeitsplatz. „Der Kirschbaum birst vor Blüten, ich sehe frisches Gras und Wölkchen, die sich langsam im Blau des Himmels auflösen."

Ein ganzes Jahr lang ging sie nach ihrer Kündigung ohne Erwartungen verschiedenen Neigungen nach. Dann machte sie die Ausbildung zur Kräuterpädagogin und zur Wanderführerin. Auch ihr Mann hat einen neuen Lebensinhalt gefunden. Seine frühere Position als Geschäftsführer vermisst er nicht.

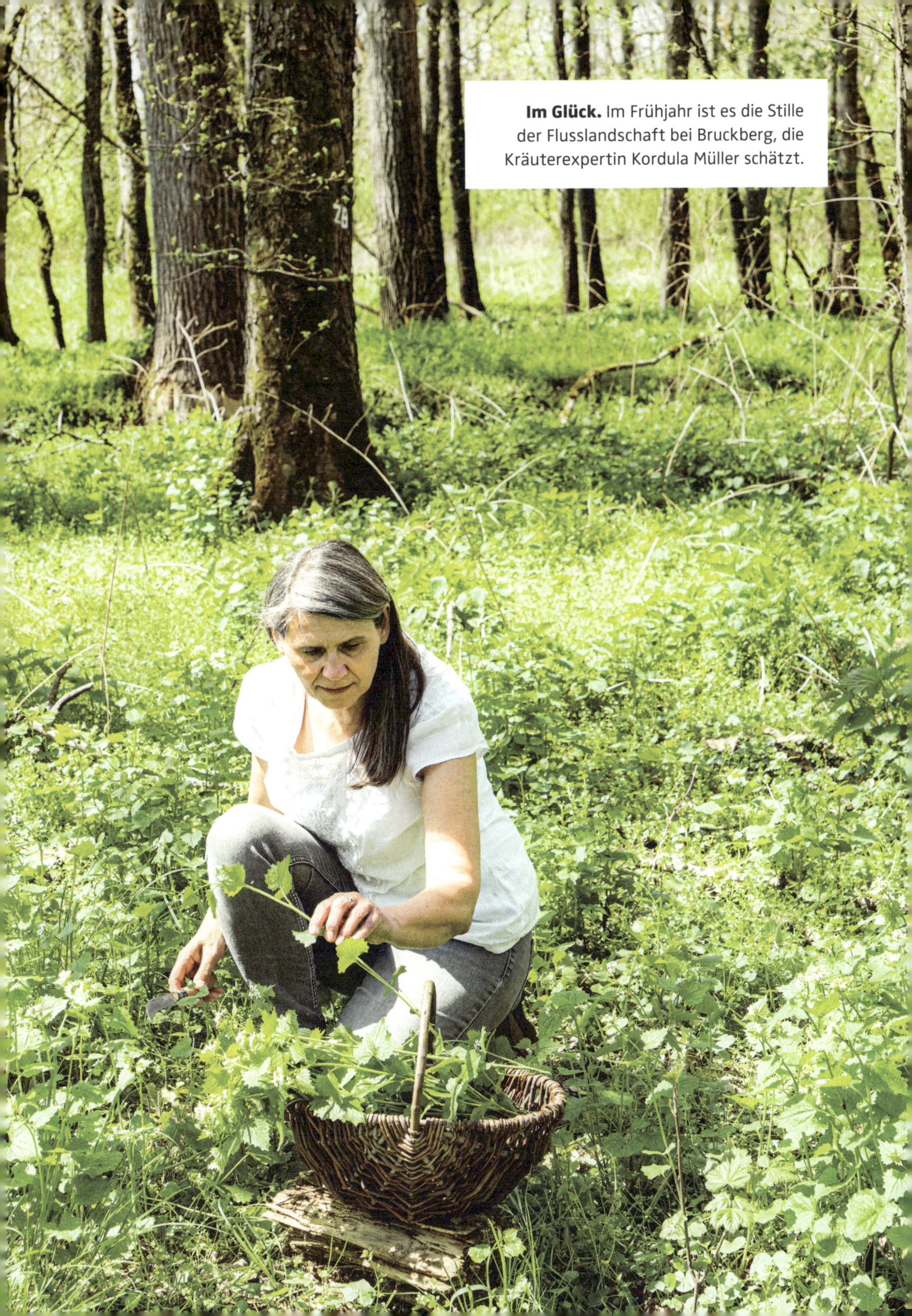

Im Glück. Im Frühjahr ist es die Stille der Flusslandschaft bei Bruckberg, die Kräuterexpertin Kordula Müller schätzt.

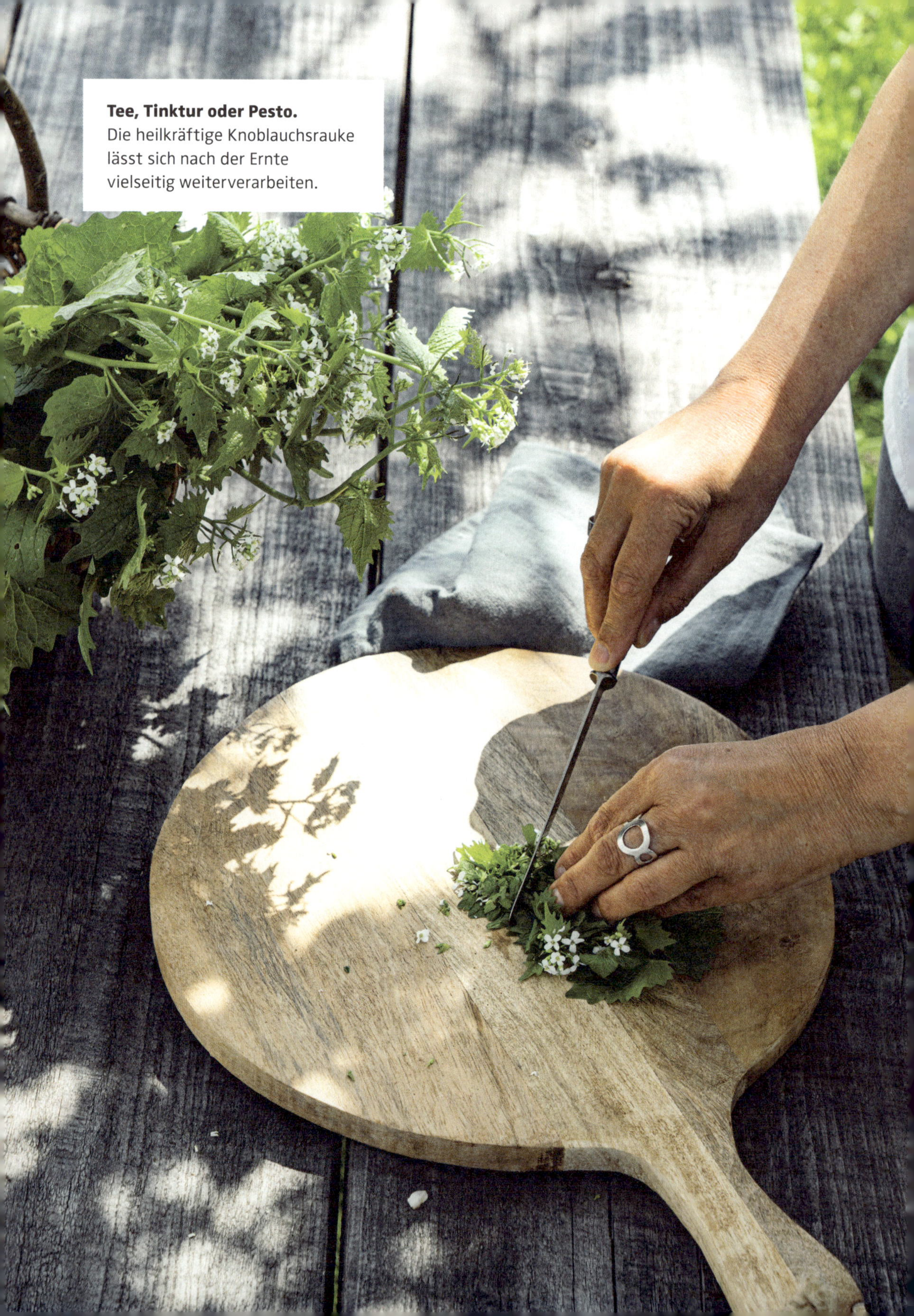

Tee, Tinktur oder Pesto.
Die heilkräftige Knoblauchsrauke lässt sich nach der Ernte vielseitig weiterverarbeiten.

Die beiden engagieren sich für Naturschutz, zum Beispiel für Blühstreifen in der Gemeinde.

Nicht nur die Müllers verändern sich, ihr Garten tut es auch: Die Buchskugeln verschwinden, aus dem Rasen wird eine Wiese. Anstatt Dünger streut Kordula Müller Samen für eine Bienenweide. In einem Bereich pflanzt sie Kartoffeln, Bohnen und Rhabarber. Es gibt wieder Himbeeren und Erdbeeren zum Naschen, die schmecken wie früher bei der Oma. Ein mit Staketen eingezäunter Kräutergarten dient Kordula als Rückzugsort. „Wenn es mir nicht so gut geht, setze ich mich auf einen Hocker zwischen meinen Dill, die Minze und den Borretsch, das bringt mich wieder ins Gleichgewicht", sagt sie.

Kordula Müller hat sich vom Leben überraschen lassen, nachdem sie die Tür zum geregelten Bürojob zugeschlagen hatte. Vom Ausflug in den Buddhismus ist ihr die Meditation geblieben und eine kleine weiße Buddhafigur in einer Astgabel unter dem Blätterdach des Kirschbaums. Ein größerer Buddha setzt zwischen Tulpen und Löwenzahn dekoratives Moos an. Sie hat das Räuchern gelernt und rührt Naturkosmetik an. „Es ist ein bisschen wie mit meinen wilden Ecken im Garten", sagt sie. „Da wusste ich auch nicht, was kommt."

Was langsam in ihr wuchs, war das Interesse für Wildkräuter. Sie machte die Ausbildung zur Wanderführerin und Kräuterexpertin und entwickelte eine Internetseite. Instagram ist jetzt ihr kleiner Kaufladen. Was ins Schaufenster kommt, bestimmt die Jahreszeit. Zurzeit prangt dort die unscheinbare Knoblauchsrauke.

„Meine Sicht auf die Welt hat sich verändert, ich bin neugieriger geworden, ich lasse mich gerne auf die kleinen Dinge ein", reflektiert Kordula Müller ihre Wandlung. „Ich bin nicht esoterisch, sondern praktisch veranlagt. Dennoch fühle ich, dass auch Pflanzen eine Seele haben, ich fasse sie an und unterhalte mich mit ihnen. Diese Offenheit für alles Lebendige habe ich mir aus der Kindheit bewahrt."

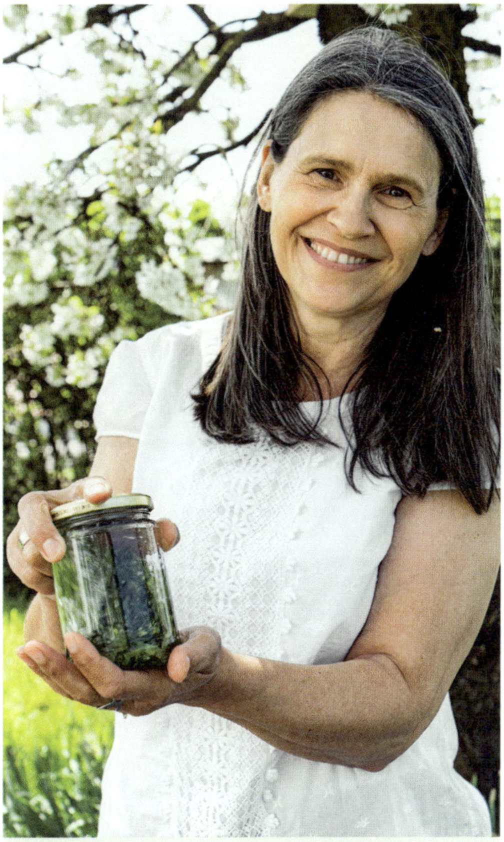

Schleimlösende Tinktur

hilft bei Erkrankungen der Atemwege

Zutaten
- 100 g Knoblauchsrauke
- 200 ml Doppelkorn (40 Vol.-%)

So wird's gemacht
Frische Knoblauchsrauke zerkleinern, in ein verschließbares Gefäß geben. Mit Doppelkorn so weit auffüllen, dass die Blätter bedeckt sind. Ansatz 2–6 Wochen ziehen lassen, ab und zu schütteln. Abseihen und die fertige Tinktur in dunkle Fläschchen füllen.

Anwendung
Bei Bedarf in Wasser getropft einnehmen (dreimal täglich 10–50 Tropfen).

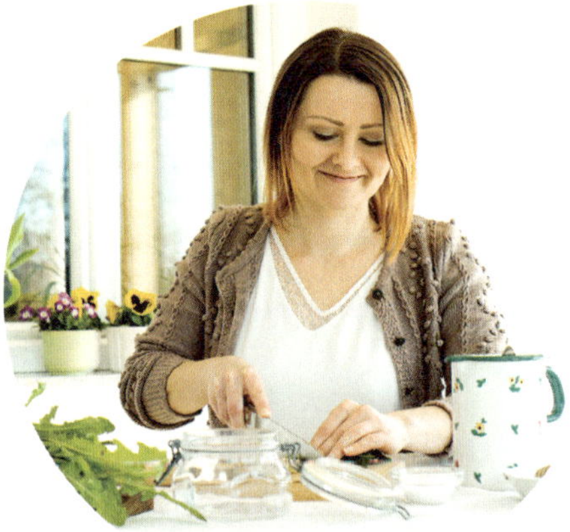

BITTERWURZELN

Zurück zur Wurzel

Der April ist für Kräuterfrau Doris Kern bitter. Bitter wie der Löwenzahn und die Schafgarbe in ihren Tees und Tinkturen. Am Ende der Frühlingskur aber erwacht das Leben.

Da wächst ein wirklich zäher Bursche heran. Pfeilgerade bohrt er seine Wurzel in den Boden und weigert sich beharrlich, das traute Erdreich zu verlassen. Doch Doris Kern lässt nicht locker und bearbeitet das hartnäckige Grün so lange, bis es nachgibt und sich widerstandslos aus der Erde ziehen lässt. „Der Löwenzahn ist sehr kraftvoll. Von ihm können wir uns so einiges abschauen", sagt die Kräuterfrau aus dem Salzburger Thalgau und macht sich mit ihrer schwer erkämpften Ernte auf den Heimweg in ihre Küche.

Vom Graben in der noch kühlen Erde sind Doris' Finger klamm geworden, doch wer sich umschaut, kann den Frühling nicht mehr übersehen. Überall lugen Blütenköpfe aus sattgrünen Blattrosetten, bald werden die Wiesen rund ums Haus mit fröhlichem Löwenzahngelb übersät sein. Mit der Natur erwachen auch die Lebensgeister, denen Doris gern ein wenig unter die Arme greift: Wenn alles sprießt, macht sie sich bereit für ihre Frühlingskur. Der bittere Löwenzahn – man ahnt es schon – ist dabei einer ihrer besten Unterstützer. Er zählt zu den wichtigsten Entgiftungspflanzen; er regt Leber, Niere, Galle und ganz generell die Verdauung an.

Aufgewachsen in einer rauen Ecke des Mühlviertels, hatte Doris schon immer einen engen Bezug zur Natur. Der große Gemüsegarten der Mutter, der weite Blick ins Land, der Wind, der hier nur ganz selten einmal

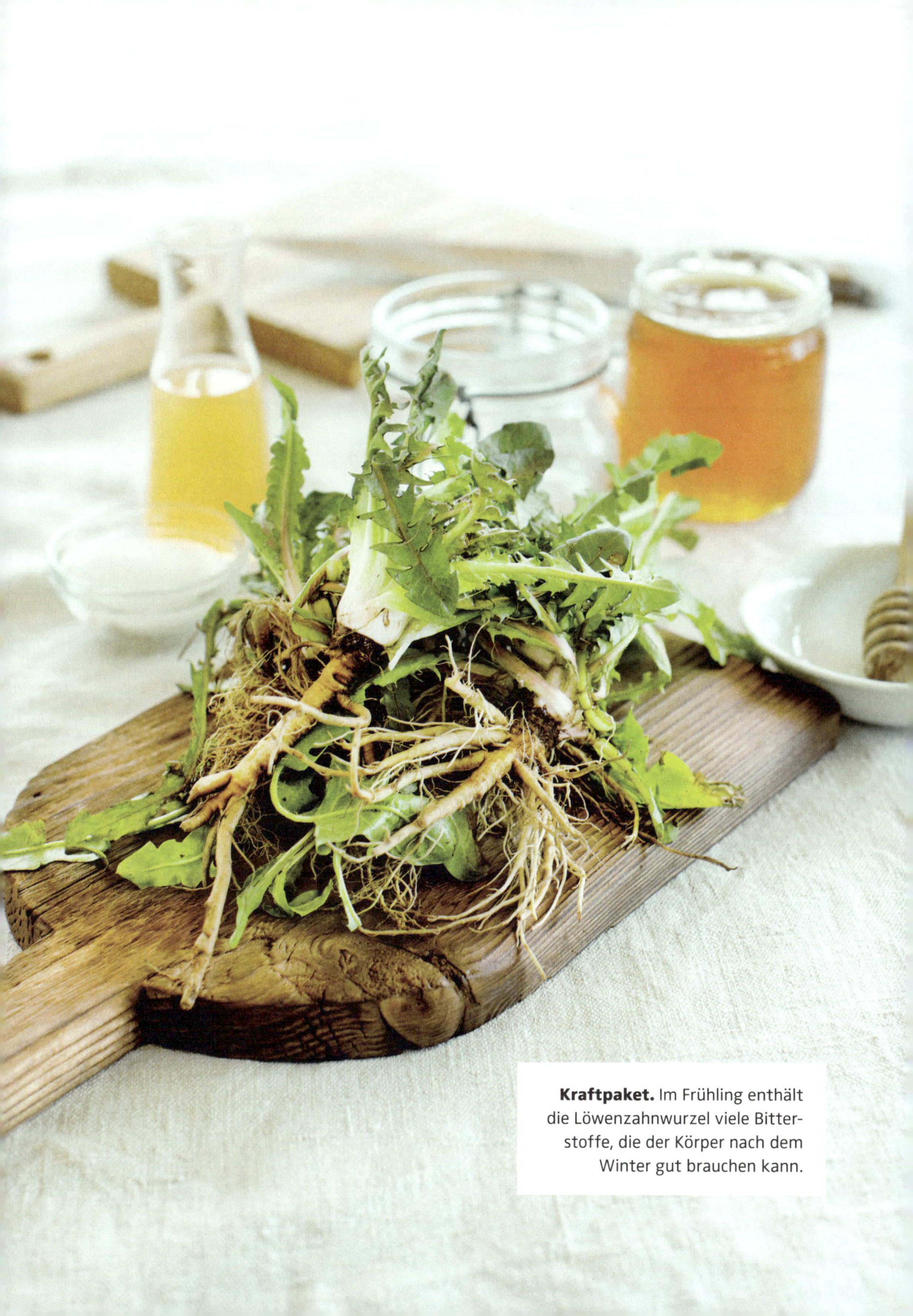

Kraftpaket. Im Frühling enthält die Löwenzahnwurzel viele Bitterstoffe, die der Körper nach dem Winter gut brauchen kann.

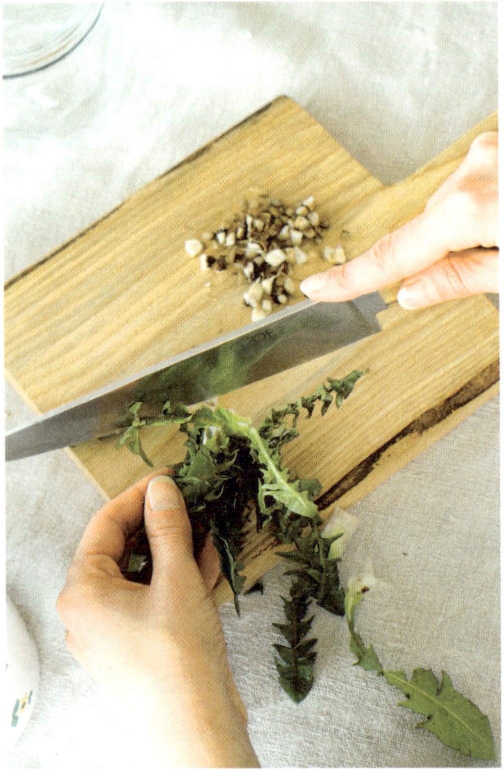

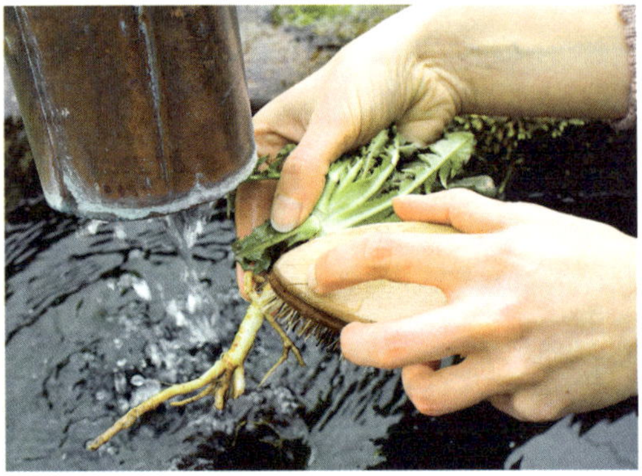

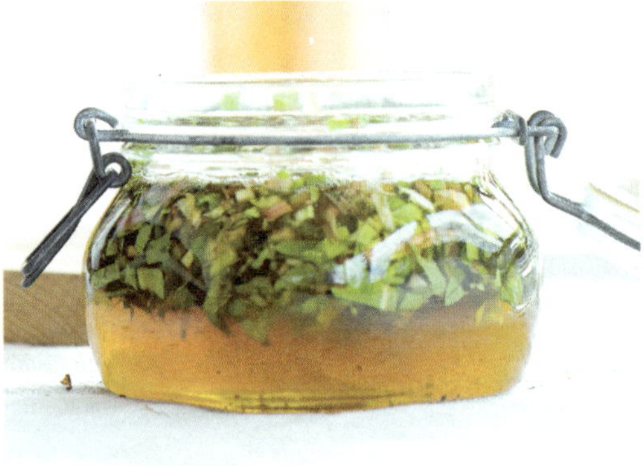

Gesunder Sauerhonig. Dafür schneidet Doris zwei Handvoll Löwenzahnwurzeln und -blätter klein und füllt sie mit Honig und Apfelessig (Verhältnis 3:1) in ein Glas. Nach zwei Wochen an einem hellen Platz ist der Sauerhonig fertig.

Ruhe gibt – all das hat sie geprägt. Heute ist es vor allem der Ausgleich zu ihrem sehr zahlenlastigen Beruf – Doris ist studierte Informatikerin –, der sie hinaus ins Grüne treibt. Hinter dem Haus hat sie einen kleinen Kräutergarten angelegt, Wildwachsendes wie Schafgarbe oder Brennnessel erntet sie auf ihren Wanderungen.

Um ihre Kräuterleidenschaft auf ein solides Fundament zu stellen, macht Doris seit Jahren immer wieder Ausbildungen, etwa in der Traditionellen Europäischen Heilkunde oder der Aromatherapie. Ihr neuestes Steckenpferd ist die Gemmotherapie, die sich mit der Heilkraft von Pflanzenknospen befasst. „Ich kenne bestimmt noch nicht jedes Pflanzerl, aber ich arbeite fest daran", sagt sie, während sie der Löwenzahnwurzel mit Wasser und Bürste zu Leibe rückt. Die Wurzelstücke werden anschließend in Essig und Honig angesetzt und sind ein wichtiger Teil der Frühlingskur.

Die Wurzel sollte ausgegraben werden, solange der Löwenzahn noch nicht blüht, „also idealerweise jetzt", sagt Doris. Im Frühling enthält sie die meisten Bitterstoffe, im Herbst wird sie altersmilde und schmeckt dann fein als wildes Gemüse oder – getrocknet und gemahlen – als Kaffee-Ersatz.

Es gibt aber noch genug andere Kräuter, die dabei helfen, die Wintermüdigkeit zu vertreiben. Kamille wirkt entzündungshemmend und beruhigend, Fenchel hilft bei

Die Leber ist unser Entgiftungsorgan. Eine Behandlung mit Tee, Leberwickeln und Sauerhonig hilft ihr auf die Sprünge.

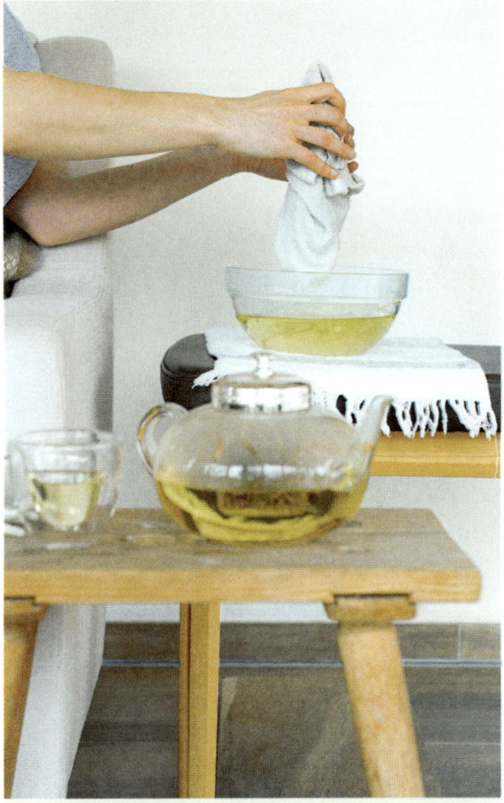

Verdauungsbeschwerden. Pfefferminze besänftigt Magen und Galle, Schafgarbe und Mariendistel unterstützen die Leber bei ihrer Arbeit.

Aus diesen Kräutern mischt Doris einen Tee, den sie über mehrere Wochen täglich dreimal trinkt. Von außen kommt ebenfalls Hilfe in Form eines Leberwickels, der den Stoffwechsel ankurbelt.

Natürlich könne man das Rad nicht immer wieder neu erfinden, sagt Doris, aber weiterentwickeln, das gehe. So entstehen in ihrer Kräuterküche immer wieder aufs Neue Rezepte für Tees und Tinkturen, für Salben und Sirupe, für Heilkräftiges und Heilsames. Neben den Kräutern sind Wissen und Intuition die wichtigsten Zutaten. Und Gelassenheit.

„Auch während der Kur gönne ich mir hin und wieder einen Kaffee oder ein Glas Wein. Da bin ich nicht so streng", sagt Doris. Recht hat sie. Man will ja schließlich nicht ganz verbittern.

Lebertee

entgiftet und reinigt

Zutaten

- 15 g Löwenzahnwurzel
- 15 g Mariendistelsamen
- 20 g Pfefferminze
- 20 g Schafgarbe
- 15 g Kamillenblüten
- 10 g Fenchelsamen

So wird's gemacht

Mariendistelsamen und Fenchelsamen im Mörser gut anstoßen, sodass die Samen aufbrechen. Alle Zutaten (aus der Apotheke oder selbst gesammelt und getrocknet) miteinander vermischen und abfüllen. Für 1 Tasse Tee 1 TL mit heißem Wasser übergießen, 10 Minuten lang ziehen lassen. 3–4 Wochen täglich 3 Tassen und zusätzlich pro Tag 1½–2 Liter Wasser trinken.

FRAUENMANTEL

Wo die Elfen baden

Kräuterpädagogin Aki Schwarzenberger aus dem Tölzer Land hat sich ein wildes Gartenreich geschaffen. Frauenmantel liebt sie besonders: Er ist nicht nur hübsch, sondern auch sehr gesund.

Die Sense von Aki Schwarzenberger gleitet mit leisem Zischen durch die kniehohe Blumenwiese in ihrem Garten. Bienen und Hummeln summen ringsherum um Mohn und Blauen Natternkopf, Kornblumen, Margeriten, Roten und Weißen Lein und Gräser. Wenn die ehemalige Fernsehjournalistin den Insekten auch jetzt das Essen wegsenst, ist es nicht schlimm: In ihrem Garten in Lenggries – zwischen Brauneck und Geierstein – haben die Tiere noch die Qual der Wahl zwischen Weißdornblüten, Apfelbäumen, Holunder, Haselnuss und Blumenbeeten; zudem sprießt die Wiese nach der Mahd umso schneller.

„Mein Garten war sehr ordentlich, ich hatte Rasen und die üblichen blühenden Pflanzen wie Flieder und Rhododendron. Als ich dann 2004 mit der Ausbildung zur Kräuterpädagogin begann, veränderte ich mich, und mein Garten veränderte sich mit mir", sagt Aki Schwarzenberger und stützt sich kurz auf ihre Sense. „Brennnessel und Giersch dürfen jetzt stehen bleiben; der Rasen wurde zur Blühwiese; Gänsefingerkraut, Bärlauch und Löwenzahn breiten sich aus; Frauenmantel wuchert neben Minze und Mädesüß."

Der Frauenmantel war ihre erste Liebe im neuen Garten, vielleicht deshalb, weil er mit seiner zurückhaltenden Schönheit so gut mit ihren Rosen harmoniert. Die zarten hellgrünen bis gelblichen Blüten würden neben roten und rosa Rosen in einem Sommerstrauß charmanter wirken als das Schleierkraut, das viele Floristen verwenden, findet sie. Aber der Frauenmantel ist nicht nur hübsch, er fühlt sich auch gut an. „Ich streichle die Blätter gern, sie haben so weiche Haare wie Katzenbabys. Überhaupt fasse ich alles gern an. Ich grabe und siebe Erde, und ich mag mich auch anstrengen, beim Sensen zum Beispiel."

Die sinnliche, filigrane Anmutung des Frauenmantels täuscht darüber hinweg, welch mächtige Wirkung er entfalten kann. Phytosterine und Phytohormone, hormonähnliche Stoffe, die in *Alchemilla* enthalten sind, wirken krampflösend bei Menstruationsbeschwerden und helfen in den Wechseljahren. Generell enthalten Wildkräuter Bitterstoffe; das macht sie

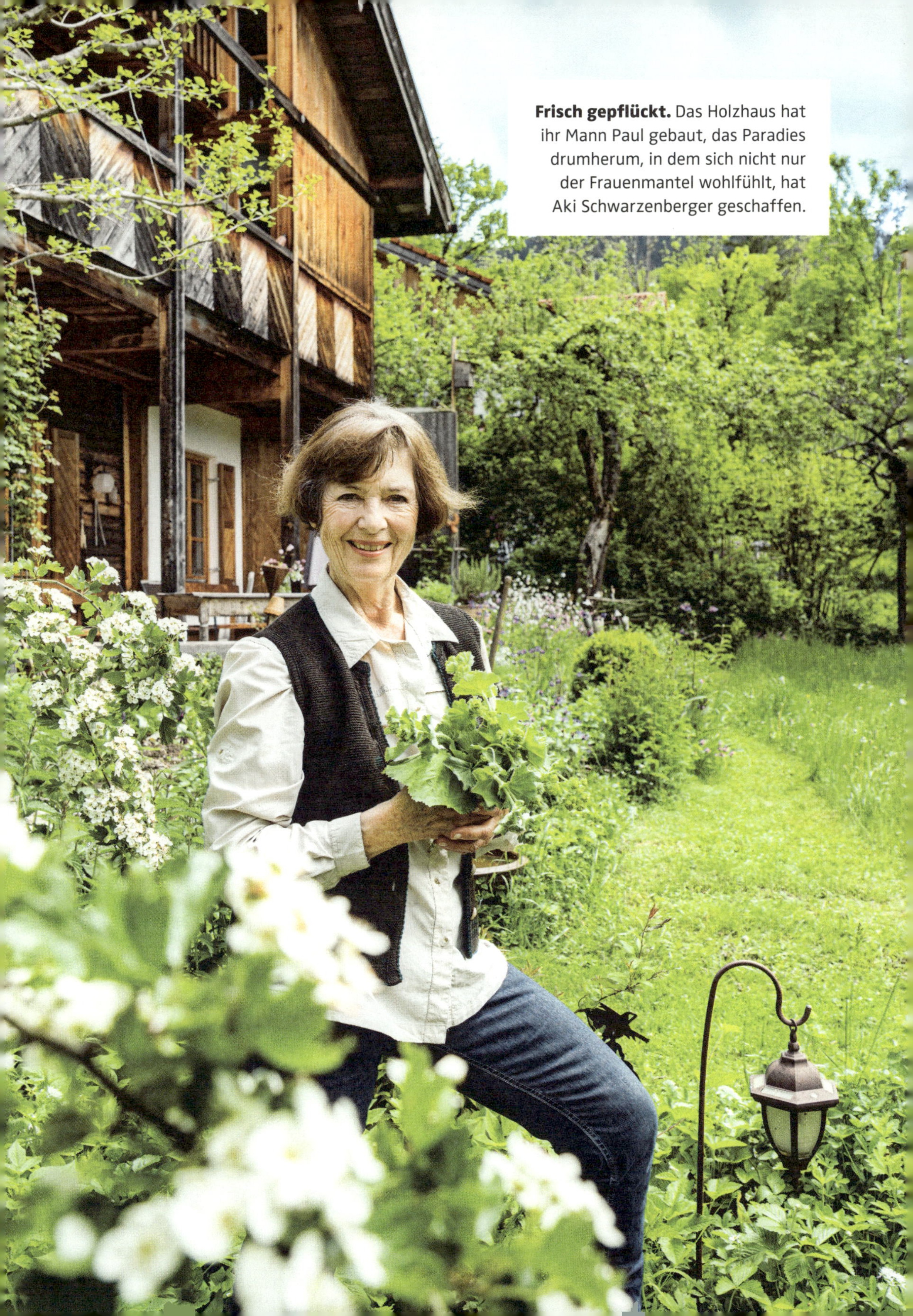

Frisch gepflückt. Das Holzhaus hat ihr Mann Paul gebaut, das Paradies drumherum, in dem sich nicht nur der Frauenmantel wohlfühlt, hat Aki Schwarzenberger geschaffen.

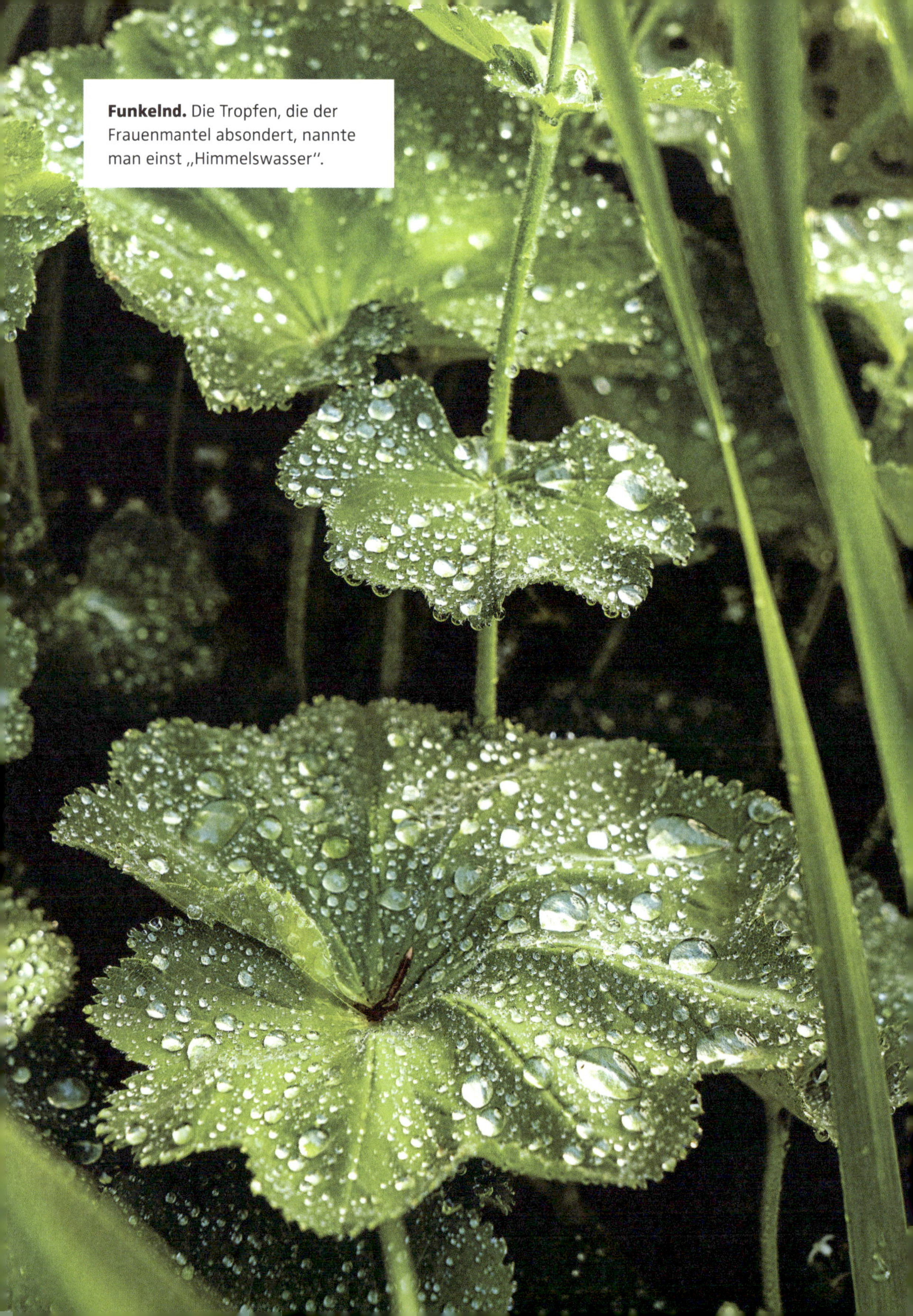

Funkelnd. Die Tropfen, die der Frauenmantel absondert, nannte man einst „Himmelswasser".

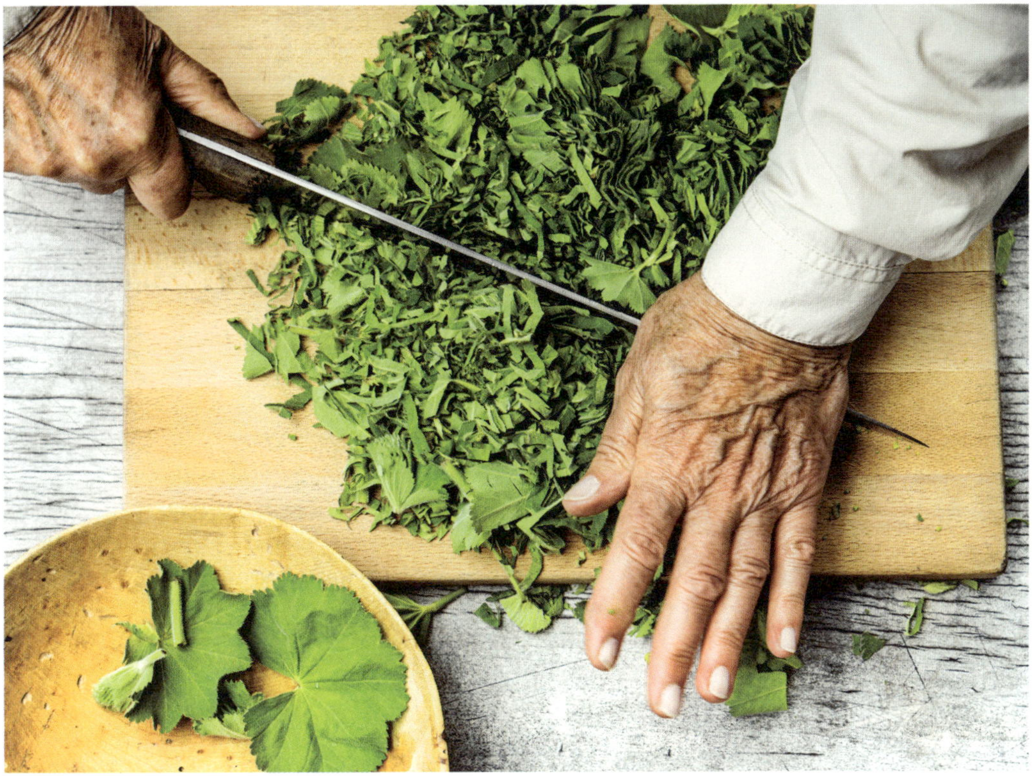

Küchenkraut. Aki Schwarzenberger nutzt die Heilkraft des Frauenmantels nicht nur in Tinkturen und Ölen, sondern verwendet die samtweichen Blätter auch wie Spinat.

nicht nur rau und interessant im Geschmack, sie regen auch den Stoffwechsel an. Deshalb mischt Aki Schwarzenberger gerne etwas jungen Spitzwegerich, Frauenmantel oder Löwenzahn in den Salat.

Mit dem wild gewordenen Garten hat sich auch der Speisezettel bei den Schwarzenbergers verändert. Sogar ihren Ehemann Paul – eher den Leberkässemmeln zugeneigt – konnte Aki überzeugen. Frauenmantel ersetzt den Spinat auf der Quiche, und große, gedämpfte Frauenmantelblätter verwendet sie anstelle von Weinblättern für Dolmades.

„Frauenmantel schmeckt leicht säuerlich, fast herb und etwas nach Kohlrabi", sagt Aki Schwarzenberger, die nun von der Sense zu Wiegemesser und Holzbrett gewechselt ist. „Auch Männern kann so eine Frauenmantelspeise nicht schaden, es unterstützt die weibliche Seite in ihnen und die Fähigkeit zur Fürsorge."

Andererseits lässt sich diese Pflanze nicht unterkriegen, sie zwängt sich durch die feinsten Ritzen. „Wenn man es böswillig ausdrückt, kann man behaupten, sie macht alles platt, was neben ihr ans Licht will", fügt die Gärtnerin hinzu. *Alchemilla* zeigt also Eigenschaften, die vordergründig gar nicht als gemeinhin weiblich gelten.

Die Form ihrer Blätter regt seit jeher die Fantasie der Kräuterwissenden an. Sie bringen den berühmtesten Mantel der Welt, nämlich

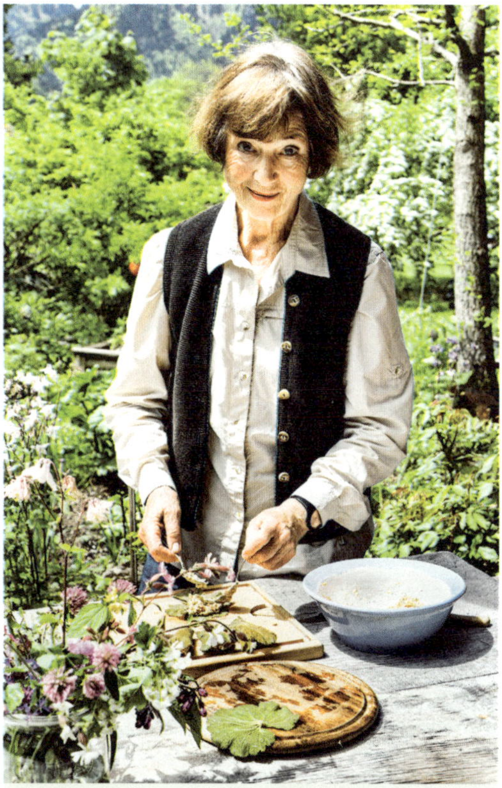

Hautöl

gegen Schwangerschaftsstreifen

Zutaten

- 50 g frischer Frauenmantel
- einige Duftrosen-Blütenblätter
- 200 ml Mandelöl
- 100 ml Olivenöl

So wird's gemacht

Frauenmantelkraut und Rosenblütenblätter (trocken) in feine Streifen schneiden und in ein Schraubglas füllen. Mit den Ölen aufgießen und an einen hellen Platz stellen. Regelmäßig schütteln, damit die Blätter immer von Öl bedeckt sind. Kraut nach 2 Wochen abseihen. Das Öl ist 6 Monate haltbar.

den blauen Umhang der Mutter Gottes, mit den pelzigen Blättern in Verbindung. In Mythen und Märchen dagegen leben verborgene Naturgeister in der heilenden Pflanze: Elfen sollen sich in den schimmernden Tropfen, die sich morgens in den Trichtern der Blätter sammeln, waschen.

Was aussieht wie Tau, sind sogenannte Guttationstropfen, das ist Wasser, das die Pflanze aus der Erde zieht und über feine Kanäle bis zu den Blatträndern hin transportiert. Von dort perlen Tropfen über die feinen Härchen hinab; die Wissenschaft nennt das „Lotoseffekt".

Die Marienpflanze zog aber auch das Interesse der Alchemisten im Mittelalter an – daher der Name *Alchemilla*. Die frühen Chemiker versuchten sogar, Gold daraus zu machen, doch die Experimente mit den silbrigen Guttationstropfen misslangen. Die eigentlichen Werte finden Kräuterfreunde auf ganz andere Weise.

Schon Aki Schwarzenbergers Großvater, ein Arzt und Naturheilkundiger, erforschte die Heilkraft der Pflanzen und ließ sein Kräuterwissen 1916 in seine Heilmittelfirma einfließen. Auch Akis Vater verband sein Leben mit Pflanzen und Tieren. Der Naturfilmer zog sich mit seiner Familie auf einen Bauernhof in der Jachenau zurück. „Er kümmerte sich um verlassene Wildtiere, einmal durfte ich ein Rehkitz mit der Flasche aufziehen. Auf Spaziergängen zeigte er uns Blumen und Kräuter, wir pressten sie und klebten sie auf Papier."

Als Aki damals ihren Garten naturnah umgestaltete, gelang es ihr, einem Gefühl Raum zu geben, nach dem sie sich immer zurückgesehnt hatte: „Es hört sich zwar abgedroschen an, aber so ist es eben: Ich möchte im Einklang mit Pflanzen und Tieren – mit der Natur – leben", sagt sie. „Und was ich liebe, das schütze ich auch. Mein Vater hat für den Erhalt eines Auwaldes gekämpft, ich setze mich hier im Isarwinkel für Blühstreifen ein." Das Erbe ihres Vaters und ihres Großvaters ist längst aufgegangen.

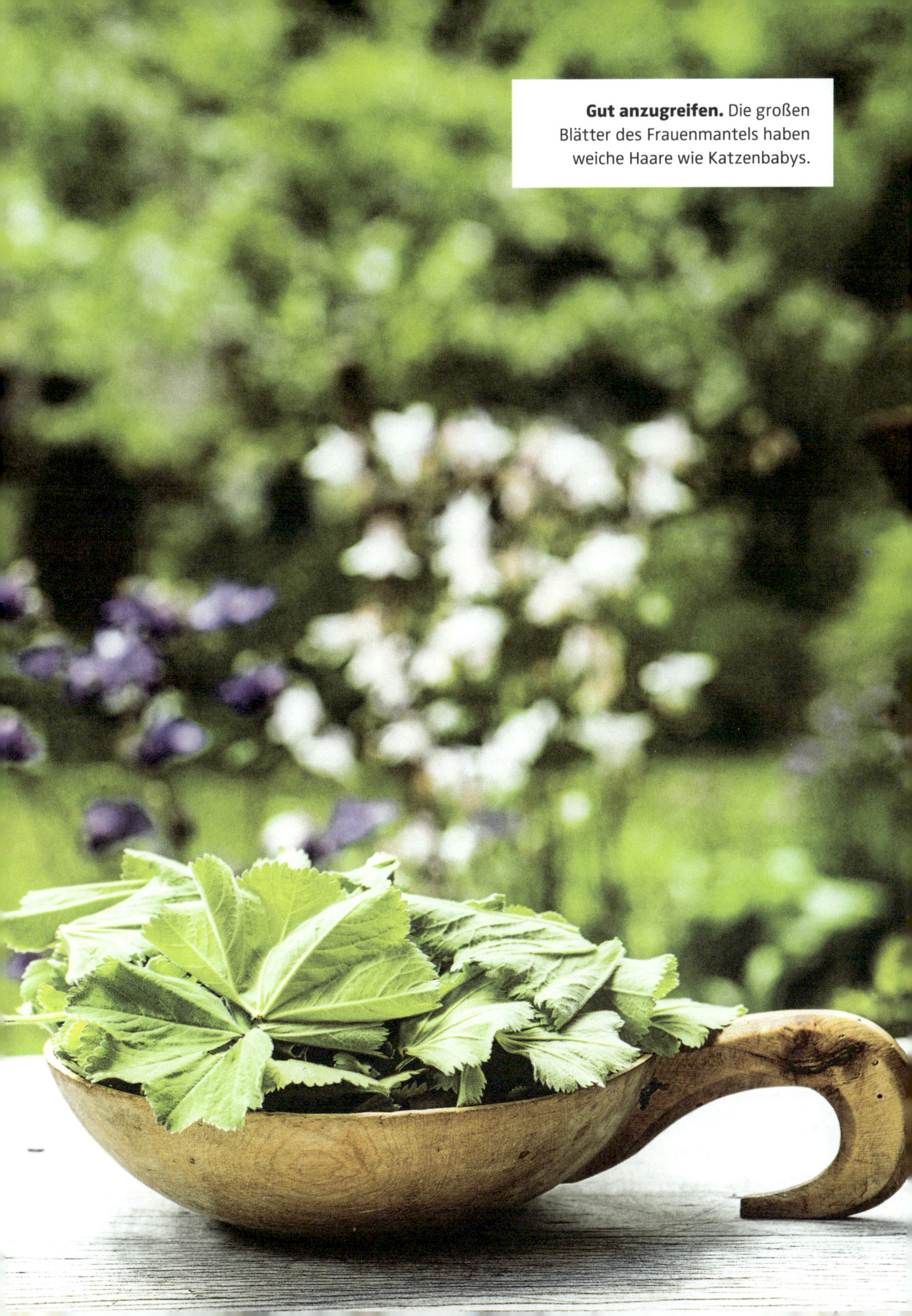

Gut anzugreifen. Die großen Blätter des Frauenmantels haben weiche Haare wie Katzenbabys.

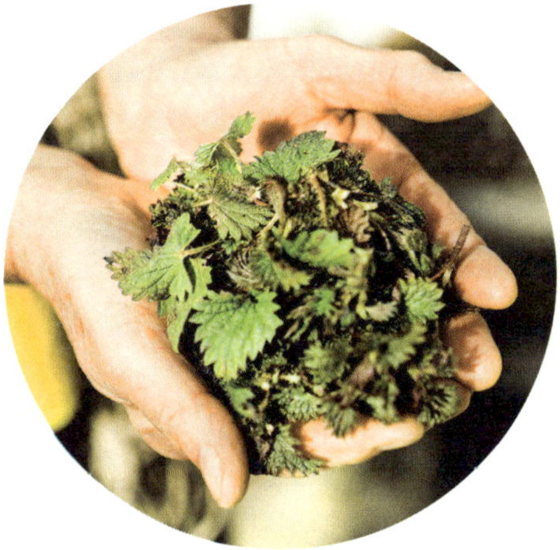

BRENNNESSEL

Brennende Leidenschaft

Die Brennnessel gilt vielen als Unkraut. Für Irmi Kaiser ist sie die Königin der Heilpflanzen. In ihrem Garten im Mühlviertel ist die kratzige Staude daher ein gern gesehener Gast.

In Serpentinen gräbt sich die Straße in den Hang, rechts Wände aus schroffem Fels, links die Donau, die mit jeder gefahrenen Kehre tiefer in ihr Bett sinkt. Ganz oben, einen Steinwurf von der bayerischen Grenze entfernt, sei sie daheim, hat Irmi Kaiser am Telefon gesagt. Nur wenige Häuser säumen den Weg dorthin, dafür Wald, viel Wald, eine Gegend, wie geschaffen für eine Kräuterfrau. Die Zeit dehnt sich, doch dann steht es plötzlich da, Irmis Hexenhäuschen, genauso einsam und eingewachsen, wie man sich das vorgestellt hat.

Kling, klong. Kling, klong. Beim Öffnen der wettergegerbten Eingangstür schlägt ein Windspiel an. Gleich danach taucht Irmi auf und begrüßt den Besuch mit einem vertrauten „Du"; ein „Sie" käme einem auch selbst nicht in den Sinn. Während Irmi in den kleinen Innenhof vorangeht, versucht man eine erste Einordnung dieses besonderen Ortes. Hier dürfen die Dinge offenbar sein, wie sie sind. Wein und Efeu ranken die Wände hoch, vor dem Fenster stapelt sich Brennholz. Alles wirkt ein wenig verwunschen und so entspannt, dass man sich am liebsten in die Wiese legen und den Rest des Tages freinehmen möchte.

Löwenzahn, Vogelmiere und Giersch füllen Fugen und Ritzen, wachsen neben

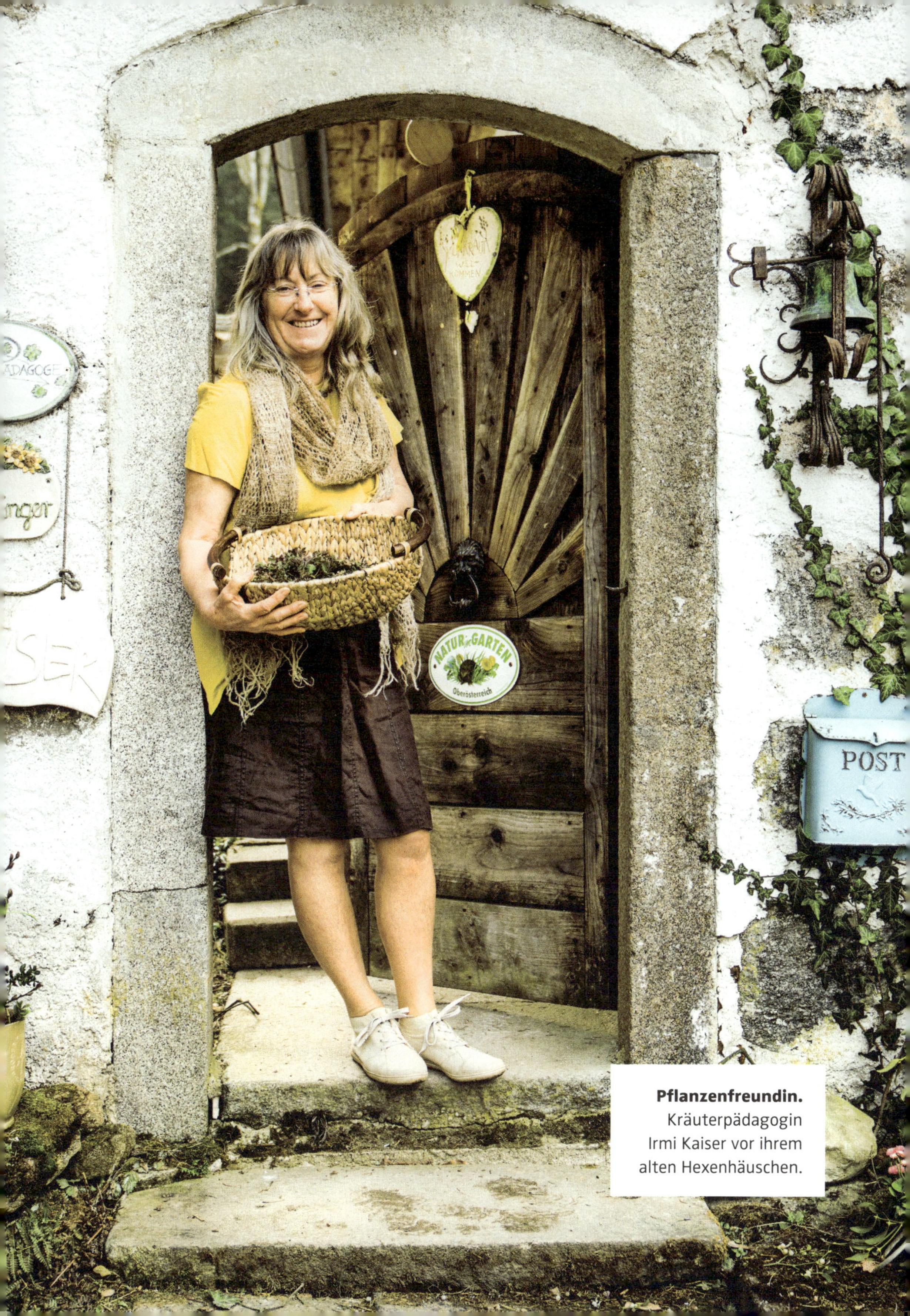

Pflanzenfreundin. Kräuterpädagogin Irmi Kaiser vor ihrem alten Hexenhäuschen.

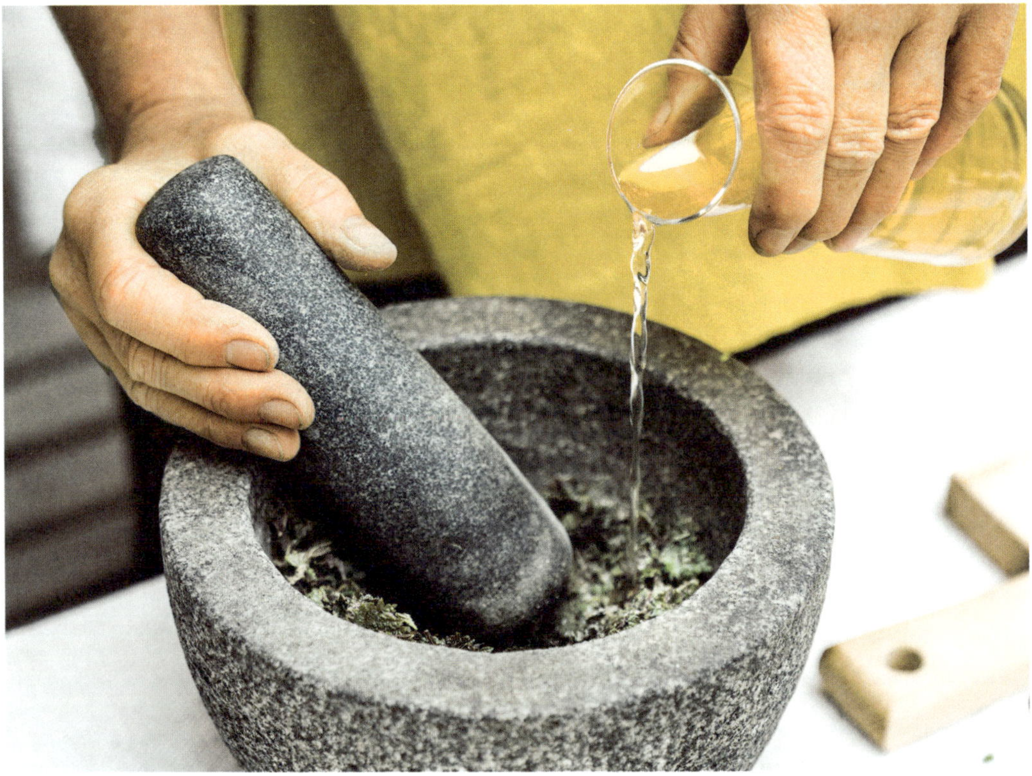

Grünes Wunderkraut. Irmi Kaiser liebt die Brennnessel und verwendet sie in Hausapotheke und Küche. Für ein Salatdressing mörsert sie fein geschnittene Triebspitzen.

Rosenstöcken und in Gemüsebeeten. Und natürlich die Brennnessel, die Irmi am allerliebsten hat. „Sie ist die größte Heilpflanze, die wir hier haben. Eine Handvoll deckt alles ab, was der Körper an Mineralstoffen, Spurenelementen und Vitaminen braucht", sagt sie und greift beherzt nach einem der rauen Stängel. Junge Pflanzen sind besonders widerborstig, ihre Brennhaare besonders unangenehm – die kleinen Brennnesseln wollen schließlich groß werden und wissen sich zu wehren, wenn man ihnen zu nahe kommt.

Allerdings sind die Jungpflanzen auch wahre Kraftbündel: Früh im Jahr enthalten sie sehr viel Vitamin C, später dominieren Mineralstoffe wie Kalium, Kalzium, Kieselsäure und Magnesium. Die Brennnessel hat mehr Eisen als Rindfleisch oder Spinat; weil die Zellstruktur der Pflanze jener unseres Blutes ähnelt, wird es vom menschlichen Körper auch sehr gut aufgenommen.

Genauso wichtig wie die Inhaltsstoffe – die Liste ließe sich noch lange fortführen – ist Irmi das Wesen der Pflanze. „Kraftvoll, wehrhaft, außen ein bisschen bürstig und kratzig, aber innen drin eine feine Amazone. So ist die Brennnessel, und so bin ich auch", sagt die Kräuterfrau. Kein Wunder, dass sie *Urtica dioica* bei ihren Kräuterkursen einen eigenen Tag widmet. Je nach Wetter und Jahreszeit finden die Kurse im Freien oder im Kräuterstadel gleich neben dem Haus statt. Regelmäßig beherbergt Irmi auch „Zauberlehrlinge“, die aus der ganzen Welt ins Mühlviertel kommen, um einige Monate bei ihr zu wohnen und zu lernen. „Das ist mein Beitrag für die Gesellschaft“, sagt sie.

Und welche bessere Lehrmeisterin als Irmi könnte es wohl geben? Sie ist akademische Expertin für Arznei- und Wildpflanzen, Heilkräuterpraktikerin nach Hildegard von Bingen, Kräuterpädagogin und einiges andere mehr. Zu ihr kommen Wissbegierige, Kräuterkundige, Aufgeschlossene, mitunter auch Ärztinnen und Ärzte, die einen Blick über den Tellerrand der Schulmedizin werfen möchten. Wie so oft standen auch am Beginn von Irmis eigener Kräuterbiografie eine Krankheit und eine damit verbundene Lebensumstellung. Seit mehr als dreißig Jahren ernährt sie sich vegetarisch, „ohne irgendeinen Mangel“, wie sie sagt. Ungewaschen enthalten Kräuter viel Vitamin B12 – etwas, das oft fehlt, wenn man kein Fleisch isst. Deshalb achtet Irmi genau darauf, was und wo sie sammelt. Gewaschen werden ihre Schätze nur im Notfall.

Bevor sie in ihr Hexenhaus im Mühlviertel zog, wohnte sie im Bayerischen Wald auf einem Einödhof, ohne Wasser und Strom, dafür ganz nah an der Natur. Noch heute kocht sie am liebsten mit dem, was vor ihrer Haustür wächst, und das rund ums Jahr. „Die Natur ist immer da. Wir haben nur verlernt, uns hinzusetzen und ihr zuzuhören. In ihr stecken so viel Wissen und Weisheit, das macht mich demütig“, sagt Irmi in die Stille des späten Nachmittags. Die Maisonne steht noch hoch über dem uralten Hollerstrauch, der seine mächtigen Äste nach dem Haus ausstreckt.

Und dann erzählt Irmi die Geschichte von den Nangas, kleinen Fabelwesen, die in Indien und Nepal unter den Blättern der dort als heilig geltenden Brennnesseln hausen. Werden die Pflanzen gekappt und die Nangas vertrieben, bringe das Unglück. Bei Irmi fänden sie ein neues Zuhause, ganz gleich, was in der Welt draußen so passiert.

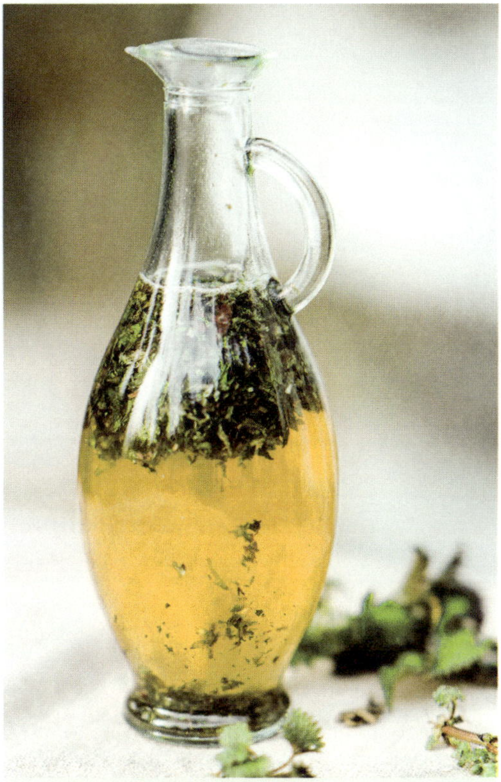

Heilsamer Essig

regt den Stoffwechsel an

Zutaten

- 2 Handvoll junge Brennnesseln oder Brennnessel-Triebspitzen
- 500 ml Apfel- oder Mostessig

So wird's gemacht

Brennnesseln ganz fein hacken, in eine Flasche (750 ml) geben und mit Essig auffüllen. Auf der Fensterbank 28 Tage reifen lassen, täglich schütteln. Abseihen, in eine Flasche füllen und verschließen.

Anwendung

4 Wochen lang täglich auf nüchternen Magen 1 EL Heilessig in einem Glas lauwarmem Wasser trinken, dann 1–2 Wochen pausieren und bei Bedarf wiederholen.

KÖNIGSKERZE

Himmelsstürmerin

In den Gärten von Monika und Sophie Kleinschuster darf die Königskerze überall aufgehen. Die Heilpflanze hat ihren eigenen Kopf, Pardon, ihre eigene Blütenkerze.

Im Schlaraffenland schaut es wahrscheinlich ziemlich so aus wie auf dem Hof von Monika und Sophie Kleinschuster. Auf einer Anhöhe mitten in der Hügellandschaft des Südburgenlands liegen die Gebäude des Hofs umgeben von einem weitläufigen, naturbelassenen Blumen- und Gemüsegarten mit Streuobstwiese und Hühnerweide. Durch Sträucher, blühende Rosen und Bäume erhascht man immer wieder einen Blick hinaus in die Weite des Landes und fühlt sich zugleich wohlig geschützt inmitten dieses Gehöft- und Gartenensembles.

Nachbarhäuser gibt es zwar, aber man bekommt ebenso wenig von ihnen mit wie von der kleinen Landstraße, die am Hof vorbeiführt und an der man haltmachen kann, um sich aus Selbstbedienungsschränken eine Flasche Apfelsaft, ein paar Eier vom hofeigenen Geflügel oder ein Glas Blütensalz mitzunehmen. Gleich daneben ist das Tor hinein ins blühende Reich von Monika und Sophie Kleinschuster. Mittelpunkt ist hier der große Innenhof, der an der einen Längsseite von Scheune und früherem Stall und an der anderen vom Wohnhaus mit offenem Arkadengang und Holzpawlatschen-Geländer flankiert wird. In der Mitte steht der Hofbaum: eine kleine Linde. Darunter ein Tisch, der Ess-, Arbeits- und Plauderplatz in einem ist.

An diesem warmen Junitag spendet die Hoflinde vor allem eines – wohligen Schatten. Monika, die sonnengebräunte Kräuterpädagogin, und ihre Tochter Sophie strahlen jene gelassene, gut gelaunte Geschäftigkeit aus, der man häufig bei Menschen begegnet, die viel Zeit im Freien verbringen und deren Arbeit von Jahreszeiten und Pflanzenwachstum bestimmt wird. „Wir machen Obst, Gemüse, Wildkräuter und seit eineinhalb Jahren auch Schnittblumen für den Markt und für Kränze", erzählt Monika. Tochter Sophie, die parallel an der Universität für Bodenkultur in Wien studiert hat, ist schon vor geraumer Zeit mit in die Landwirtschaft eingestiegen.

Rundum blühen Zistrosen, Kräuter und Rosen. Einige Rosmarinsträucher sind hüfthoch. Pfirsich, Olive, Kiwi und ein großer Feigenbaum fühlen sich hier sichtlich wohl. Vor dem Feigenbaum, gleich neben dem Tisch, wächst auch eine große Königskerze. „Die

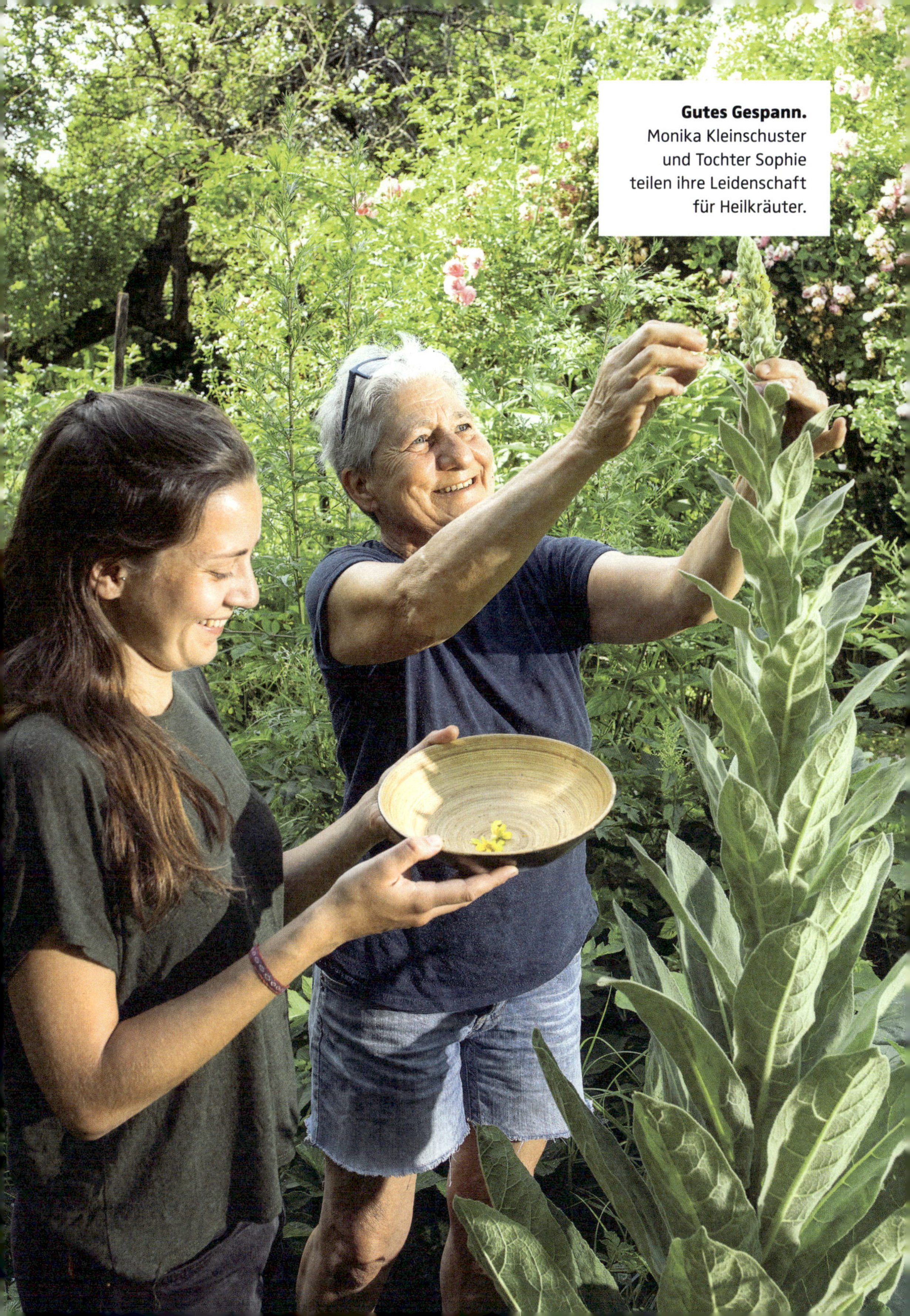

Gutes Gespann. Monika Kleinschuster und Tochter Sophie teilen ihre Leidenschaft für Heilkräuter.

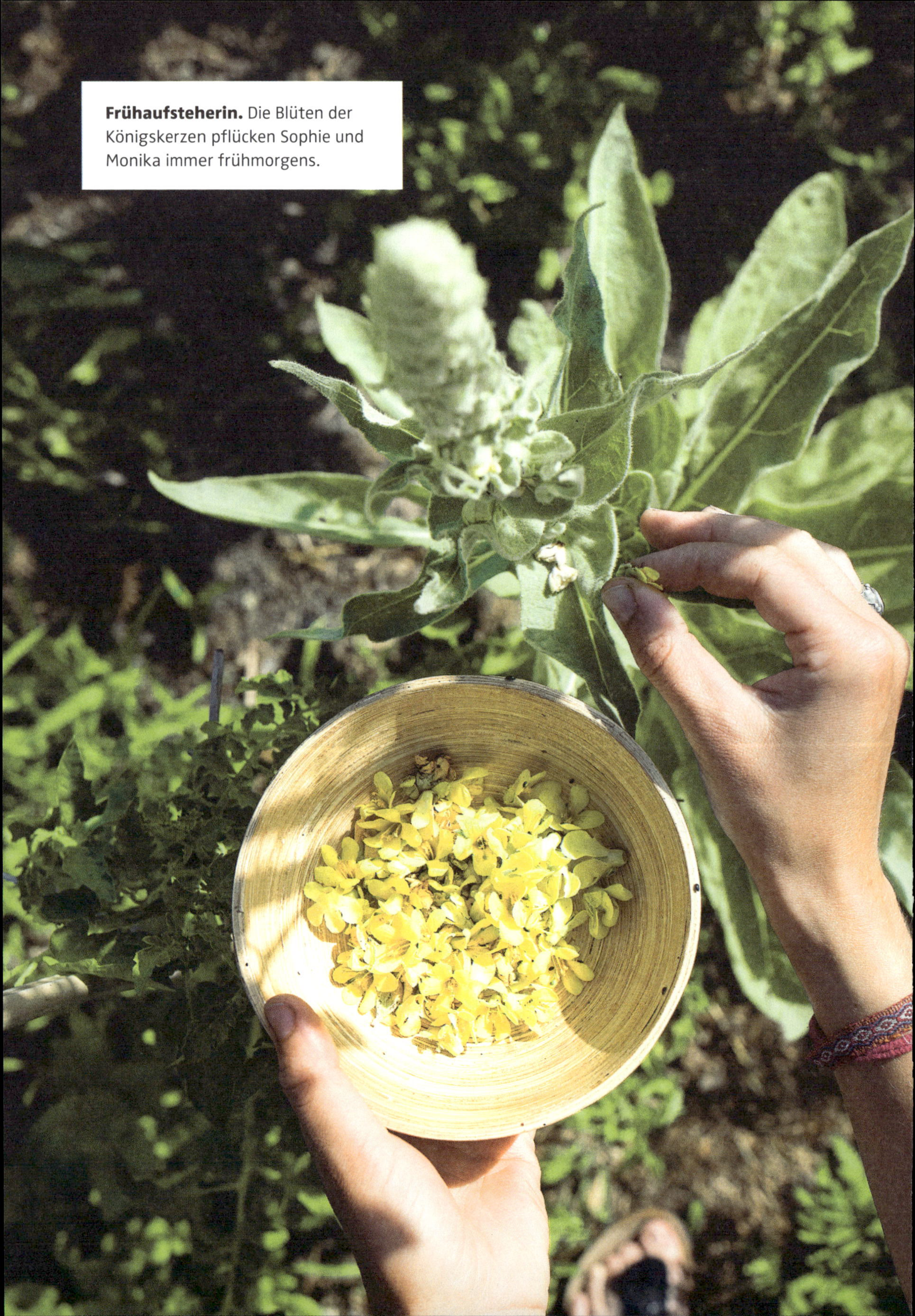

Frühaufsteherin. Die Blüten der Königskerzen pflücken Sophie und Monika immer frühmorgens.

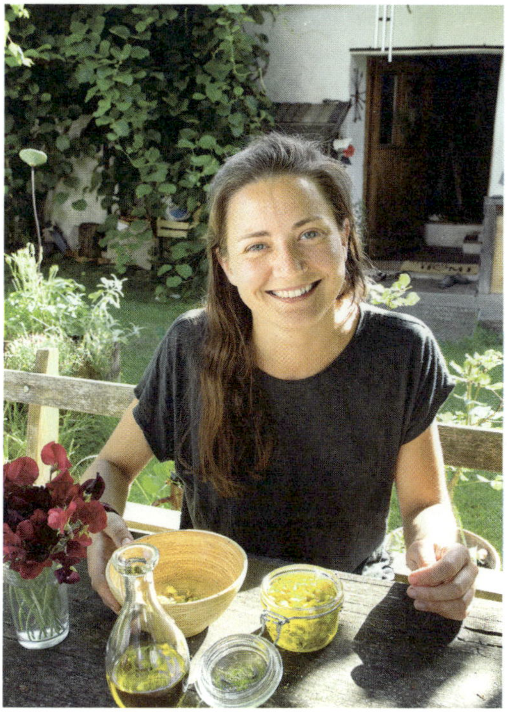

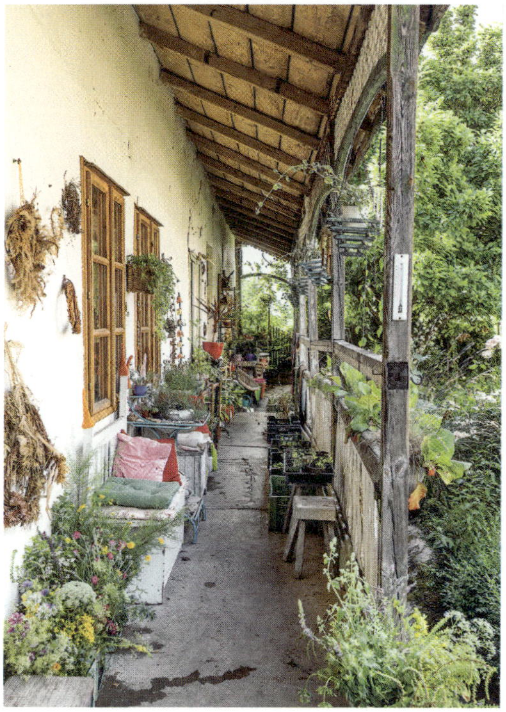

Alles blüht. Haus und Garten der Kleinschusters sind ein kleines Paradies. Auch im Arkadengang des Hofs sprießt es. Sophie setzt Königskerzenöl an (links).

Königskerzen gehen bei uns an den sonnigsten Plätzen auf“, sagt Monika, und Sophie fügt hinzu: „Voriges Jahr hatten wir im Hof eine, die über zwei Meter hoch wurde.“

Die Großblütige Königskerze *(Verbascum densiflorum)* ist eine echte Himmelsstürmerin. Darum nennt man sie in Kärnten und der Steiermark auch „Himmelbrandblüa“. Doch warum Brand? „Die Stängel wurden früher in Wachs, Harz oder Pech getaucht und als Fackeln verwendet, die Blätter zerschnitten, gerollt und als Zunder oder Lampendocht eingesetzt“, weiß Monika. Und nicht nur das: „Die Königskerze war auch der Mittelpunkt der Kräuterbüschel, die zu Mariä Himmelfahrt im August geweiht und dann im Herrgottswinkel aufgehängt wurden. Wenn dann ein Gewitter gekommen ist, hat man sie teilweise verbrannt. Das sollte gegen Blitzschlag schützen.“ Daher hat sie auch Volksnamen wie Wetter-, Blitz- und Donnerkerze. „Ich finde sie toll, weil sie so eine stattliche, wunderschöne Pflanze ist“, sagt Monika.

Warum sie auch Wollblume heißt, versteht man sofort, wenn man die zweijährige Heil- und Wildpflanze aus der Familie der Rachenblütler genauer anschaut. Ihre graugrünen Blätter, die bodennah eine ausladende Blattrosette bilden, den holzigen Blütenstängel schräg gestellt hinaufwachsen und dabei nach und nach etwas kleiner werden, sind dicht behaart. Dieser pelzige Flaum schützt vor Sonneneinstrahlung und Verdunstung. „Als echte Ruderalpflanzen wollen Königskerzen es trocken, schottrig, karg und heiß. Sie sind von Natur aus klimafit.“ Und eigensinnig sind

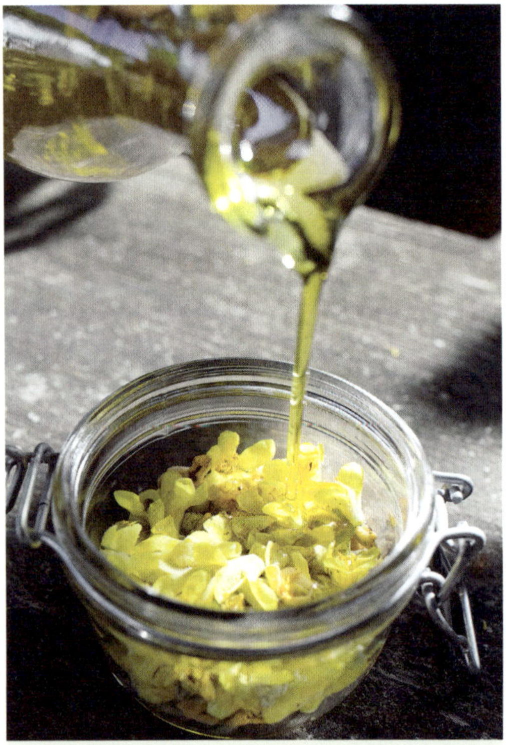

Königskerzenöl

lindert Ohrenschmerzen

Zutaten
- 1 Handvoll frische Königskerzenblüten
- 200 ml kaltgepresstes Bio-Olivenöl

So wird's gemacht
Die Königskerzenblüten in ein Schraubglas geben und langsam mit dem Olivenöl aufgießen. Das Glas verschließen und auf ein Fensterbrett im Freien in die Sonne stellen. 3–4 Wochen stehen lassen und währenddessen das Glas einmal pro Tag schütteln, damit die Inhaltsstoffe gut auf das Öl übergehen. Das fertige Öl abseihen, in eine dunkle Glasflasche abfüllen und am besten im Kühlschrank aufbewahren.

Anwendung
Man gibt ein paar Tropfen auf einen kleinen Wattebausch und steckt sich diesen eine Zeitlang ins Ohr.

sie auch: „Wir haben sie früher bewusst angepflanzt – vier Pflanzen pro Quadratmeter. Inzwischen lassen wir sie an den Plätzen aufgehen, die sie sich selber aussuchen."

Was die großen Schönen gar nicht mögen: „Wegen ihrer langen Pfahlwurzeln hassen sie es, verpflanzt zu werden", erklärt Sophie. So wachsen sie zwischen dem Gemüse im Bauerngarten, im Innenhof, bei den Kürbissen, im Tomatenbeet, hinter dem Lavendel oder mitten im zauberhaft naturbelassenen Rosengarten. Mannshoch stehen sie da, als wären sie ernsthafte, würdige Wächterinnen.

Sophie und Monika verkaufen nicht nur im Frühling Königskerzen-Jungpflanzen auf dem Markt. Während der Blütezeit von Juni bis September pflücken sie auch die strahlend hellgelben, etwa drei Zentimeter großen Schalenblüten, die sich an den langen Blütenkerzen in Etappen von unten nach oben öffnen. Die Königskerzenblüten sind Bestandteil der farbenprächtigen essbaren Blütenmischungen, die Monika und Sophie anbieten. Einen Teil trocknen sie auch. „Man muss die Blüten schnell trocknen, weil sie sonst leicht braun werden. Wir legen sie auf einem Trockenrahmen auf und trocknen sie bei 25 bis 30 Grad Lufttemperatur ohne direkte Sonne."

Als Heilmittel haben sie die Blüten auch privat im Einsatz. „Königskerze wirkt hustenlindernd, auswurffördernd, schweißtreibend und entzündungshemmend. Vor allem aber ist sie auch beruhigend und krampflösend. Deshalb verwendet man sie in Teemischungen mit anderen schleimlösenden Kräutern wie Huflattich, Eibisch oder Lungenkraut", erklärt Monika. Königskerzentinktur nimmt man – auf Würfelzucker geträufelt – bei Husten. Sophie erzählt: „Ich habe oft Ohrenweh. Dagegen hilft Königskerzenblütenöl."

Die Blüten der vielen Königskerzen in ihrem südburgenländischen Paradiesgärtchen pflücken Monika und Sophie stets in aller Früh. Mitunter müssen sie sich dafür deutlich auf die Zehenspitzen stellen.

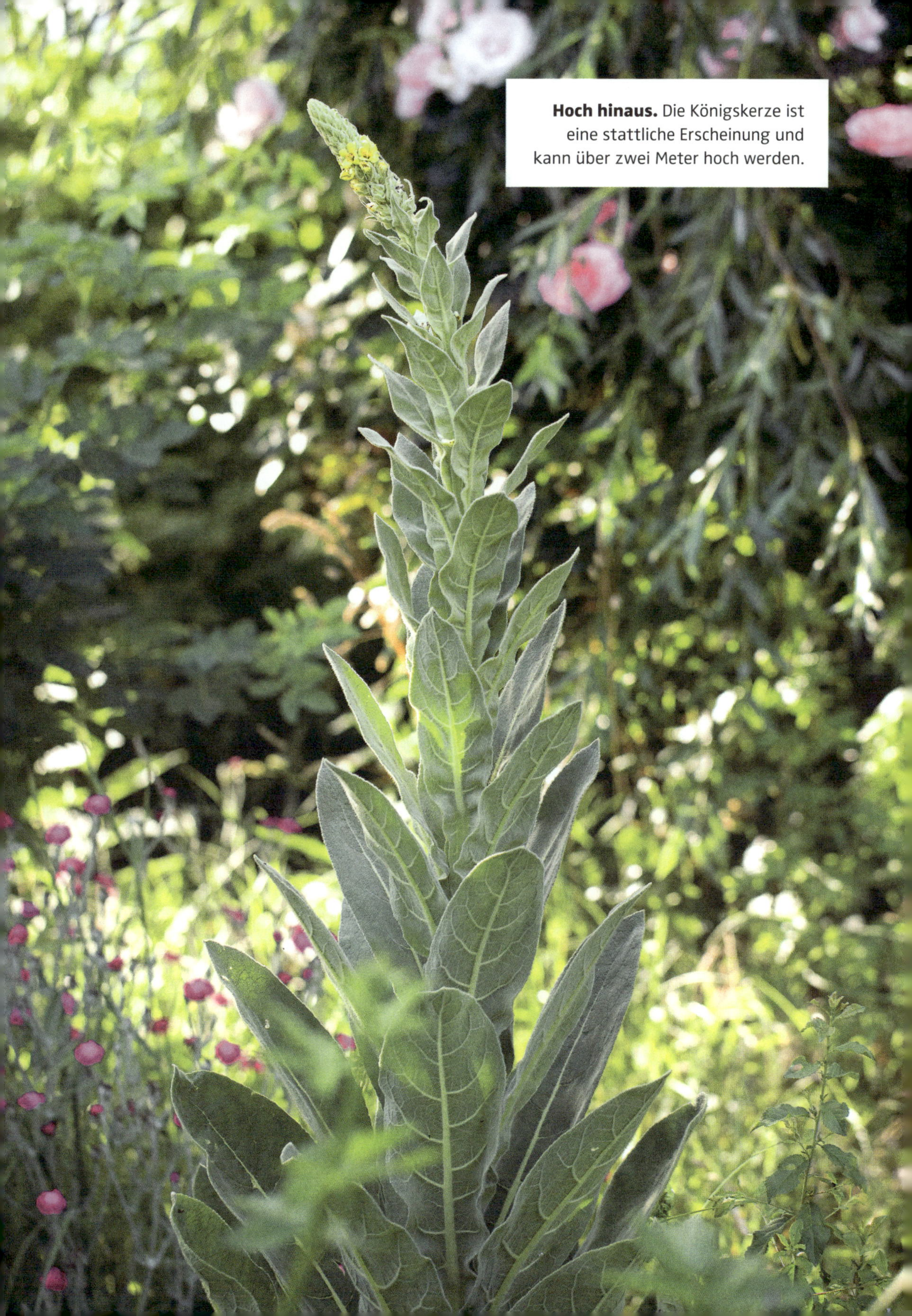

Hoch hinaus. Die Königskerze ist eine stattliche Erscheinung und kann über zwei Meter hoch werden.

PFEFFERMINZE

Das besonders talentierte Kraut

In Rosemarie Hartmanns Kräutergarten wachsen Minzen fast überall. Die Vorarlbergerin bereitet aus ihnen schmerzlindernde Öle, heilsame Tees und auch feine Liköre.

Wenn man über den Bach hüpft, der Rosemarie und Ernst Hartmanns Garten begrenzt, landet man auf einem Hang voller Wildkräuter. Man könnte querfeldein hinaufsteigen zum Kristberg und zum Sennigrat, die bei Dalaas das Klostertal bilden, aber die rüstige Kräuterfrau nimmt lieber den Bus nach Langen am Arlberg. Von dort führt ein hübscher Wanderweg zu einem Bergwald und Blumenwiesen auf 1.400 Meter Höhe.

„Bis zur Sommersonnenwende im Juni gehe ich Bergkräuter sammeln, die Gletscherminze gedeiht zum Beispiel da oben. Sie ist aromatischer als das, was ich in meinem Garten ernte“, sagt Rosemarie. „Eigentlich habe ich alles vor der Türe, aber was in alpinen Regionen wächst, ist einfach gehaltvoller.“

Kräuter begleiten Rosemarie Hartmann seit ihrer Geburt als Bergbauerntochter im Klostertal am Arlberg. „Meine Mama war angesehen wie eine Ärztin“, sagt sie, in ihrem üppigen Kräutergarten stehend, auf 850 Meter Seehöhe, zwischen Ringelblumen und Rosen. Die kleine Landwirtschaft am Waldrand trug kaum den Unterhalt der Familie. Ihr Vater arbeitete in der Gemeindebäckerei. Die fünf Kinder halfen ganz selbstverständlich mit, sie klaubten auf der Alpe in 1.700 Meter Höhe die Steine von der Weide und hackten Unkraut. Rosemarie Hartmann erinnert sich mit Stolz an diese Zeit: „So haben wir den Preis für den Aufenthalt der Kühe auf der Alpe abgearbeitet“, sagt sie. Auch im großen Selbstversorgergarten der Mutter packten die fünf Geschwister an. Da gab es Kartoffeln, Rüben, Kohl sowie eine Vielzahl von Kräutern.

Am Hang gegenüber wuchs Rosemaries späterer Mann Ernst auf. Seine Eltern hatten sogar zehn Kinder zu ernähren. Ernst wurde Tischler, und als er das Haus für seine mit Rosemarie gegründete Familie unten im Dorf fertig gebaut hatte, legten die beiden ganz selbstverständlich den Garten so an, wie sie es von zu Hause kannten.

Dass auch an Rosemaries Tür viele Frauen klopfen, die auf ihr Kräuterwissen vertrauen, stellt sie nicht groß heraus, dafür ist sie zu bescheiden, Ernst erwähnt es aber: „Wenn etwas eitert, kommen sie. Zur Linderung macht Rosemarie eine Kompresse aus Minzblättern.“

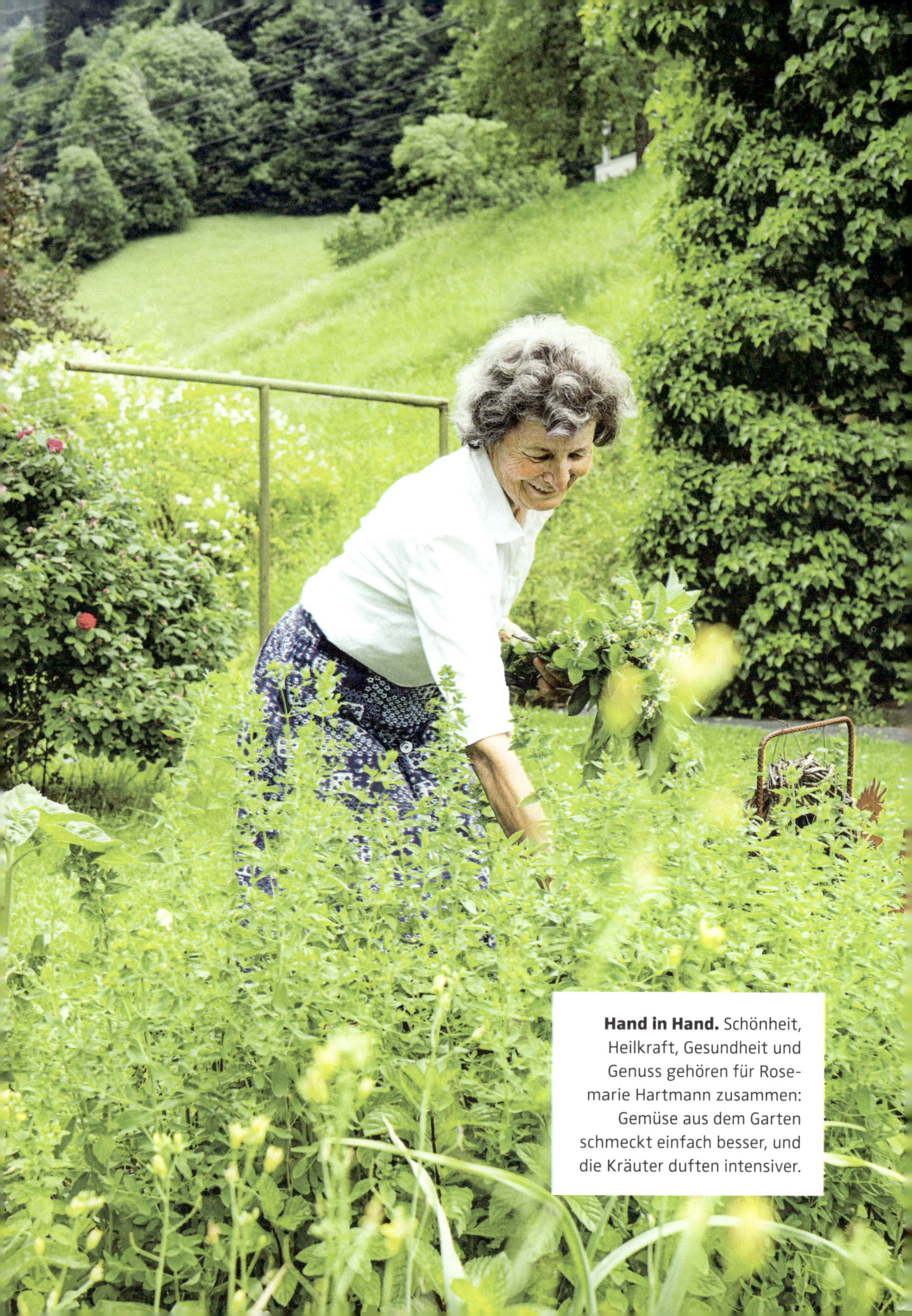

Hand in Hand. Schönheit, Heilkraft, Gesundheit und Genuss gehören für Rosemarie Hartmann zusammen: Gemüse aus dem Garten schmeckt einfach besser, und die Kräuter duften intensiver.

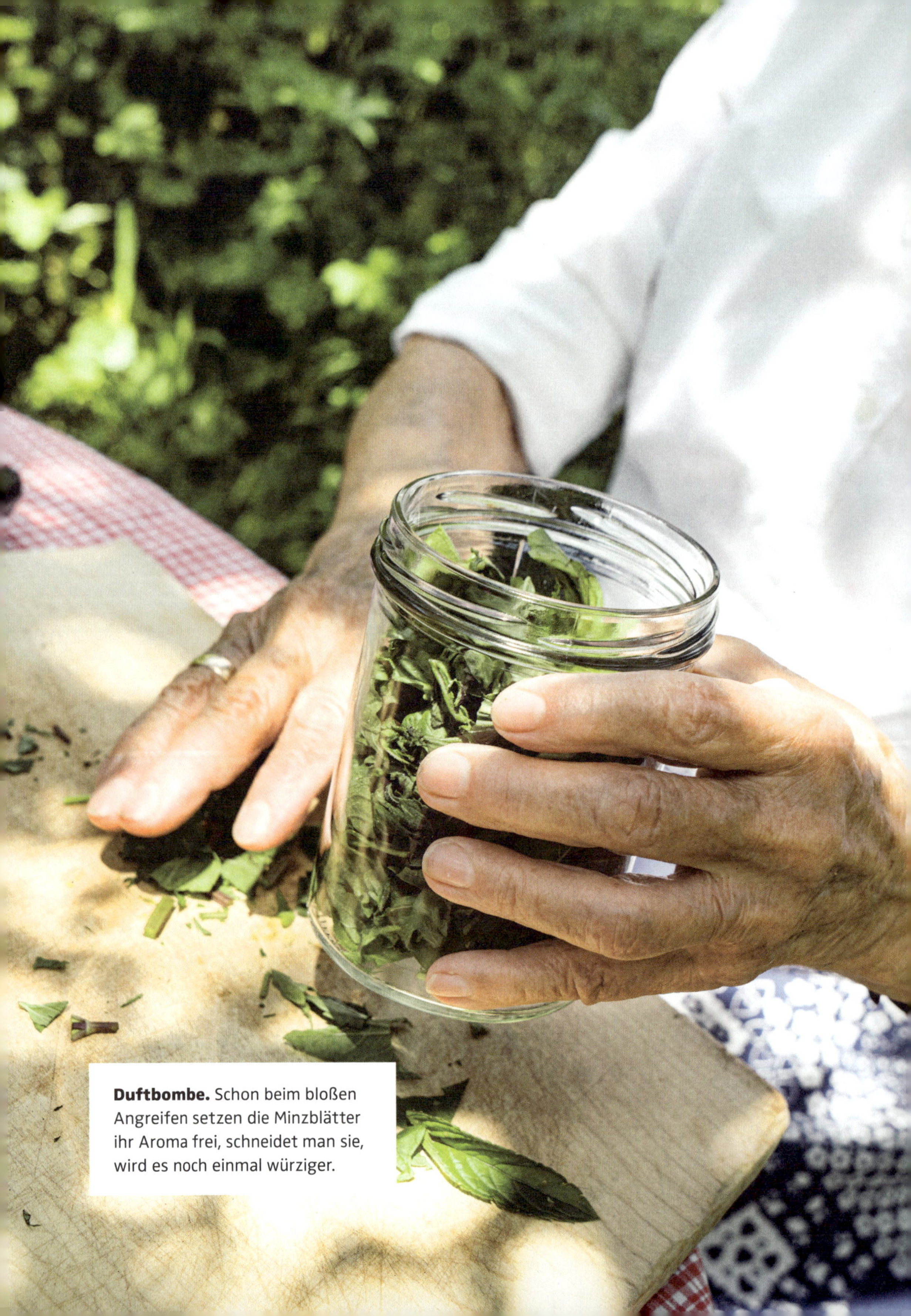

Duftbombe. Schon beim bloßen Angreifen setzen die Minzblätter ihr Aroma frei, schneidet man sie, wird es noch einmal würziger.

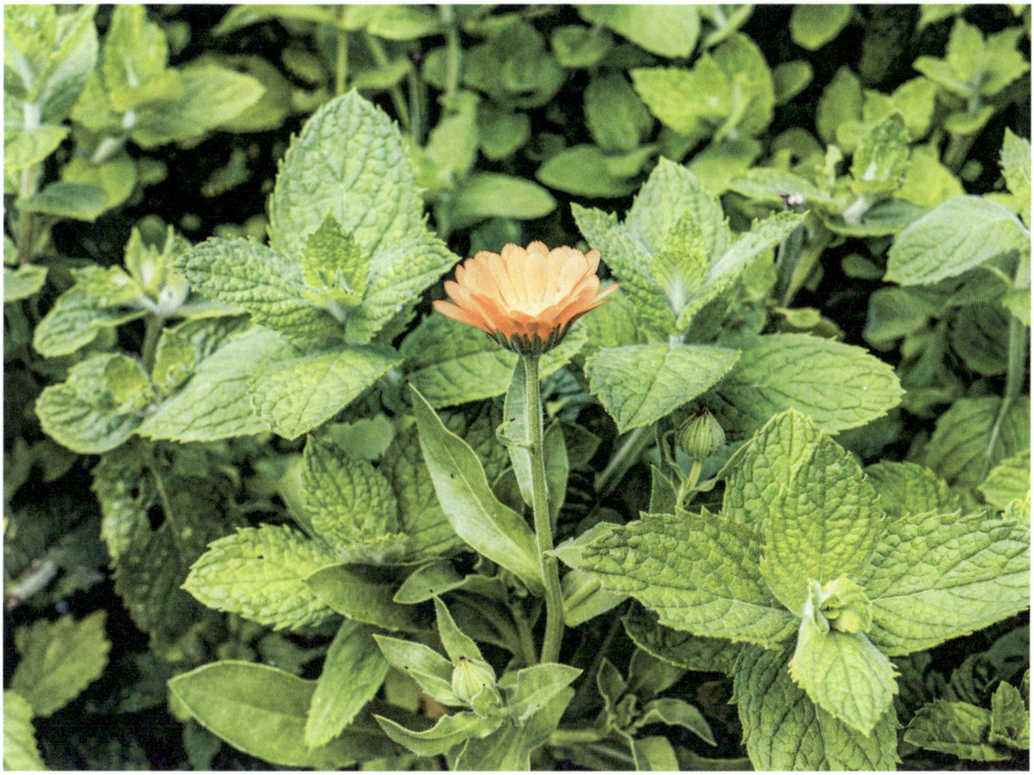

Vorwitzig. In Rosemarie Hartmanns Garten drängelt sich die Minze gern überall dazwischen. Der Ringelblume macht das aber gar nichts aus.

Den Duft von Minze kennt jedes Kind. Frisch und würzig, manchmal auch scharf schmecken die Blättchen, herrlich aromatisch ein Tee aus frischer Minze. Zahnpasta, Kaugummi, Mundwasser, Nachspeisen, Saucen, Bonbons: Die Liste feiner und nützlicher Dinge, die Minze enthalten, ist lang. Doch kaum jemand weiß, dass das Genusskraut auch Heilwirkung entfaltet. Ätherische Öle, Flavonoide, Enzyme, Gerb- und Bitterstoffe helfen bei Spannungskopfschmerz, lösen Krämpfe, töten Keime und beruhigen. Minzen stärken das Gehirn, fördern klares Denken, erheitern und wärmen das Herz.

Das wusste bereits der Benediktinermönch Walahfrid Strabo vor nicht ganz 1.200 Jahren, der empfahl, immer Minze zur Hand zu haben. „Wenn aber einer die Kräfte, Arten und Namen der Minze samt und sonders zu nennen vermöchte“, schreibt er, „so müsste er gleich auch wissen, wie viele Fische im Roten Meere wohl schwimmen.“ Mehr als dreißig Minzarten und Hunderte von Hybridsorten gibt es weltweit. Einige davon wachsen in Rosemaries Kräutergarten, auch zwischen ihr Gemüse haben sie sich gedrängt. „Sie mögen nicht an einem Fleck bleiben und treiben Ausläufer in alle Himmelsrichtungen“, bemerkt Rosemarie. Was anderen Gärtnern lästig ist, macht ihr nichts aus. Sie findet ihre Minzen zwischen den Kartoffeln, neben dem Salat, beim Fenchel und zwischen den Bohnen.

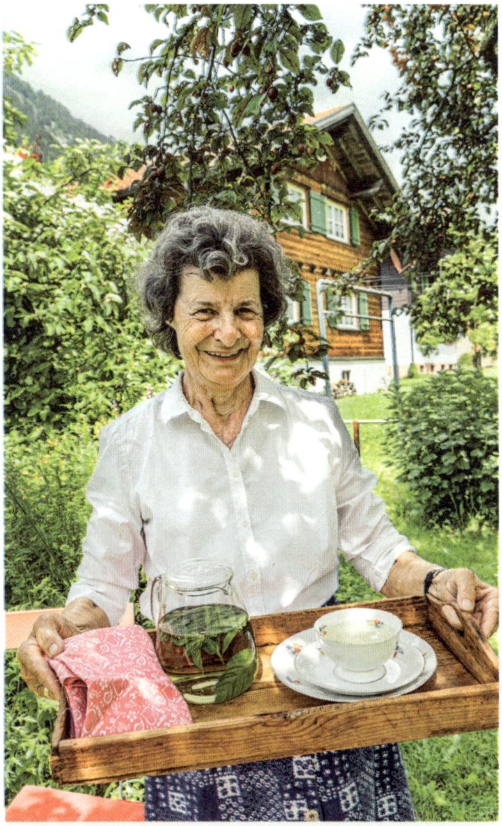

Minztee

reguliert die Verdauung

Zutaten

- Minzblätter
- Wasser

So wird's gemacht
Pro Kanne ein paar frische Minzblätter klein schneiden (alternativ 2 EL getrocknete Minzblätter), mit nicht mehr kochendem Wasser übergießen und mindestens 10 Minuten ziehen lassen.

Anwendung
Zwei- bis viermal am Tag eine Tasse in kleinen Schlückchen trinken. Der Tee kann auch den Appetit anregen oder gegen Übelkeit, leichte Kopfschmerzen und Erkältungssymptome helfen.

Rosemarie bückt sich und schneidet ein paar Stängel Pfefferminze neben einem Pflücksalat ab, um erfrischendes Minzöl herzustellen. Auf ihrem Gartentisch schneidet sie die Blätter klein, füllt sie in ein Marmeladeglas und gießt Speiseöl darüber. „Jetzt drei Wochen kühl und dunkel aufbewahren und dann abgießen", empfiehlt die Kräuterfrau. „So habe ich das beim Frauenbund gelernt, einem ehrenamtlichen Zusammenschluss katholischer Frauen. Das ist einfach, eigentlich kann das jeder." Auf die Schläfen aufgetragen, lindert das Öl Kopfschmerzen.

Die Kräuterkurse vom Frauenbund waren eine Gelegenheit für Rosemarie Hartmann, sich fortzubilden, obwohl sie genug mit dem Haushalt zu tun hatte: kochen, stricken, flicken und Kleidung für ihre drei Kinder nähen, den Garten versorgen und das geerntete Gemüse verarbeiten. Da blieb nicht viel Freiraum übrig, aber die Zeit für Kräuterwanderungen nahm sie sich. An die Touren im Montafon, am Arlberg und im Walsertal denkt sie gerne zurück. „Ein Lehrer hat diese Wanderungen mit uns gemacht. Dabei zeigte er uns, wie man einen richtig guten Tee mischt: Zehnerlei Kräuter enthält der. Es müssen nicht immer dieselben sein, aber Minze ist immer dabei. Mal nehme ich kräftige Gletscherminze, mal die aromatische Apfelminze."

Sie lächelt, die üppigen grauen Haare wellen sich um ihr freundliches Gesicht. In ihrer blütenweißen Bluse und dem feinen blau-weiß gemusterten Rock sieht man ihr die Kräuterfrau und Gärtnerin nicht gleich an, doch ihre kräftigen Hände zeugen von einem Leben voller Arbeit.

„Ich bin auch ein Genussmensch und mach gern Pfefferminzlikör, das ist ganz was Feines", betont sie. „Die Apfelminzen und Orangenminzen hab ich wegen ihres besonderen Geschmacks angepflanzt. Und Minzi, meine Glückskatze, liegt gern neben der Wasserminze am Bach." Die weiß halt auch, was gut ist.

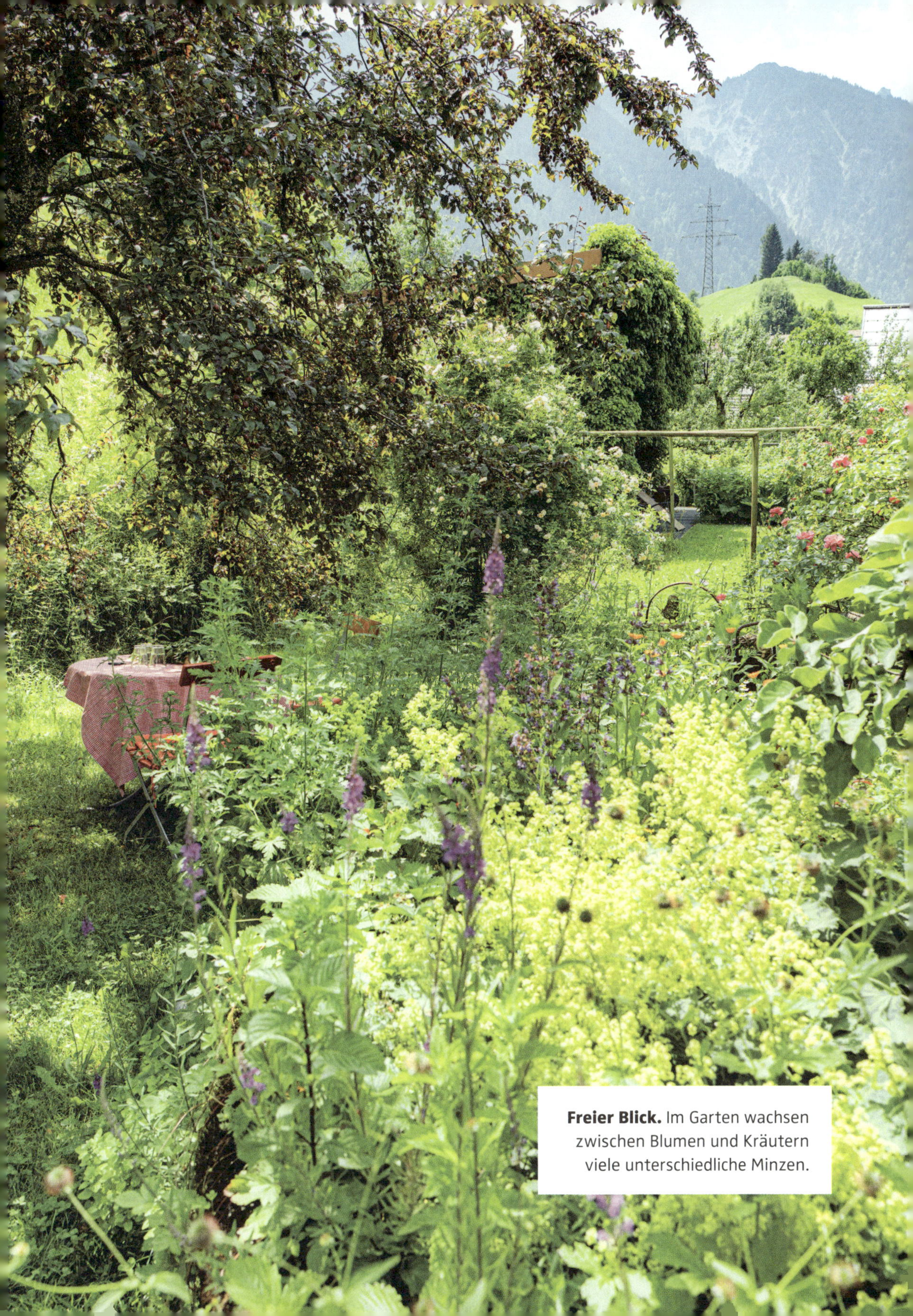

Freier Blick. Im Garten wachsen zwischen Blumen und Kräutern viele unterschiedliche Minzen.

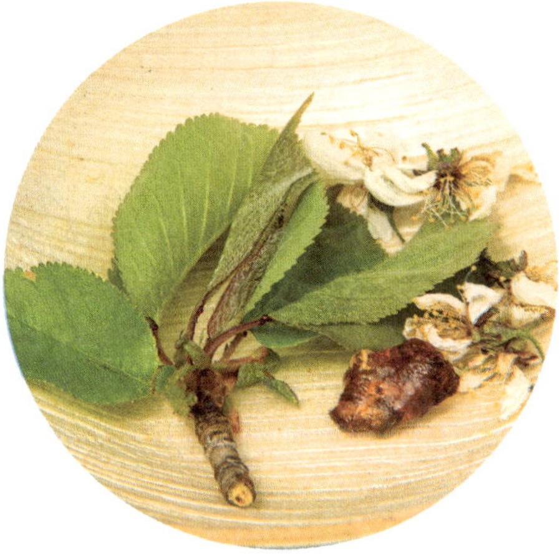

KIRSCHE

Baum der Fröhlichkeit

Susanne Mitterer über die Heilkräfte des Kirschbaums: Der Gummi am Stamm hilft gegen Husten und Halsweh, aus seinen Blüten und Blättern bereitet sie Gesichtswasser zu.

Vier Paar bloße Füße baumeln von der hölzernen Bank, im Hintergrund döst ein uraltes Steinhaus in der warmen Junisonne. Um die Ecke weht der Duft von frisch geschnittenem Gras, und eine dicke Hummel nimmt Kurs auf den umzäunten Kräutergarten bei Zell am See. „Im Sommer sind wir oft die ganze Woche hier heroben auf unserer Alm", sagt Susanne Mitterer und klatscht in die Hände. Ihre vier Töchter Lina, Lara, Laura und Luisa hüpfen von der Bank: Der Kräuterhexen-Nachwuchs ist bereit für einen Spaziergang.

Hinter dem Haus strecken zwei betagte Kirschbäume ihre knorrigen Äste dem Himmel entgegen. Wie lange sie hier schon stehen, ist schwer zu sagen – Susanne kennt die Bäume „immer schon".

Genauso wie den alten Kirschbaum, der bei ihr daheim im Garten wächst und unter dem sie früher ebenso spielte, wie es heute ihre vier Mädchen tun. „Baum der Fröhlichkeit" wird die Kirsche auch genannt, ein Bild, das gut passt: Im Frühling ist sie mit ihren duftenden weißen Blüten unter den Ersten, die uns aus dem Wintergrau holen. Dann kommen die saftig grünen Blätter und spätestens ab Juni schließlich die süßen Früchte – rot, prall und unwiderstehlich.

Weniger bekannt ist die Heilkraft der Kirschbäume. Man müsse schon in sehr alten

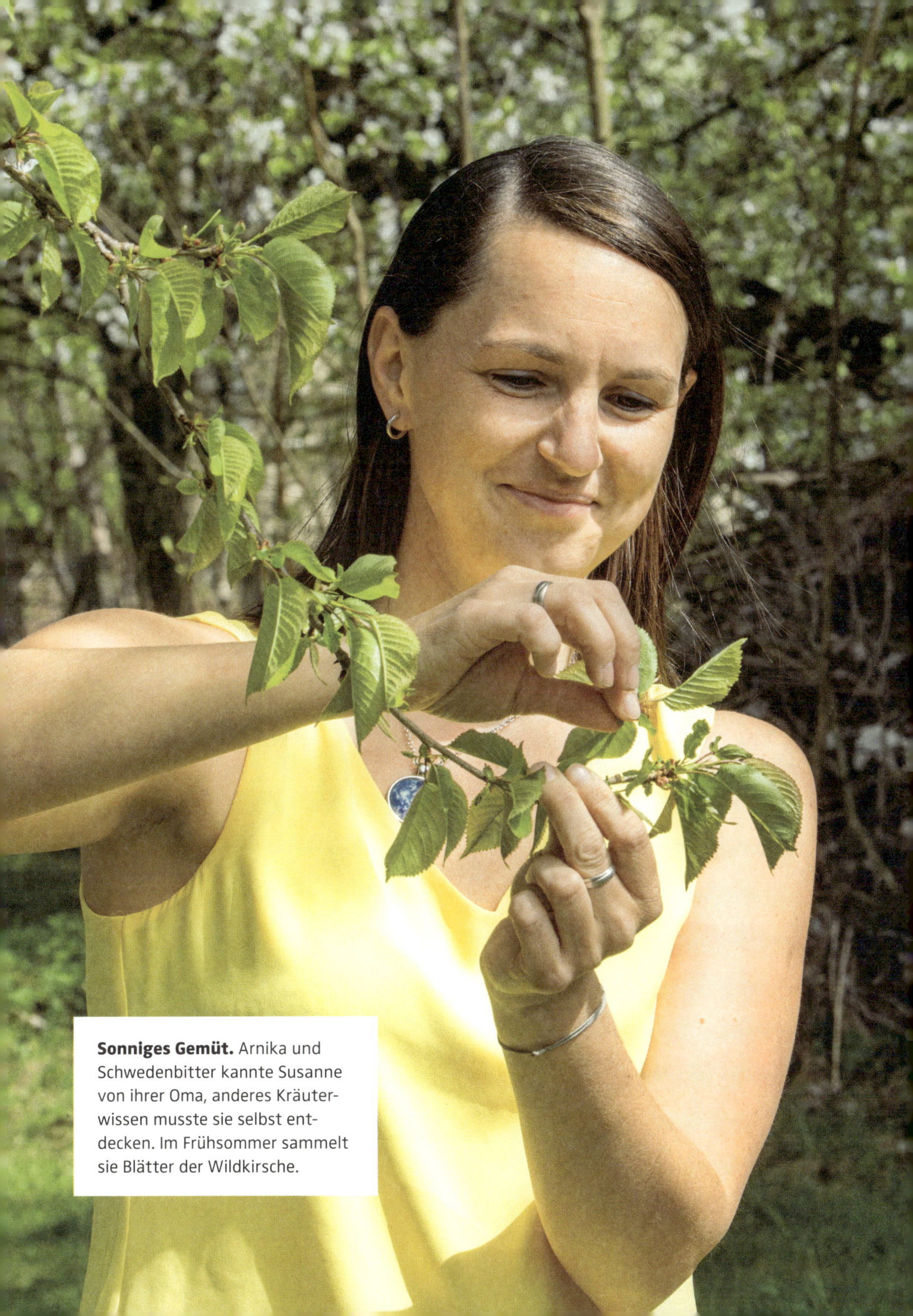

Sonniges Gemüt. Arnika und Schwedenbitter kannte Susanne von ihrer Oma, anderes Kräuterwissen musste sie selbst entdecken. Im Frühsommer sammelt sie Blätter der Wildkirsche.

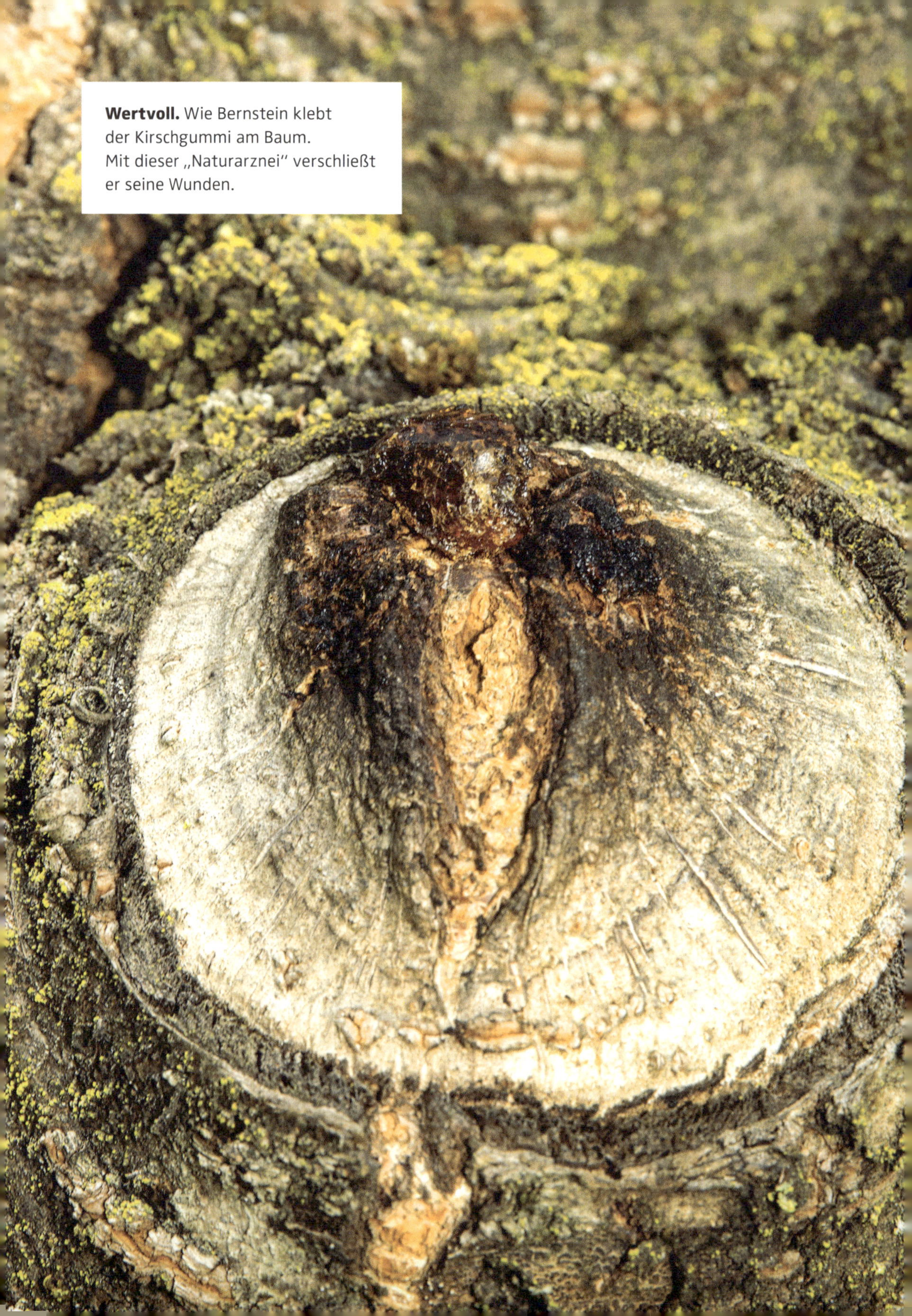

Wertvoll. Wie Bernstein klebt der Kirschgummi am Baum. Mit dieser „Naturarznei" verschließt er seine Wunden.

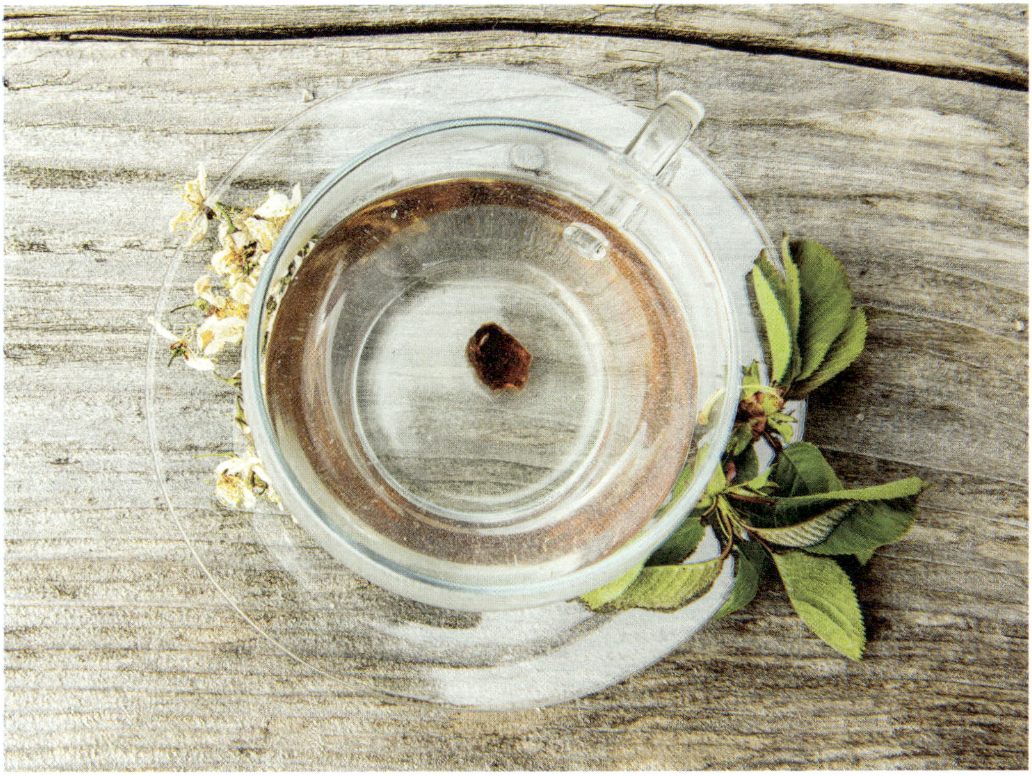

Rosig. Für ihr Jungbrunnen-Gesichtswasser kocht Susanne einen Tee aus Knospen, Blättern und Blüten der Wildkirsche. Das Herzstück liefert Kirschgummi.

Kräuterbüchern suchen, um entsprechende Hinweise zu finden, sagt Susanne. Auch an der jungen Salzburgerin ist es die Fröhlichkeit, die sofort auffällt, und die Begeisterung, mit der sie verschüttgegangenes Kräuterwissen hebt und weitergibt. Gerade weniger bekannte Heilpflanzen wie die Kirsche oder das Gänseblümchen haben es ihr angetan. Und immer wieder auch die Frage nach dem Warum. Viele Pflanzen, mit denen die Volksmedizin seit Jahrhunderten kleinere und größere Wehwehchen behandelt, sind wenig bis gar nicht erforscht. Wie sie wirken und letztlich auch helfen, ist daher oft unbekannt.

Ein Schicksal, das auch die Kirsche teilt. Im Grunde werden nur ihre Früchte verwendet, und diese meist nur in der Küche. Genauso gut würden sie aber in die Kräuterapotheke passen, ebenso wie die Knospen, Blüten, Blätter, Rinde, Kerne und Stiele. Etwas ganz Besonderes ist der Kirschgummi, der umgangssprachlich oft als Harz bezeichnet wird, obwohl er das nicht ist: Gummi ist wasserlöslich, Harz nicht. Allerdings ist der Kirschgummi wie das Harz ein Wundsekret, mit dem sich der Baum selbst verarztet, wenn seine Rinde verletzt wird.

Wie zum Beweis spiegelt sich in diesem Augenblick das Sonnenlicht in einem dicken bernsteinfarbenen Tropfen, der an der zerfurchten Rinde eines der beiden Kirschbäume klebt. Vorsichtig kratzt Susanne ihn ab und legt ihn Lara in die Hand. „Man kann den Gummi bei Halsweh wie ein Zuckerl lutschen oder sich

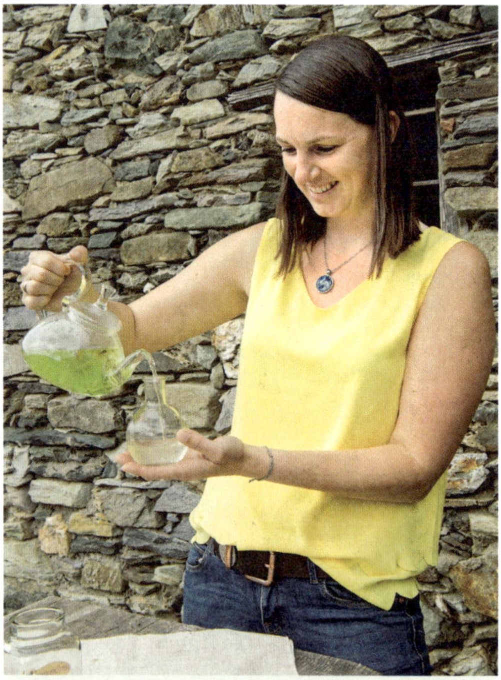

Jungbrunnen-Gesichtswasser

klärt und unterstützt die Regeneration der Haut, wirkt antibakteriell und bietet einen leichten Schutz gegen Sonnenstrahlen

Zutaten

- 1 Handvoll Knospen, Blätter und Blüten der Kirsche (frisch oder getrocknet)
- 40 ml Wodka oder Korn
- 1 TL Kirschgummi
- 5 Tropfen ätherisches Lavendelöl

So wird's gemacht

Aus den Knospen, Blättern und Blüten einen starken Tee bereiten und abkühlen lassen. 60 ml abmessen und in einer Flasche mit dem Alkohol, dem Kirschgummi und dem Lavendelöl vermischen.

Anwendung

Das Gesichtswasser mit einem Wattebausch oder einer Sprühflasche auf das gereinigte Gesicht auftragen und einziehen lassen.

Wer schon als Kind seine Gänseblümchensalbe rührt, tut das vielleicht auch später.

einen wohltuenden Tee daraus machen", sagt die ausgebildete Kräuterpädagogin. Lara lässt sich das nicht zweimal sagen, und schwupps! – schon ist das am Baum gewachsene Kirschbonbon in ihrem Mund verschwunden. Dem „Blut der Kirsche", wie der Gummi auch genannt wird, werden viele positive Wirkungen nachgesagt – vorausgesetzt, man hält sich an die Wildform, die sogenannte Vogelkirsche *(Prunus avium)* mit ihren kleinen, etwas herb schmeckenden Früchten. Alle Pflanzenteile wirken entzündungshemmend, schleimlösend, harntreibend und verdauungsfördernd.

Die gezüchteten, teilweise rosa blühenden Bäume, die heute viele Gärten schmücken, hätten ihre Heilwirkung zum Großteil eingebüßt, sagt Susanne. Überhaupt, so die Kräuterfrau, sei in den letzten Jahrzehnten ganz viel ursprüngliches Wissen verloren gegangen. Das meiste wurde mündlich weitergetragen und war irgendwann einfach nicht mehr gefragt. Auch deshalb ist Susanne viel in Kindergärten und Schulen unterwegs: Wer schon als Kind seine eigene Gänseblümchensalbe rührt, tut das vielleicht auch später, hofft sie.

Ihrem früheren Beruf in der Tourismusbranche mit langen Arbeitstagen und wenig Schlaf weint Susanne keine Träne nach. Sie sagt: „Das hat sich einfach nicht mehr richtig angefühlt." Und dann streift sie ihre Sandalen von den Füßen und läuft mit ihren vier kleinen Kräuterhexen durch die blühende Almwiese – barfuß und gut geerdet.

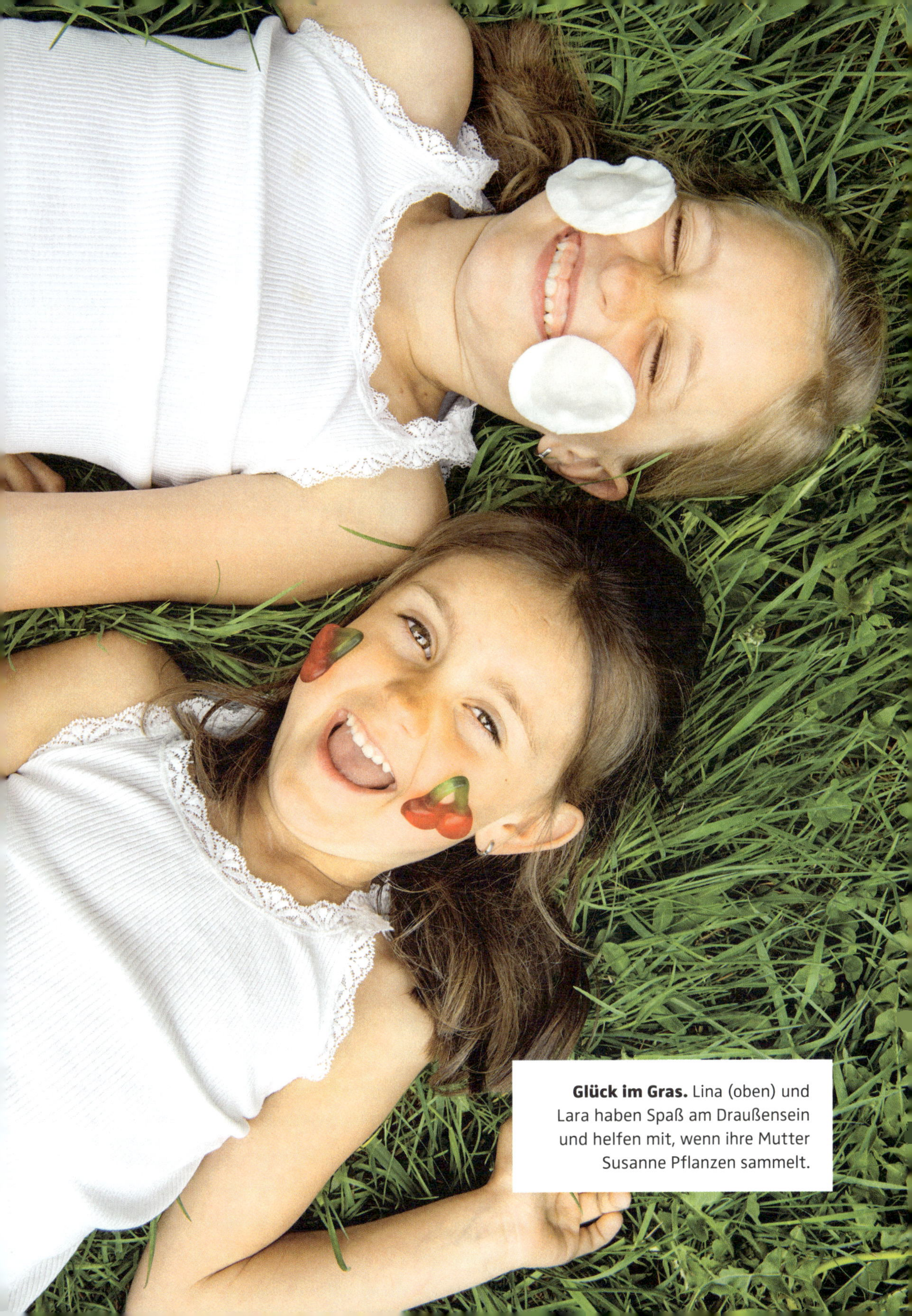

Glück im Gras. Lina (oben) und Lara haben Spaß am Draußensein und helfen mit, wenn ihre Mutter Susanne Pflanzen sammelt.

WIESENKRÄUTER

Die Kraft des Sommers

Auf ihrer Alm im Ennstal sammelt Valerie Jarolim wertvolle Blätter und Blüten. Was andere als Unkraut ausreißen, ist für sie stärkendes Gewächs für Mittagstisch und Hausapotheke.

Die Eindrücke aus der Kindheit wirken manchmal ein ganzes Leben lang nach und prägen das spätere Tun. So wie bei Valerie Jarolim, die als kleines Mädchen während der heißen Almsommer oft mit den Großeltern durch blumenbunte Wiesen spaziert war und sich heute erinnert: „All diese Blätter und Blumen waren für mich wie ein riesiger Märchenwald."

Ein Märchen im Kinderkopf, das Valerie als junge Frau für sich Wirklichkeit werden ließ. Denn die auf 600 Metern gelegene Alm, dieses kleine Stück Paradies oberhalb der Gemeinde Weyer in der oberösterreichischen Nationalpark-Kalkalpen-Region, hat nun sie, wie einst die geliebte Großmutter, jeden Sommer über gepachtet.

„Die Alm liegt mitten im Nichts", sagt Valerie, als wir bei unserem Besuch die letzten drei Kilometer bis zu ihrem Anwesen in Angriff nehmen, bepackt mit unseren Rucksäcken, vorbei an saftigen Wiesen und durch kleine Waldstücke. Hoch über dem Ennstal ist die Luft aromatisch frisch, erfüllt vom sanften Glockenläuten der Kühe, die hier ihre Sommerfrische verbringen.

Hier heroben lernte Valerie von ihrer Großmutter schon früh alles über die geheimnisvollen Kräfte der Pflanzen, die von anderen als „Unkraut" oder „Gestrüpp" ignoriert wurden. Rotklee, Brennnesseln, Giersch – all das waren für die Großmutter wertvolle Rohstoffe. Und sie machte aus den Kräutern Tees, Sirupe, Bäder und Elixiere: „Unsere Familie hatte dadurch das ganze Jahr über auch Medizin aus der Naturapotheke zur Verfügung." Spitzwegerichsirup gegen Husten etwa oder Gänseblümchentee für den Magen.

Auch wenn sie nicht auf direktem Weg in Großmutters Fußstapfen fand, sondern zunächst als Studentin der Agrarwissenschaften

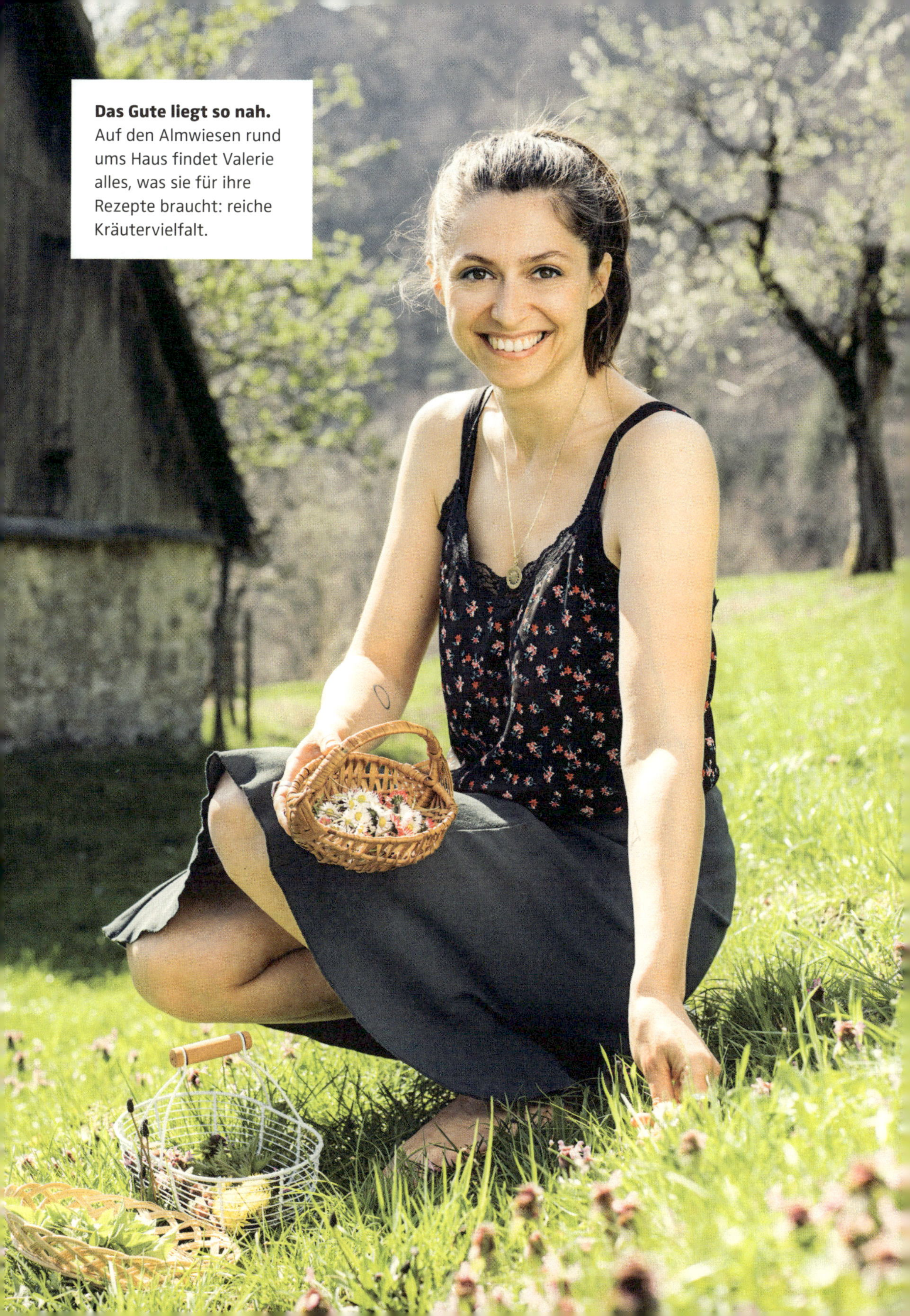

Das Gute liegt so nah. Auf den Almwiesen rund ums Haus findet Valerie alles, was sie für ihre Rezepte braucht: reiche Kräutervielfalt.

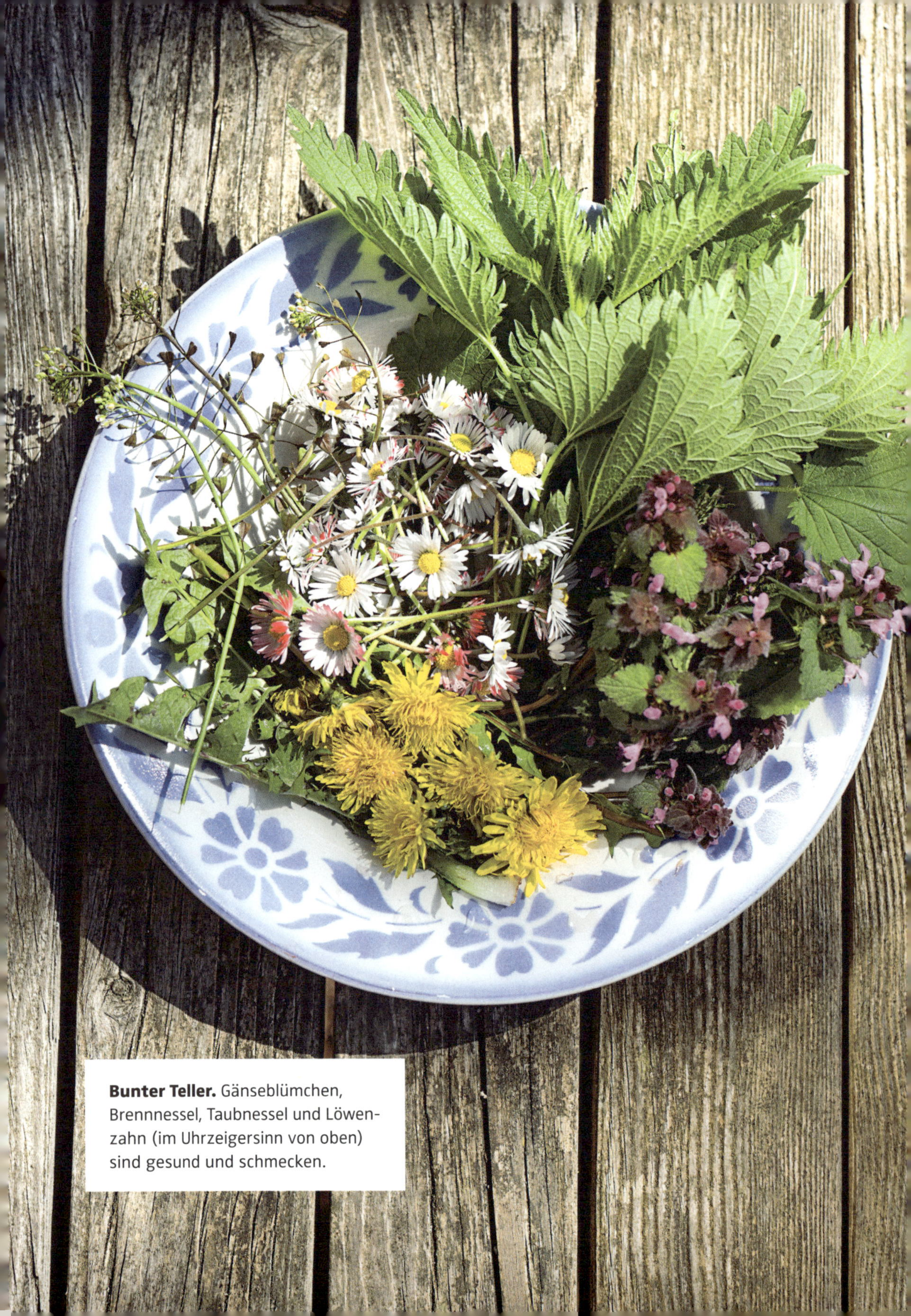

Bunter Teller. Gänseblümchen, Brennnessel, Taubnessel und Löwenzahn (im Uhrzeigersinn von oben) sind gesund und schmecken.

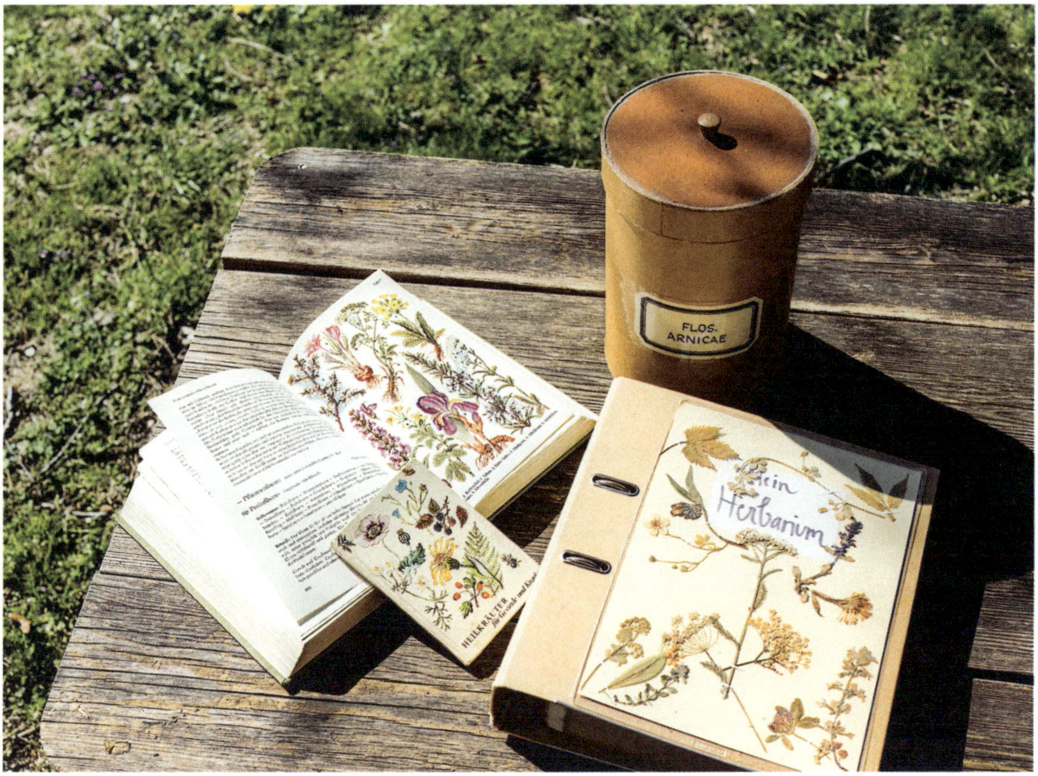

Das alte Wissen der Großmutter. Valerie Jarolim blättert gern und oft in den illustrierten Heilkundebüchern ihrer Oma.

in Wien eigenes neues Wissen sammelte, ließ Valerie das alte Wissen ihrer Oma nicht los. Sie begann durch die Donauauen zu streifen, sammelte Kräuter und experimentierte mit Rezepten. Schließlich pachtete sie in Wiens 23. Bezirk sogar ein kleines Feld, um Gemüse und Kräuter anzubauen.

Bald war für sie aber klar, dass ihr Weg dorthin zurückführen würde, wo sie als kleines Mädchen von der Märchenwelt verzaubert worden war. Valerie übersiedelte zurück aufs Land, verknüpfte ihr Fachwissen von der Universität mit dem Erfahrungsschatz der Großmutter und absolvierte eine Ausbildung zur Kräuterpädagogin. Vor allem aber zog es sie wieder auf die Alm, zum 400 Jahre alten, schon etwas windschiefen Anwesen aus Holz und Stein.

Hier sammelt sie Wermut, Gänseblümchen, Giersch sowie die vielen anderen Nutz- und Heilpflanzen, gibt Kräuterkurse und probiert beständig neue Rezepte aus.

Als wir mit ihr durch die umliegenden Wiesen streifen, pflückt sie Rotklee, Brennnesseln und Gänseblümchen: „Das sind heute unsere Zutaten fürs Mittagessen“, verrät sie. Valerie geht mit liebendem Interesse durch diese Welt aus vermeintlich unscheinbaren Stängeln, Blättern und Blüten. „Da, schau!“, sagt sie und hält uns eine Pflanze zur Begutachtung entgegen, „das ist Giersch, ein früher

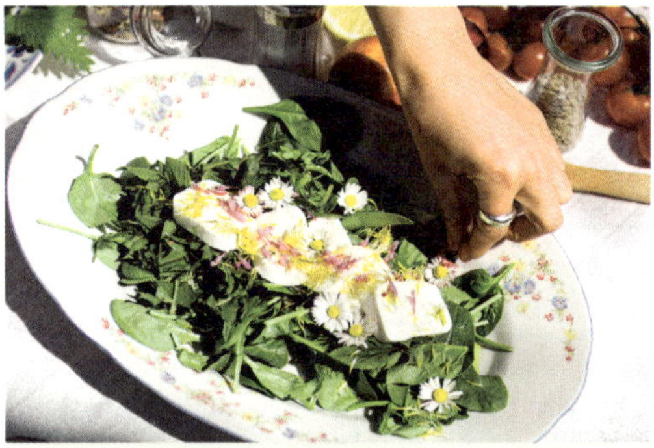

Blütensalat mit knackigem Spinat

Alle Kräuter und Blüten wachsen in der Sommerwiese oder am Wegesrand: Giersch ist ein wichtiger Nährstofflieferant und hilft bei Rheuma, Gicht und Blasenentzündung. Der an Bitterstoffen reiche Löwenzahn entlastet Leber und Galle.

Zutaten

- junge Spinatblätter
- Veilchenessig
- Olivenöl
- Salz
- Pfeffer
- Giersch
- Löwenzahn
- Gänseblümchen
- Margeriten
- Rotklee
- Schafgarbe
- Glockenblumen
- Schaffrischkäse

So wird's gemacht

Junge Spinatblätter waschen und mit Veilchenessig und Olivenöl anrichten. Salzen und pfeffern. Blätter von Giersch und Löwenzahn waschen, klein schneiden und auf dem Spinat verteilen.

Den fertigen Salat mit Blüten von Gänseblümchen, Löwenzahn, Margerite, Rotklee, Schafgarbe und Glockenblume verzieren. Sehr gut passt dazu Schaffrischkäse (ebenfalls mit Blütenblättern verziert).

hochgeschätztes Heilkraut gegen Rheuma und Gicht, das entzündungshemmend wirkt und auch dem Stoffwechsel guttut."

Das weiß sie aus Großmutters Erzählungen und Heilkundebüchern, die bis heute im Regal neben dem Herrgottswinkel stehen. Und dort stapeln sich die alten, unzählige Male durchgeblätterten Hefte: Einst hat die Großmutter zum besseren Verständnis getrocknete Pflanzen darin eingeklebt und sie beschriftet. Heute liegen daneben auch die Aufzeichnungen der Enkelin, die diese während des Studiums angelegt hat. Denn Valerie lebt nicht nur das Wissen ihrer Großmutter weiter, sondern auch deren Leidenschaft für den Schatz, den die Natur vor einem sehenden Auge ausbreitet.

Diese Leidenschaft ist ansteckend, und so helfen wir nach dem Ende unserer gemeinsamen Kräuterwanderung gerne bei der Vorbereitung für das Mittagessen. Wir sitzen mit der Gastgeberin vor dem alten Almhaus, zupfen und schneiden die außergewöhnlichen Zutaten für unser Mahl. Und auch dabei lernen wir, dass man die Dinge so oder ein bisschen anders sehen kann.

Während wir uns unterhalten, brennen die Handflächen vom Zupfen der Brennnesseln. Das ist natürlich unangenehm – aber Valerie korrigiert sofort: „Freu dich, das regt die Durchblutung an!"

Später beleben uns die Blüten und Kräuter in den Salaten – oder ist es doch die gute Almluft? Wie auch immer: Als wir den Weg zurück ins Tal antreten, fühlen wir uns so gestärkt, erholt und gut wie schon lange nicht mehr. Fast märchenhaft gut.

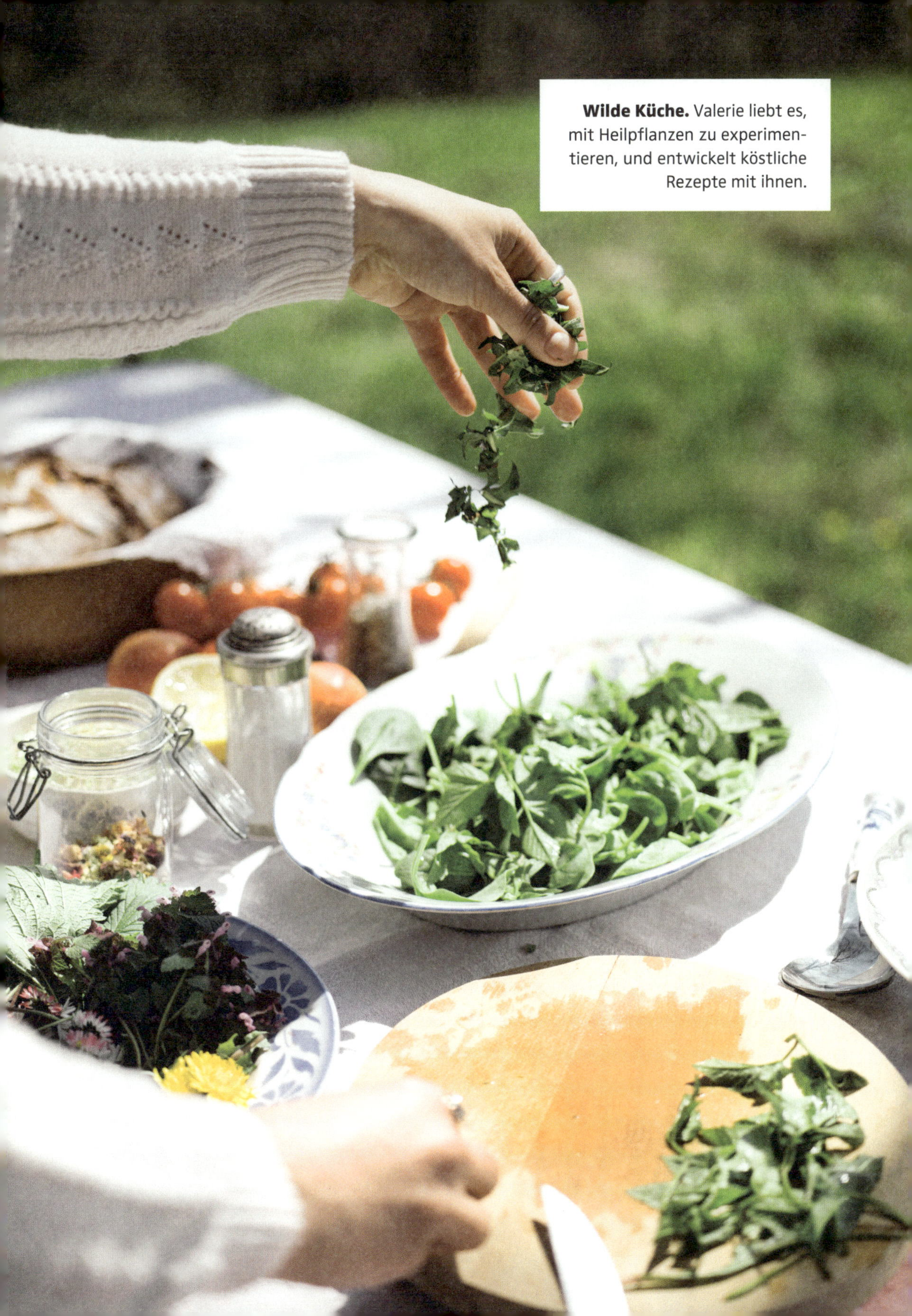

Wilde Küche. Valerie liebt es, mit Heilpflanzen zu experimentieren, und entwickelt köstliche Rezepte mit ihnen.

ARNIKA

Gipfeltreffen

Eine Verabredung auf dem 1.800 Meter hohen Neunerköpfle mit der Allgäuerin Adelheid Lingg: Es ist Juli, also Zeit für Arnika, Meisterwurz und Bibernelle.

„Die Kraft und die Klarheit ziehen mich in die Berge“, sagt Adelheid Lingg. Vor der Allgäuer Kräuterfrau liegt ein bunter Blumenteppich, im Tal schimmert der Haldensee, die Gipfel kleiden sich in Blau. Bergkette um Bergkette verschwimmt im bläulichen Dunst.

Wer hier oben gedeihen will, muss sich darauf einstellen: „Die Sonne strahlt stärker, der Wind bläst eisiger, Frost und Schnee haben die Vegetation länger im Griff“, sagt sie. Die Pflanzen in den Bergen entwickeln deswegen große Kraft.

Schon als Kind hat sich Adelheid Lingg für sämtliche Gewächse und deren Wesen interessiert. Sie selbst wäre als Pflanze vermutlich „eine weiße Alpenrose“, sinniert sie. Hartnäckig über der Baumgrenze, sogar zwischen Felsgeröll, hält sich dieser üppige Strauch, der auch „Almrausch“ genannt wird. Der Sage nach sollen Blitz und Donner auf jene Ahnungslosen niederfahren, die sich bei Gewitter in seiner Nähe aufhalten.

Leise und freundlich erzählt dies die Allgäuerin. Doch was die bescheiden wirkende Frau danach spricht, hat es in sich: „Ich bin mit der Gabe der Sicht geboren. Schon meine Mutter war Seherin, sie konnte in Träumen lesen.“ Auch ihr Großvater, ein Küfer und Bergführer, soll übersinnliche Kräfte besessen haben. Er konnte Schmerzen lindern, Blut stillen und Verbrennungen heilen. Kein Wunder, dass die kleine Adelheid mit riesigen Antennen für leise Zwischentöne und mit großer Liebe zur Natur aufwächst. Als Neunzehnjährige geht sie als Sennerin auf eine Alm. Hier findet sie ihre intensivsten Gefährten: die Alpenheilpflanzen.

Arnica montana war immer schon die wichtigste Heilpflanze der Bergler, und sie feierten sie mit vielen Namen: Kraftrose, Kraftwurz, Wolfsblume, Allesheil, Wundkraut – die „Chinarinde der Armen“ soll gegen Schmerzen, Entzündungen und Kraftlosigkeit helfen. Wie kleine gelbe Sonnen bedecken die Arnikablüten einen ganzen Hang. Tau glitzert noch auf den behaarten Stängeln.

„Die Arnika ist geschützt“, erklärt die Kräuterfrau. „Ich darf sie nicht pflücken, aber ich kann die Energie der Pflanze im Wasser sammeln.“ Dann holt sie ein Glasschälchen und eine Flasche aus ihrem Rucksack und setzt sich

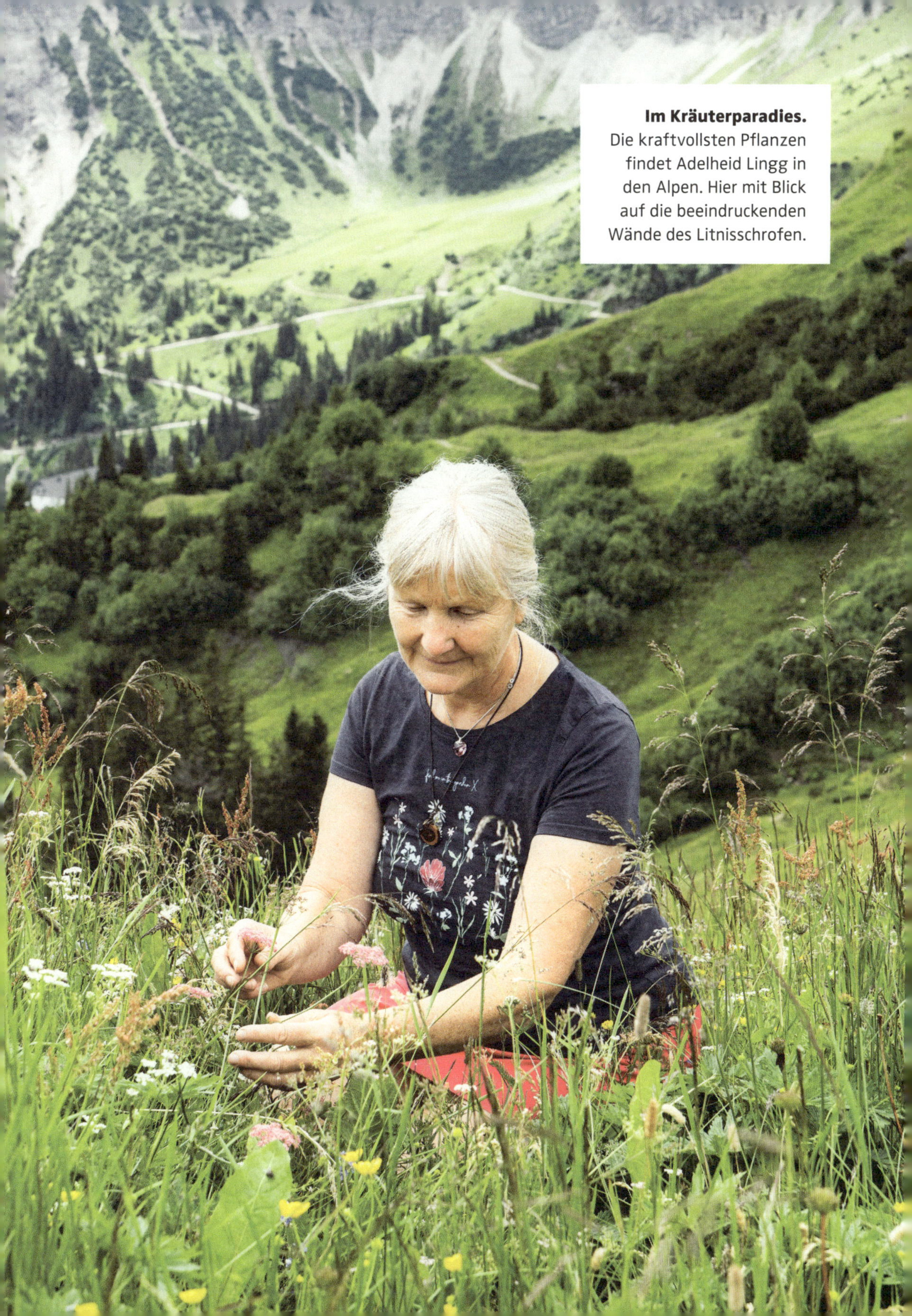

Im Kräuterparadies. Die kraftvollsten Pflanzen findet Adelheid Lingg in den Alpen. Hier mit Blick auf die beeindruckenden Wände des Litnisschrofen.

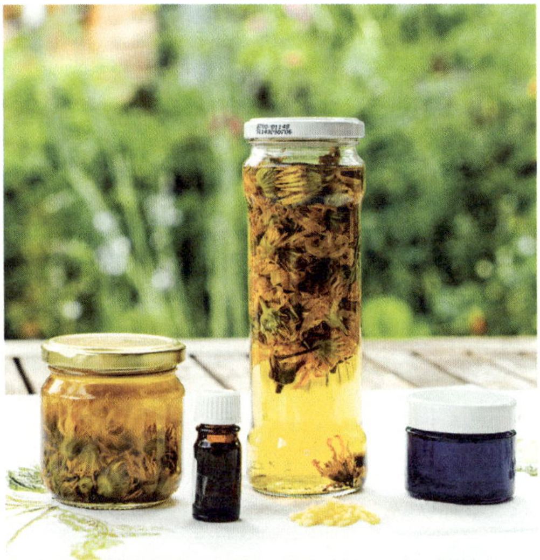

Arnikasalbe

bei Prellungen, Zerrungen, schmerzenden Gelenken oder Muskelverhärtungen

Zutaten

- 1 Handvoll Arnikablüten
- 100 ml Oliven- oder Mandelöl
- 10 g Bienenwachs
- 10 Tropfen Arnika-Urtinktur
- 4 Tropfen ätherisches Berglavendelöl

So wird's gemacht

Ein Schraubglas zu zwei Dritteln mit Arnikablüten befüllen und mit Öl aufgießen, an der Vormittagssonne 3–4 Wochen ausziehen lassen. Danach abseihen. Das Öl im Wasserbad erwärmen (nicht über 70 °C), Bienenwachs hinzufügen und dieses unter Rühren schmelzen. Vom Herd nehmen und auf ca. 40 °C abkühlen. 8–10 Tropfen Arnika-Urtinktur und 3–4 Tropfen Berglavendelöl einrühren. In Salbendöschen abfüllen und nach dem Erkalten verschließen. Kühl und dunkel aufbewahren.

***Vorsicht:** Nicht jeder verträgt das „Feuer" der Arnika. Zur Hautschonung kann vor der Arnikasalbe eine sehr dünne Schicht Ringelblumensalbe aufgetragen werden.*

in die Arnikawiese. Sie gießt etwas Wasser in die Schüssel und taucht eine Blüte unter: „Ich werde hier so lange warten, bis die Kraft der Pflanze auf das Wasser übergegangen ist."

Insekten summen, Käfer klettern ihre haarigen Stängel hinauf, manchmal fallen sie hinunter. Eine große Duftwolke schlüsselt sich in verschiedene Aromen auf. Adelheid Lingg entlässt die Blüte aus dem Wasser. Hat es jetzt wirklich einen metallischen Geschmack? Ist das ein Engelstrunk? Ein Wolfstrunk? Der kleine Schluck fühlt sich an wie etwas sehr Kostbares.

Die Meisterwurz hingegen spricht eine ganz andere Sprache. „Die Meisterwurz ist feurig, männlich, klar, gerade, kräftig und selbstbewusst", stellt die Kräuterfrau ihren Bergkönig vor, „deshalb liebt sie Bäche mit ihrer feuchten Kühle." Über den buschigen, saftig grünen Blättern schweben zarte weiße Doldenblüten. Auch die *Imperatoria ostruthium* hat viele Volksnamen: Kaiserwurz, Rauschwurz, Haarstrang, Durstwurz, Zahnwurz und mehr. Im Mittelalter setzte man die „Magistranz" genannte Pflanze als Gegenmittel für Gifte ein. Hildegard von Bingen empfiehlt einen Meisterwurzsud mit Wein gegen Fieber, Paracelsus fand: „Meisterwurz ist auch der führnehmsten Kräuter eins, so zu vielen Gebrechen dienlich."

„Ich nenne ihn Alpenginseng", sagt Adelheid Lingg. Sie hat ein Blatt mit Stängel abgebrochen, mit Genehmigung des Königs. „Ich bitte immer um Erlaubnis, etwas pflücken zu dürfen. Wenn ich diese bekomme, nehme ich

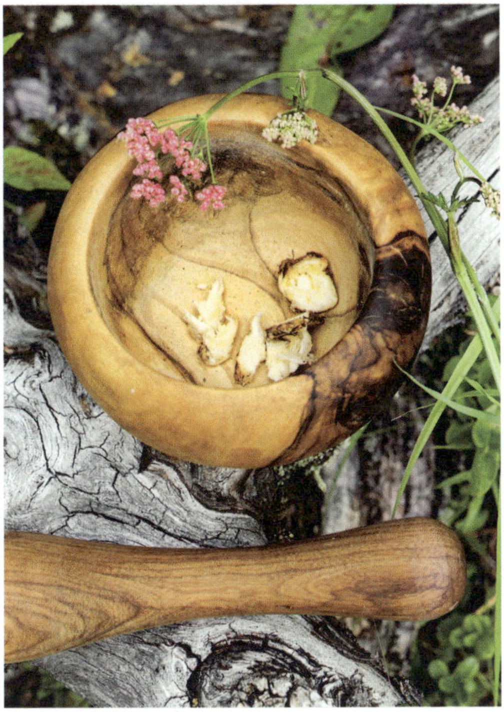

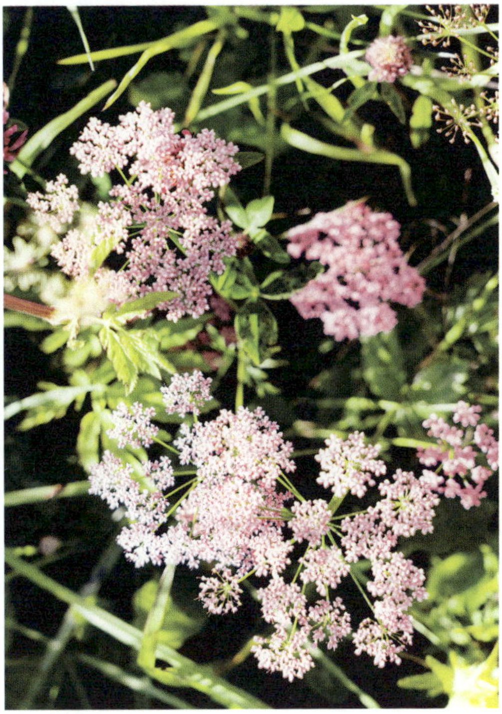

Kraftvoll. Aus der Wurzel der Bibernelle (links) braut Adelheid einen wirksamen Sud gegen Erkältungen. Am Berg leuchten die Blüten der Bibernelle rosa, im Tal weiß.

nur wenig, sodass der Pflanze nichts fehlt." Der Stängel schmeckt wild, scharf und feurig-frisch. „Von der Klärung der Gedanken bis zum Anregen des Stoffwechsels kann er alles", weiß Frau Lingg von ihrer Heilpraktiker-Ausbildung.

Als Nächstes trifft die Kräuterfrau auf die Bibernelle. Die zarten Blüten der *Pimpinella major* strahlen rosa, das kommt von der intensiveren Sonneneinstrahlung am Berg. Im Tal entwickelt sie weiße Blüten. Adelheid Lingg gräbt mit einem Hirschhorn eine Wurzel aus. Sie möchte einen Sud gegen Erkältungen brauen. „Aufgrund des extremen Standorts haben Bergpflanzen einen besonders hohen Anteil an sekundären Pflanzenstoffen wie Flavonen und natürlichen Fungiziden", erklärt sie, wäscht die Wurzel und mörsert sie an Ort und Stelle. „Die Bibernelle ist eine Aufräumerin, sie putzt den Rachen. Ihre zierliche Blüte ist ein Stern, das täuscht aber über ihre große Heilwirkung hinweg. Während der Pestzeit setzten die Leute große Hoffnung auf sie."

Ärzte gab es in den abgelegenen Gebirgsregionen kaum, die Leute waren arm, so entwickelte sich eine Volksmedizin. Dämonen und böse Geister machte man für Krankheiten verantwortlich, zur Linderung fanden die Heiler Pflanzen, Heilzauber und magische Riten. Ihr Wissen gaben sie an die nachfolgenden Generationen weiter, wie der Großvater und die Mutter von Adelheid Lingg es taten. Das ist jetzt ihr Schatz. Mit Menschen, die sie finden, teilt sie ihn gerne. Aber wie das mit weißen Alpenrosen so ist: Bei Blitz und Donner bitte fernhalten.

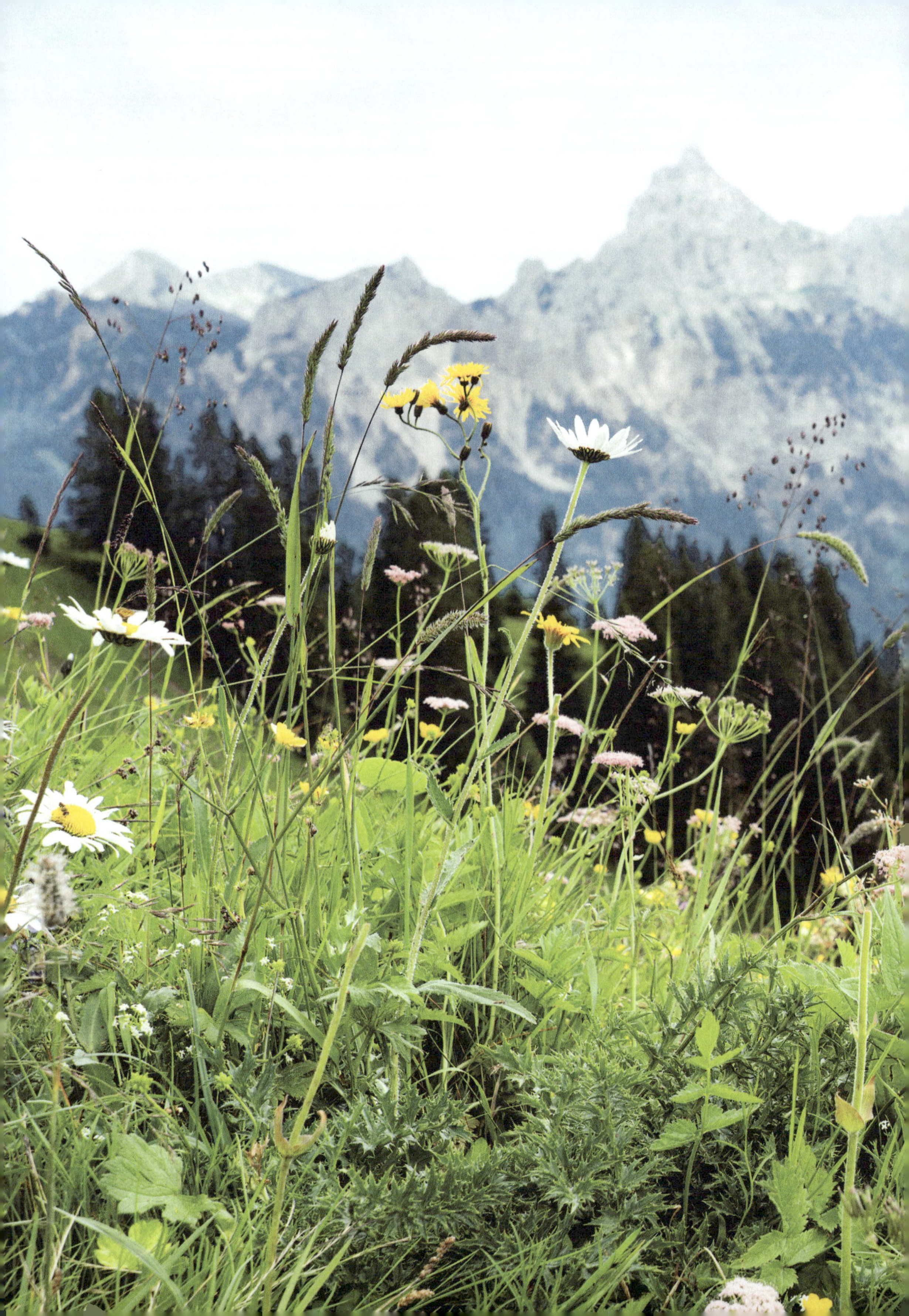

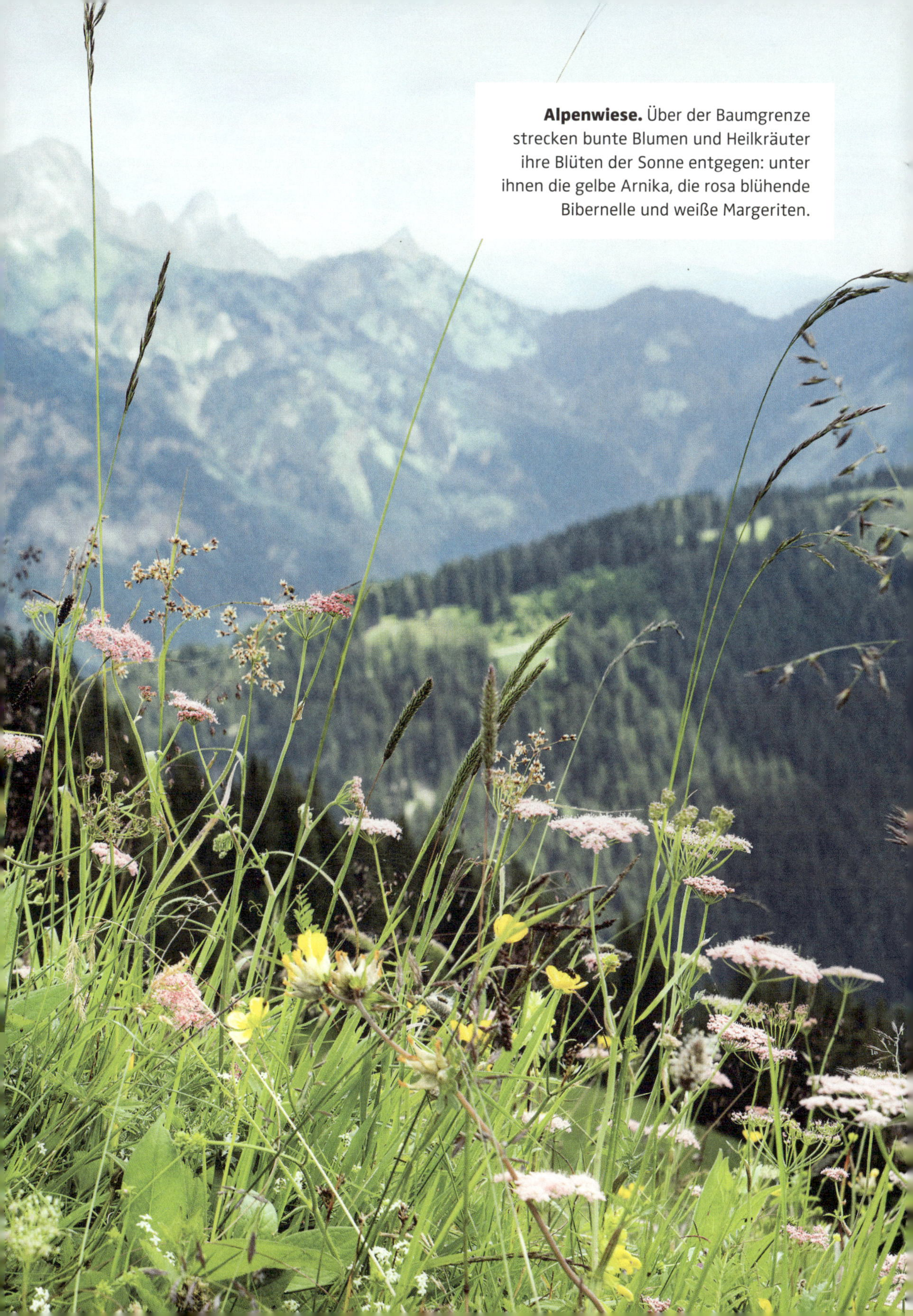

Alpenwiese. Über der Baumgrenze strecken bunte Blumen und Heilkräuter ihre Blüten der Sonne entgegen: unter ihnen die gelbe Arnika, die rosa blühende Bibernelle und weiße Margeriten.

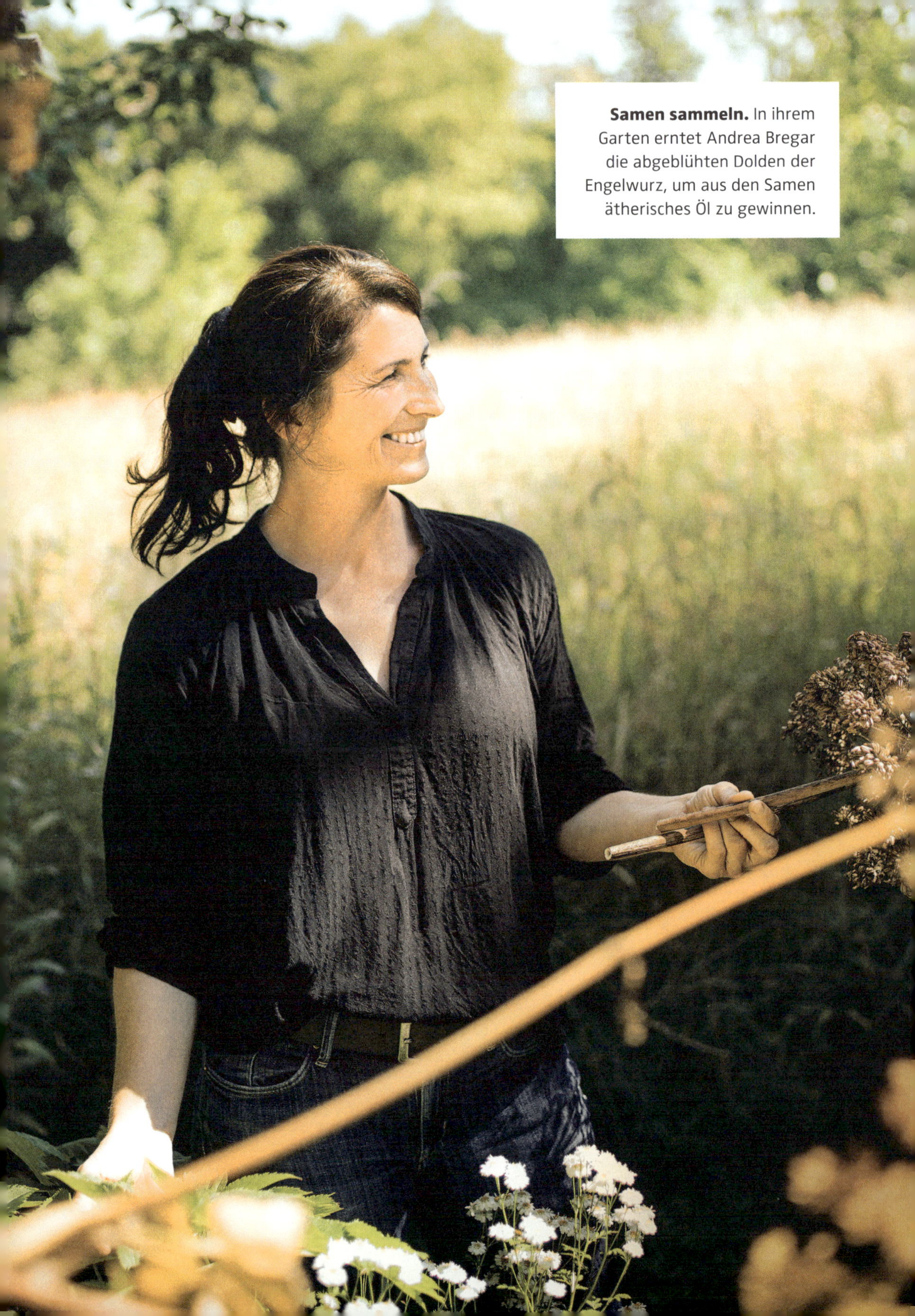

Samen sammeln. In ihrem Garten erntet Andrea Bregar die abgeblühten Dolden der Engelwurz, um aus den Samen ätherisches Öl zu gewinnen.

ÄTHERISCHE ÖLE

Die Hüterin der Pflanzenseele

Andrea Bregar aus der Steiermark ist Expertin für ätherische Öle. Mit ihrer Destille fängt sie die duftende Essenz von Blumen, Stauden und Kräutern ein.

Wenn das Wasser im Kessel zu blubbern beginnt und den Siedepunkt zu schnell erreicht, kräuselt sich ein Faden feinen Rauchs durch das Geistrohr der Kupferdestille. Er kündigt die ersten Tropfen an. Die klare Flüssigkeit, die zaghaft in die Florentinervase rinnt, sieht aus wie Wasser, in dem kleine Perlen gelben Öls wirbeln, die nach und nach aufsteigen, um sich zu einer hauchdünnen Schicht Engelwurzöl zu sammeln. Zitroniger Duft erfüllt den Raum. Das ätherische Öl, das sich mit der Pipette aus dem engen Flaschenhals ziehen lässt, füllt Andrea Bregar in ein braunes Apothekerfläschchen, das nicht größer ist als ein Fingerhut.

In der Gesäßtasche ihrer Arbeitshose klafft ein großes Loch. Es hat nicht lange gedauert, da hatte die Gartenschere den robusten Stoff durchgewetzt, denn es ist ein ständiges Rein-Raus, Rein-Raus, wenn sie durch ihren Garten geht. Irgendetwas zum Abschneiden und Stutzen findet sich immer. Der Griff nach hinten erfolgt instinktiv. Andrea greift zur Schere wie ein Cowboy nach seiner Pistole. Sie schneidet die reifen Samenstände der Engelwurz, um später die Samen in ihre Destille zu leeren und ätherisches Öl zu gewinnen. Ätherische Öle sind leicht flüchtig und häufig schnell entzündbare Stoffgemische. Pflanzen bilden sie, um Insekten anzulocken, Schädlinge abzuwehren oder um gegen Krankheiten gefeit zu sein. Sie sind die Schutzschilde der Blumen und Kräuter. Ätherische Öle werden in der Kosmetikindustrie und zur Wohnraumaromatisierung verwendet, und sie spielen in der Naturheilkunde eine wichtige Rolle.

Andrea Bregar aus dem steirischen Feldbach bezeichnet sich als Bäuerin, obwohl sie eigentlich keine Landwirtin ist. Vor einigen Jahren hat sie ihren Garten zu ihrem Beruf gemacht; die Blumen, Kräuter und Stauden zu Mitarbeitern und zu Kollegen, die ihr das Wertvollste bieten, was sie haben: ihr Innerstes – ihren Geschmack und ihren Duft. Beides fängt Andrea mit einem Verfahren ein, das viel simpler ist, als es sein sperriger Name vermuten lässt: Wasserdampfdestillation. Eine Technik, mit der die Kräuterexpertin ätherisches Öl und das um Nuancen feinere Hydrolat gewinnt – ein sanftes Pflanzenwasser, das Andrea unter anderem zur Verfeinerung von

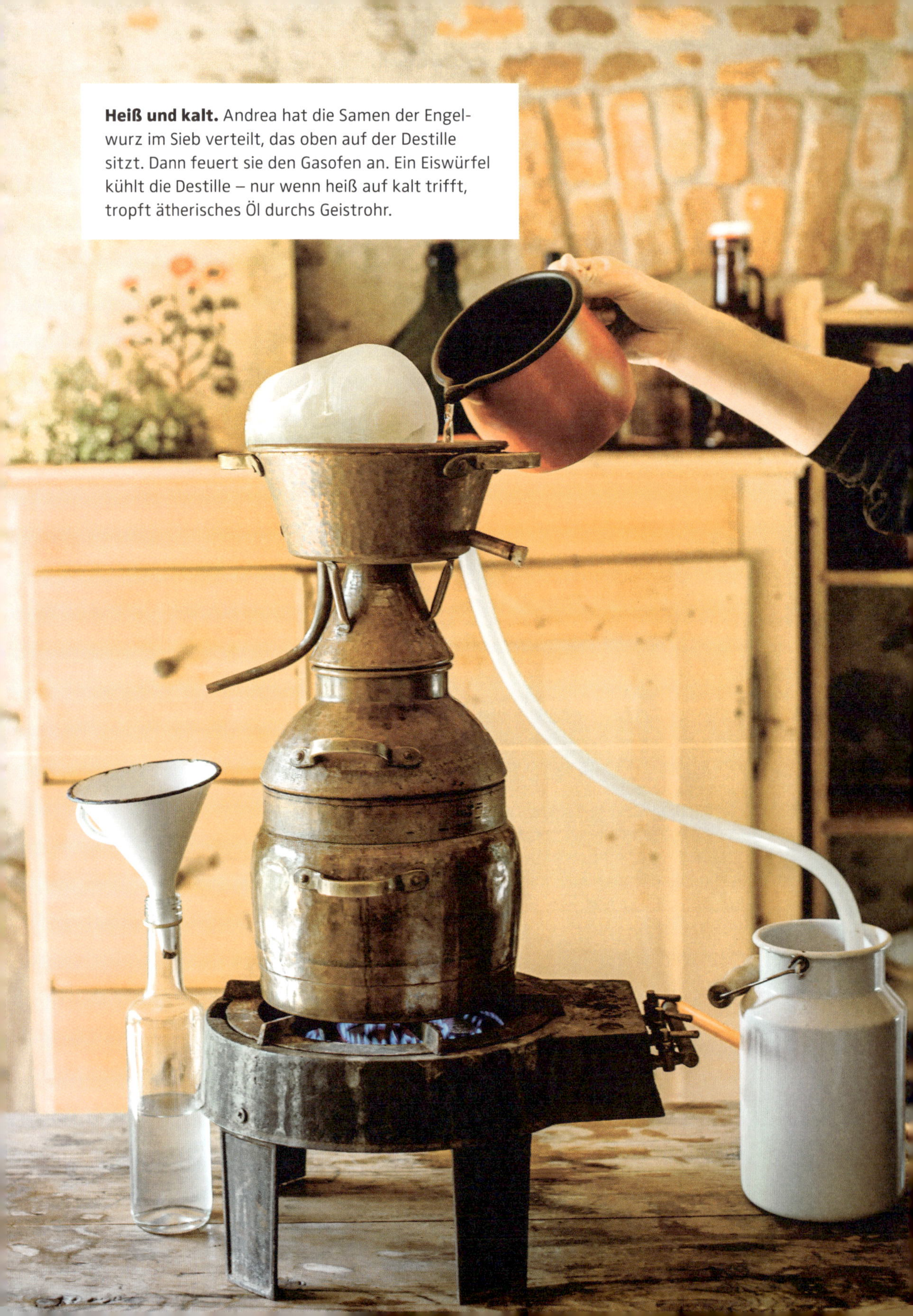

Heiß und kalt. Andrea hat die Samen der Engelwurz im Sieb verteilt, das oben auf der Destille sitzt. Dann feuert sie den Gasofen an. Ein Eiswürfel kühlt die Destille – nur wenn heiß auf kalt trifft, tropft ätherisches Öl durchs Geistrohr.

Speisen verwendet. Und für Raum- oder Erfrischungssprays.

Als Andrea Bregar vor zwanzig Jahren an einem trüben Februartag mit ihrem Mann zum ersten Mal nach Gossendorf nahe Feldbach kam und das alte Haus am Waldrand sah, wollte sie gleich wieder kehrtmachen. Es gab kein fließendes Wasser, und die Brennnesseln standen mannshoch ums Haus. Das kleine Nebengebäude, in dem sie nun in ihrer Werkstatt kleine Wunder vollbringt, war unter der Last der Zeit zusammengebrochen: vom Keller bis zum Dach zu renovieren. Aber der Platz hatte etwas Magisches. Als die Pfirsichbäume zwischen den Hecken blühten, unterschrieb das junge Paar den Kaufvertrag.

Öffnet Andrea nun die Tür zu ihrer Werkstatt, duftet es. Das ist wenig überraschend. In den Schränken, die sie über die Jahre auf Flohmärkten gefunden hat, steht eine Unzahl an braunen Apothekerfläschchen. In einem Setzkasten am Fenster, das auf die Straße hinausreicht, reihen sich Flakons mit Ölen von Baldrian, Nelke, Eberraute, Schafgarbe und Zimtrinde.

Das Öl im Fläschen mit der Aufschrift „Kamille“ hemmt Entzündungen, jenes mit dem Etikett „Latsche“ wehrt Keime ab. Lavendelöl beruhigt, Salbeiöl wirkt antibakteriell, und Pfefferminzöl kühlt. Die Kupferdestille macht ein scharrendes Geräusch, wenn Andrea sie über die Anrichte zieht. Das Prinzip der Wasserdampfdestillation funktioniert einfach: Man füllt den Wasserkessel mit Wasser, legt das Pflanzenmaterial in den Aromakorb, setzt den oberen Teil der Destille auf den Wasserkessel

Die Rose hält ihr Innerstes gut fest: Es braucht sieben Tonnen Rosenblätter, um einen Liter Rosenöl zu gewinnen.

und feuert den Gasherd an. Unten erhitzt sich das Wasser, Dampf steigt auf, durchdringt das Pflanzenmaterial und trifft auf den Deckel der Destille, der permanent gekühlt werden muss. Mit großen Eiswürfeln oder kaltem Wasser. Der heiße Dampf trifft auf das kalte Kupfer, verflüssigt sich und tropft durch ein Röhrchen ab – das sogenannte Geistrohr, durch das die Pflanzenseele in Fläschchen oder Flakons rinnt.

Oft zeigt die Intensität des Geruchs von Pflanzen, wie viel ätherisches Öl sie enthalten. Thymian, Currykraut, Lavendel oder Salbei sind reich an ätherischen Ölen, die sie freigiebig teilen. Andere Pflanzen aber, die intensiv duften, geben ihr Öl nur zögerlich oder gar nicht frei, etwa Maiglöckchen oder Veilchen.

Andrea schlendert durch ihren bunt blühenden Garten, in der Hand einen Korb voller Samen. „Bei meinem ersten Destillationsversuch vor mittlerweile mehr als zehn Jahren sind wir fast in Flammen aufgegangen“, erinnert sich die dreifache Mutter, während sie eine gut zwei Meter hohe, abgeblühte Engelwurz schüttelt, um noch eine Handvoll Samen zu ernten, die aus den Blüten rieseln.

Andrea hatte Lavendelblüten in ihrer Destille verteilt, den Gasherd angezündet und nicht damit gerechnet, dass die Pflanze ihr ätherisches Öl so rasch loslässt: Noch während sie nach einem passenden Fläschchen suchte und einen Trichter desinfizierte, perlte das erste Tröpfchen Lavendelöl direkt in die Gasflamme. „Das gab ein kleines Feuerwerk“, erzählt die Kräuterexpertin. „Passiert einem auch nur einmal.“

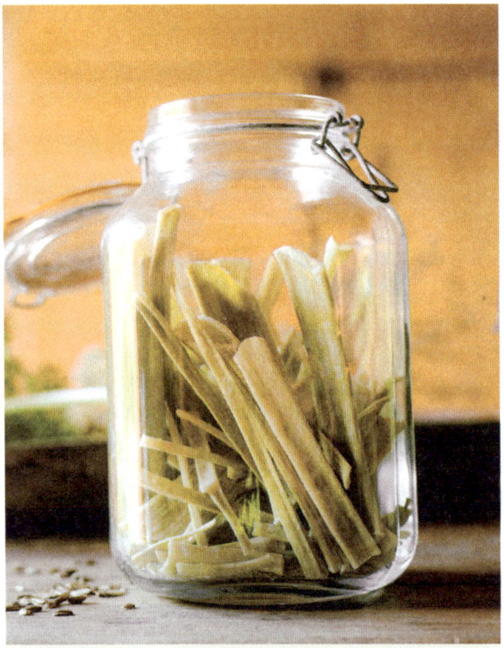

Kandierte Engelwurz

Die Engelwurz ist vielfältig. Aus ihren Wurzeln lässt sich Magenbitter herstellen, die jungen Stiele schmecken aromatisch und frisch. Kandiert und mit dem Pflanzenwasser der Samen verfeinert, ergeben die vor der Blüte geernteten Stiele eine gesunde Nascherei.

Zutaten

- 20–30 junge Engelwurzstiele
- 800 g Zucker
- 1 l Engelwurzhydrolat

So wird's gemacht

Die Engelwurzstiele abschneiden, in kochendem Wasser blanchieren, herausnehmen und abtropfen lassen. Den Zucker im Engelwurzhydrolat auflösen und aufkochen. Engelwurzstängel 12 Stunden darin ziehen lassen. Stängel herausnehmen und den Sirup noch einmal aufkochen. Stängel wieder hineingeben und noch einmal über Nacht ziehen lassen. Im Backofen oder – wenn es warm und trocken genug ist – an der frischen Luft trocknen lassen.

Die Engelwurz, auch Angelikawurzel genannt, gehört zu Andrea Bregars Lieblingspflanzen. Sie mag den aromatisch-herben Geschmack und die Vielfalt dieser Pflanze. Andrea leert die Samen der Engelwurz in das Sieb der Destille. Die Engelwurz ist nicht geizig. Weniger freigiebig als Lavendel, aber nicht so knauserig wie die Königin der Blumen, die Rose, die ihr Innerstes im Bewusstsein ihres Schatzes gut festhält. „Wie viele Rosenblüten braucht man, um einen Liter Rosenöl zu gewinnen?", fragt die Expertin mit einem Zwischenton in der Stimme, der verrät, dass einem die Antwort ein „Hui!" entlocken wird, und sagt: „Sieben Tonnen!"

Eine mit Rosenblüten bis an den Rand gefüllte Destille ergibt ein paar Tropfen Rosenöl und noch etwas Wertvolles: Im Sommer, wenn ihr die Nachmittagshitze zwischen den Beeten Schweißperlen auf die Stirn treibt, greift Andrea in ihren Umhängebeutel, in dem sie neben Zettel, Stift und Schnur stets eine Sprühflasche griffbereit hat – mit Rosenhydrolat, dem Rosenwasser, das sie beim Destillieren gewinnt und das nicht nur gut duftet, sondern auch kühlt. Zwei Stöße davon bei geschlossenen Augen ins gerötete Gesicht, und sie kann auch jenseits der 30 Grad durchatmen. Und fühlt sich frisch.

Der Umhängebeutel, den sich Andrea um die Hüfte schnallt, bevor sie in den Garten geht, ist ein Geschenk ihrer Mutter. Ein zusammengenähtes Sammelsurium aus vollkommen intakten Gesäßtaschen. Ohne Loch.

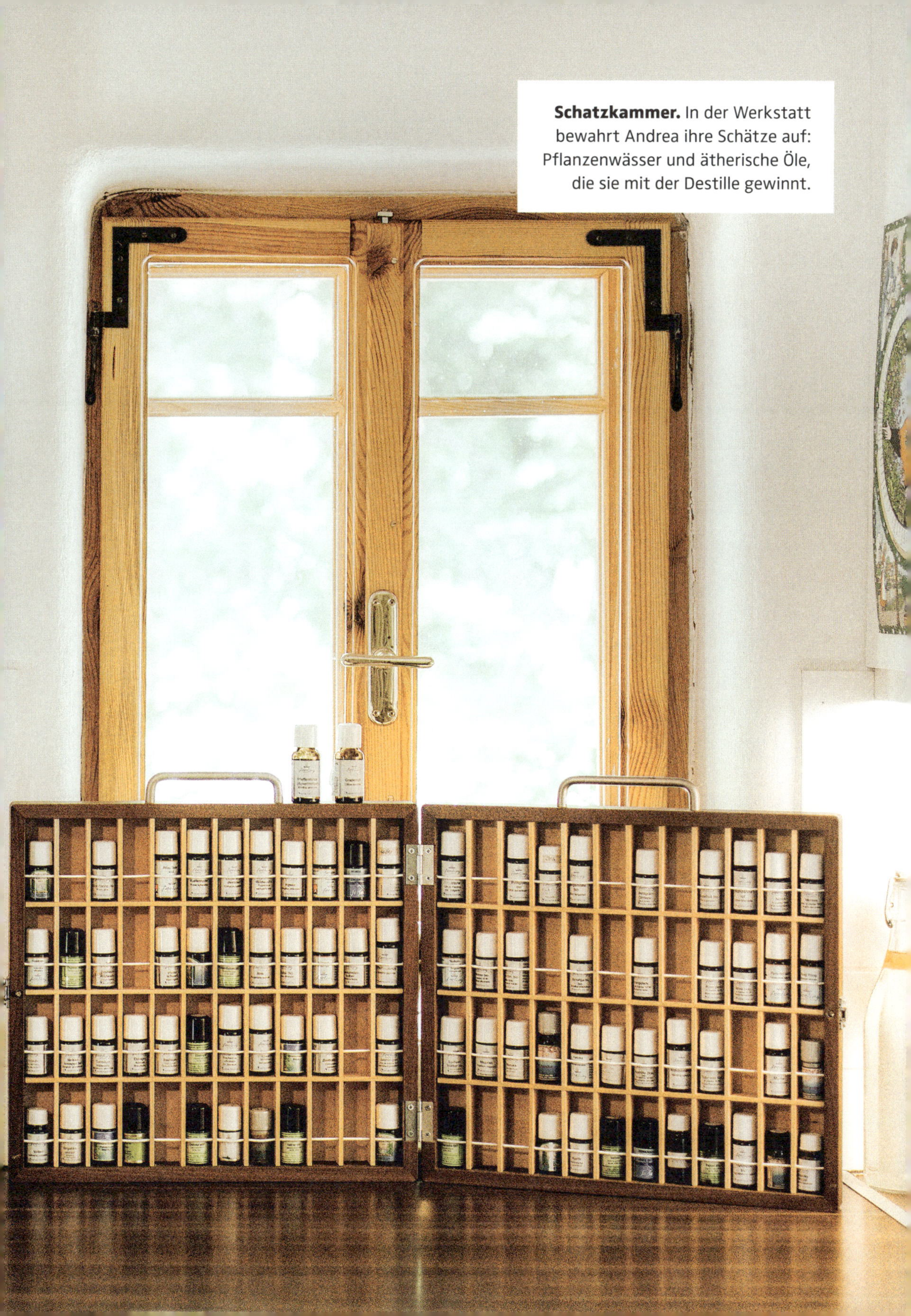

Schatzkammer. In der Werkstatt bewahrt Andrea ihre Schätze auf: Pflanzenwässer und ätherische Öle, die sie mit der Destille gewinnt.

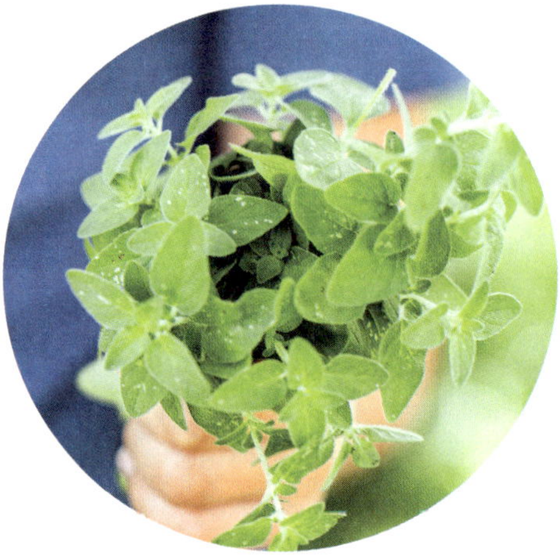

DOST

Seufzerkraut und Schnupfenbutter

Die Kinder lieben die Geschichten der Vorarlbergerin Iris Lins über Kräuter und deren Zauberkräfte. Früher lauschte sie selbst ihren Großeltern und wurde deshalb Kräuterpädagogin.

Die Göfner Oma hat sich einmal sehr aufgeregt. Was man denn einem Kind heutzutage auf die Haut schmiert, empörte sie sich. Das war in den Neunzigerjahren und Iris Lins ein zehnjähriges Mädchen. Von einem Sturz hatte sie eine genähte Wunde auf der Stirn, für die Narbe verschrieb der Hausarzt eine Apothekensalbe. Gewiss nichts, was der Göfner Oma jemals untergekommen wäre. „Kind, da hab ich was Besseres“, sagte sie, entsorgte das gekaufte Medikament und verordnete ihrer Enkelin die selbst gemachte Ringelblumensalbe zur Narbenbehandlung. Denn die Ringelblume, das wusste die Großmutter, hilft selbst bei schlecht heilenden Wunden. Irgendwie konnte Iris gar nicht anders, als die Kräuter zu lieben. Denn auch der Großvater mit seinen wunderbaren Geschichten prägte sie. Vorarlberg hat er zwar in seinem Leben kaum verlassen, dennoch wusste er davon zu erzählen, was denn der Medizinmann bei den Indianern machte, wenn jemand krank oder verletzt war.

Die alten Erzählungen, verbunden mit der Neugier und der Freude am Ausprobieren, haben Iris' Leidenschaft für Heilkräuter schon als junges Mädchen entfacht. Mit zehn Jahren rührte sie bereits ihren ersten selbst gemachten Lippenbalsam. Doch erst nach ihrer Ausbildung zur Krankenschwester reifte Iris' Wunsch, mit Kindern und Kräutern zu arbeiten, immer mehr

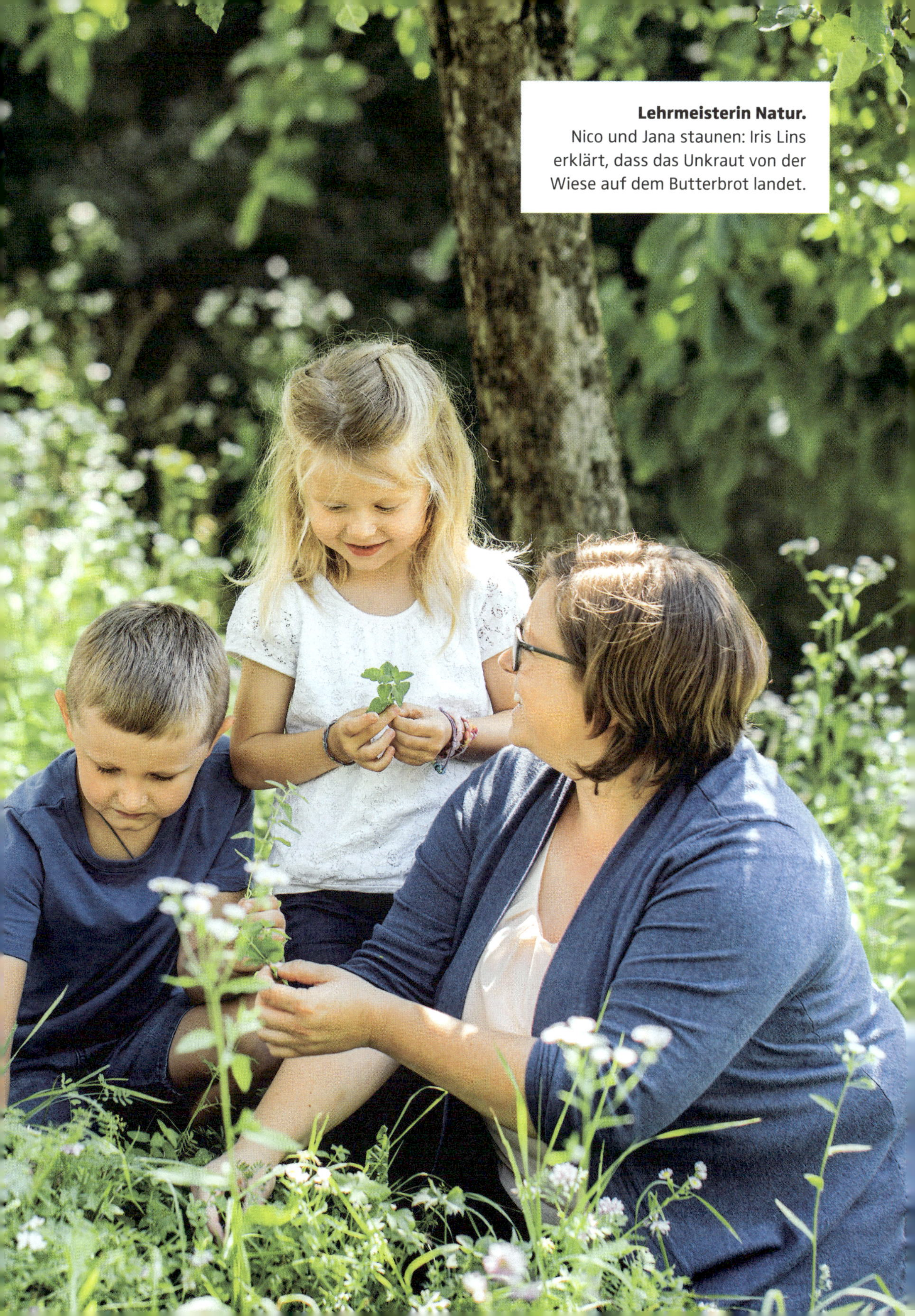

Lehrmeisterin Natur.
Nico und Jana staunen: Iris Lins erklärt, dass das Unkraut von der Wiese auf dem Butterbrot landet.

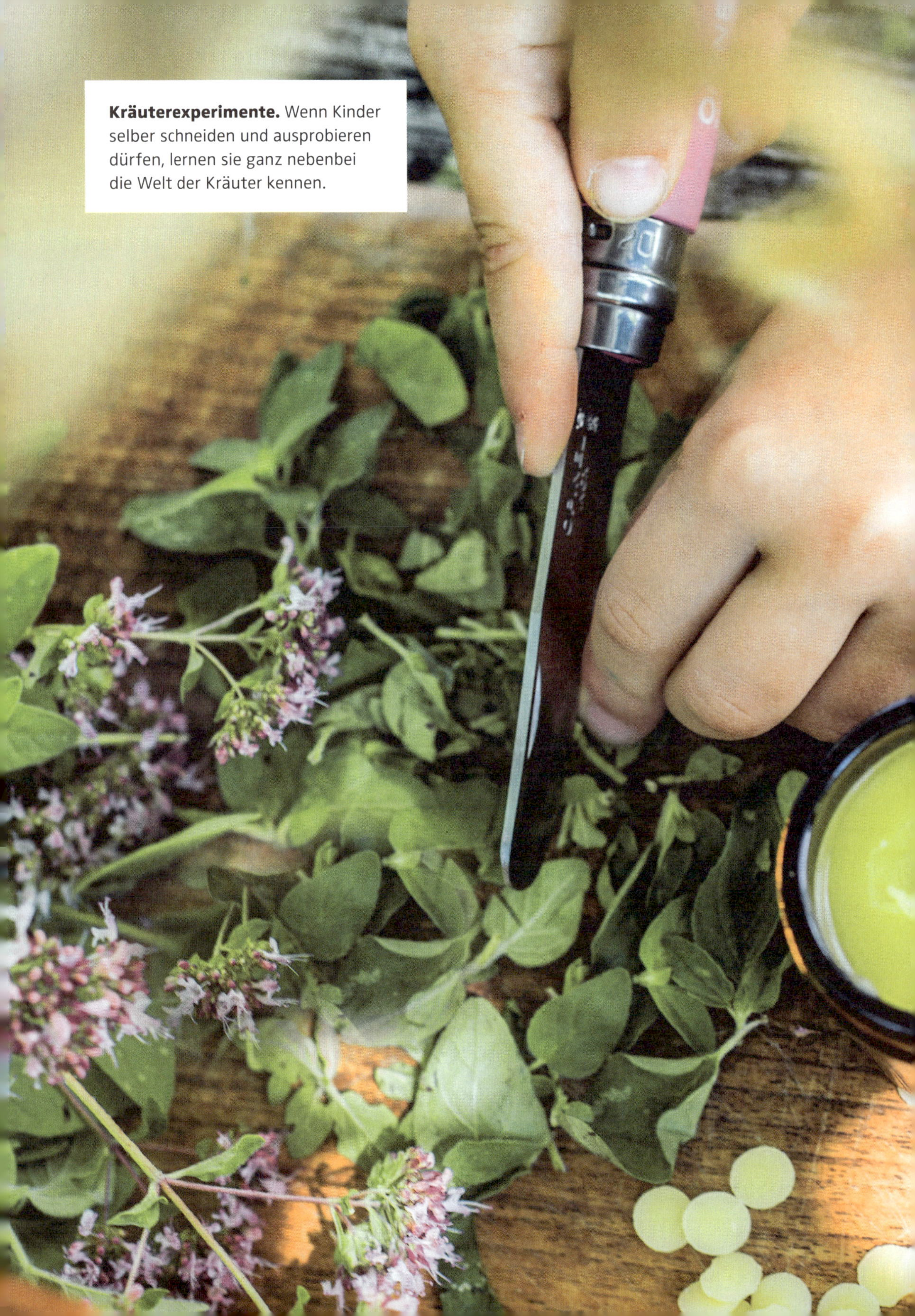

Kräuterexperimente. Wenn Kinder selber schneiden und ausprobieren dürfen, lernen sie ganz nebenbei die Welt der Kräuter kennen.

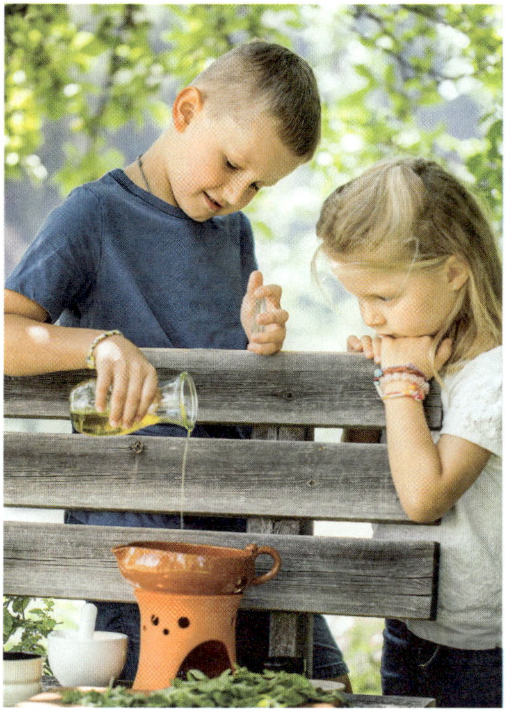

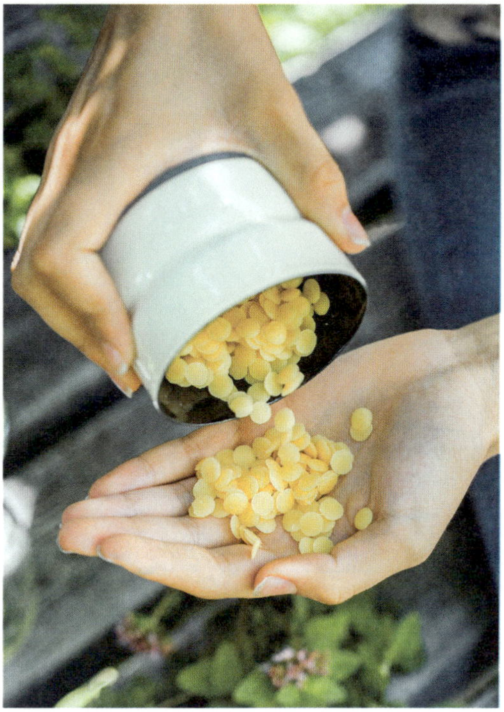

Einfach wirksam. Olivenöl, Bienenwachs (Bild rechts) und Dost – mehr bedarf es nicht für einen wohltuenden Balsam, der bei Erkältungen und Bauchweh hilft.

heran. „Ich habe beobachtet, dass schon Zehnjährige, wenn sie Kopfweh haben, sagen: ‚Die Mama meint, ich soll ein Pulverl nehmen.' Da dachte ich mir, das gibt's ja nicht, dass Kinder in dem Alter schon wissen, wo im Medikamentenschrank die Kopfweh-Tabletten sind", sagt Iris und meint: „Es braucht ja nicht immer gleich eine chemische Keule. Ich möchte, dass die Kinder ein Gefühl dafür bekommen, was ihnen eventuell sonst noch helfen könnte."

Heute, in ihren kräuterpädagogischen Kursen, lässt Iris die Kleinen mit Pflanzen experimentieren, so wie es früher Alchemisten taten, nebenbei erzählt sie ihnen allerhand mystische Geschichten. Und bei dieser Arbeit mit den Kindern dürfen wir Iris nun begleiten.

Mitten im Vorarlberger Rheintal gelegen, unweit von Götzis und umgeben von beeindruckender, unberührter Naturlandschaft, thront das auf einer Anhöhe gelegene Bildungshaus St. Arbogast. Leonie, Sarah, Jana und Nico heften sich an Iris' Fersen und stapfen durch das kniehohe Gras des angrenzenden Staudengartens. Während die Kräuterpädagogin nach einem Stängel Dost greift, beginnt sie zu erzählen: „Früher glaubte man, dass das eine Schutzpflanze sei, die Menschen vor bösen Einflüssen bewahrt. Wenn man wollte, dass der Verstorbene ein schönes Leben im Jenseits hat, so hat man auf sein Grab ein Dost-Pflänzchen gesetzt."

Im Volksmund wird der Dost „wilder Majoran" genannt. Ursprünglich kam er aus dem Mittelmeerraum über die Alpen zu uns; die Liebesgöttin Aphrodite soll ihn gebracht haben. Dost wächst bevorzugt an trockenen Orten und liebt die Sonne. Er mag exponierte Böschungen oder Plätze, an denen Wald

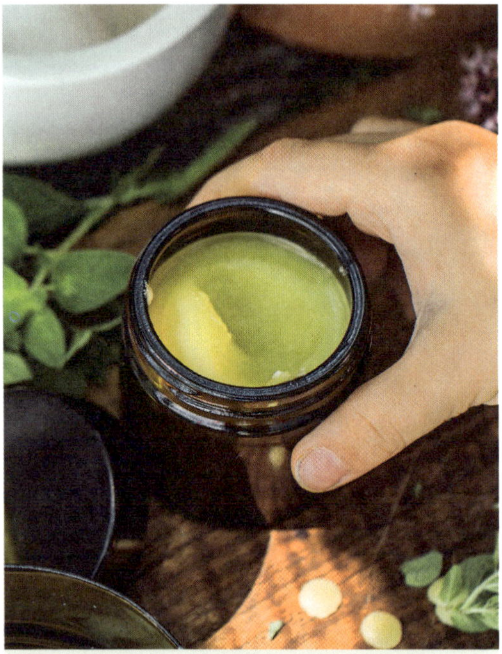

Bäuchlein-Balsam mit Dost

wirkt krampflösend und entspannt

Zutaten

- 100 ml Olivenöl
- 10 g getrockneter oder 20 g frischer Dost
- 10 g Bienenwachs
- evtl. ätherisches Öl

So wird's gemacht

Öl und zerkleinerten Dost im Topf auf 65 °C erwärmen und etwa 15 Minuten unter Rühren ziehen lassen. Heilpflanze abgießen, auspressen, das Öl wieder in den Topf geben. Bienenwachs im Öl schmelzen lassen. Wenn die Mischung auf 40 °C abgekühlt ist, evtl. ätherisches Öl dazugeben.

In saubere Döschen abfüllen, mit einem Küchentuch über Nacht zudecken und erst am nächsten Tag mit einem Deckel verschließen und beschriften. Der Balsam ist etwa 1 Jahr haltbar.

abgeholzt wurde. „Der Dost hilft aber auch Menschen, die oft seufzen müssen", erklärt Iris kindgerecht. „Wenn ihr also jemanden kennt, der gute Laune braucht, dann soll er doch ab und zu ein Butterbrot mit Dostsalz essen oder seine Nudeln damit würzen." Und sie erzählt den Kindern, dass man früher, als es noch keine Nasensprays gab, wilden Majoran auch für „Schnupfenbutter" verwendete.

Weil die Pflanze so vielseitig einsetzbar ist, rührt Iris mit den Kindern gerne einen Balsam daraus. Bei Erkältungen kann man ihn auf Brust, Rücken oder direkt unter die Nase schmieren. Er beruhigt, sorgt für gute Laune, und weil er krampflösend und entspannend wirkt, lässt er sich auch als wohltuender Bäuchlein-Balsam verwenden. Unterwegs mit Iris lernen die Kinder, dass es auch gewisse Regeln gibt: dass man nur so viel von der Natur nimmt, wie man wirklich braucht. Oder dass man manchmal fragen muss und nicht einfach überall pflücken darf. Die Kleinen erfahren auch viele spannende Dinge. „Wenn du möchtest, dass dein Lavendel oder deine Rose noch intensiver duften, dann pflanze eine Nessel neben sie. Wenn sich nämlich eine Brennnessel zu einer Duftpflanze gesellt, beginnt diese, mehr ätherisches Öl zu produzieren", weiß Iris.

Die Kräuterpädagogin sieht es als ihre Aufgabe, die persönlichen Schatztruhen der Kinder mit altem Kräuterwissen zu füllen. Iris möchte keine eingefahrenen Glaubenssätze weitertragen, nach der Devise: Das hat man immer schon so gemacht. Sie will zeitgemäßes Wissen mit dem Guten aus alter Zeit vereinen und Kindern die faszinierende Welt der Kräuter erschließen. Iris weiß natürlich, dass Kinder am meisten und schnellsten lernen, wenn man sie mitarbeiten und Dinge erforschen lässt. „Sie schneiden und verarbeiten die Kräuter selbst und machen gemeinschaftlich etwas daraus, das sie mit nach Hause nehmen können", erzählt die Kräuterpädagogin. „Es ist für die Kinder wichtig, zu sehen, dass das, was sie machen, eine Wirkung hat." Nur so lernen die Kleinen, dass sie sich selbst Gutes tun können.

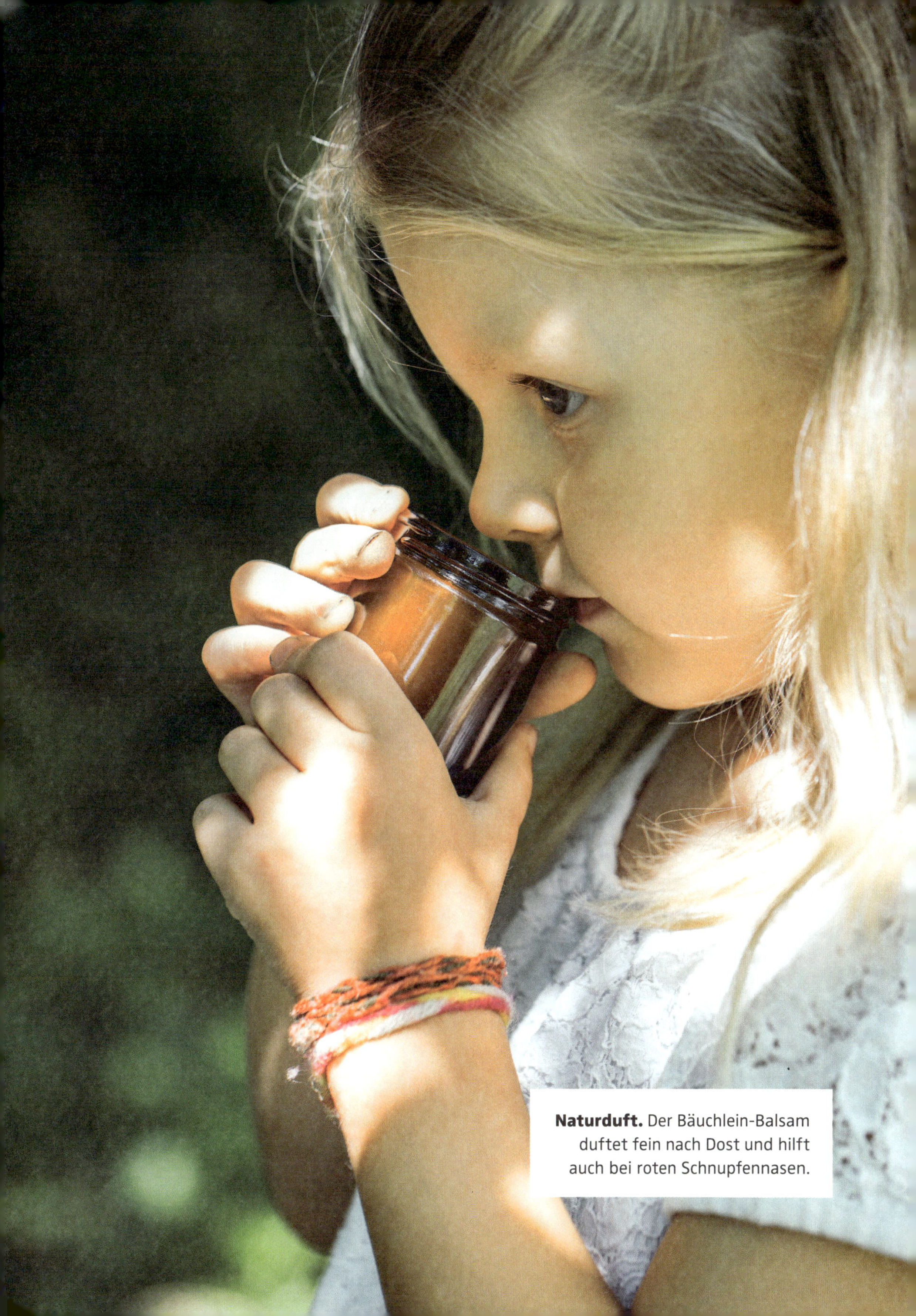

Naturduft. Der Bäuchlein-Balsam duftet fein nach Dost und hilft auch bei roten Schnupfennasen.

WEGWARTE

Blitzblaue Wegweiserin

Für Orphelia Herdits-Riemer ist die Wegwarte nicht nur ein wunderbares Heil- und Teekraut. Die Burgenländerin schätzt die blaue Wegrandpflanze auch als Orientierungshilfe.

Wo Orphelia Herdits-Riemers Garten aufhört und die Purbacher Heide beginnt, lässt sich nicht genau sagen. Der Übergang ist fließend. Orphelia gefällt das so. Manchmal tritt sie einfach vor ihre Haustür, geht ein paar Schritte hangaufwärts und legt sich auf den Trockenrasen der Heide. Wohlig auf dem Rücken liegend, schaut sie dann in den weiten Himmel, beobachtet die dahinziehenden Wolken oder lässt ihren Blick über die Weingärten und das kleine Städtchen Purbach bis hinunter zum Neusiedler See schweifen, der als gleißende Spiegelfläche in der sonnigen Tiefebene liegt.

Wenn sie von diesen kleinen Ausflügen heimkehrt, erwartet sie gleich am schmalen Trampelpfad, der zwischen überhängenden Büschen und Bäumen die letzten paar Meter zu ihrem Haus hinführt, eine Wegwarte. Hoch aufgeschossen steht die Pflanze da. Aus dem hüfthohen, blond getrockneten Gras, das sie umgibt, leuchten einen ihre blauen Sternblüten an. „Das Blau der Wegwarte, dieses durchscheinende Strahlen, das geht direkt in mein Herz", sagt Orphelia. Die Gewöhnliche Wegwarte, *Cichorium intybus*, hat es der Botanikerin, Energetikerin und Kräuterkundigen aus vielerlei Gründen angetan, und es gibt so gut wie nichts, was sie nicht über die eigenwillige Wildpflanze aus der Familie der Korbblütler wüsste.

„Wenn man die Blüten der Wegwarte angreift, spürt man fast gar nichts, so zart sind sie", sagt Orphelia und zupft vorsichtig eine Blüte ab, während sie mit der anderen Hand den schütteren, kantigen Stängel festhält. „Diese filigranen, zarten, wunderschönen Blüten sitzen auf einer absolut zähen, sparrigen Pflanze." Will man sie pflücken, braucht man eine Schere. Orphelia lacht und fährt fort: „Wenn das Wort ‚sparrig' auf eine Pflanze zutrifft, dann auf die Wegwarte." Und nicht nur das. Die Wegwarte ist auch der Inbegriff der Wegrandpflanze. „Es ist selten, dass sie in der Wiese wächst."

Viel lieber nämlich siedelt sie sich an staubigen, knochentrockenen Straßenrändern an und „verströmt genau dort ihre Fröhlichkeit". Zum Sammeln sollte man Wegwarten besser an Standorten aufspüren, wo sie weniger von Straßenstaub und -schmutz belastet sind – oder sie im Garten ansäen. Die Blätter pflückt man

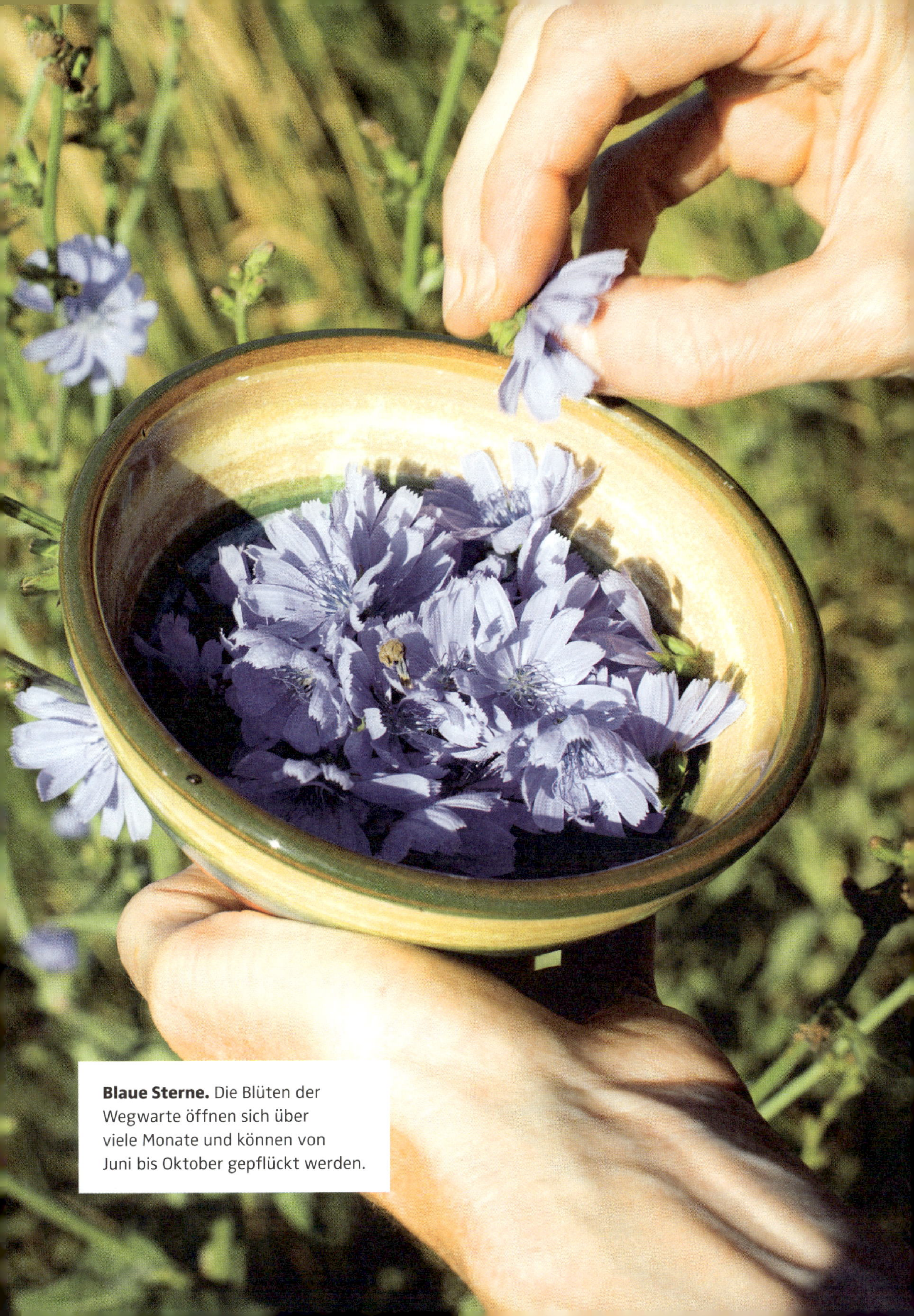

Blaue Sterne. Die Blüten der Wegwarte öffnen sich über viele Monate und können von Juni bis Oktober gepflückt werden.

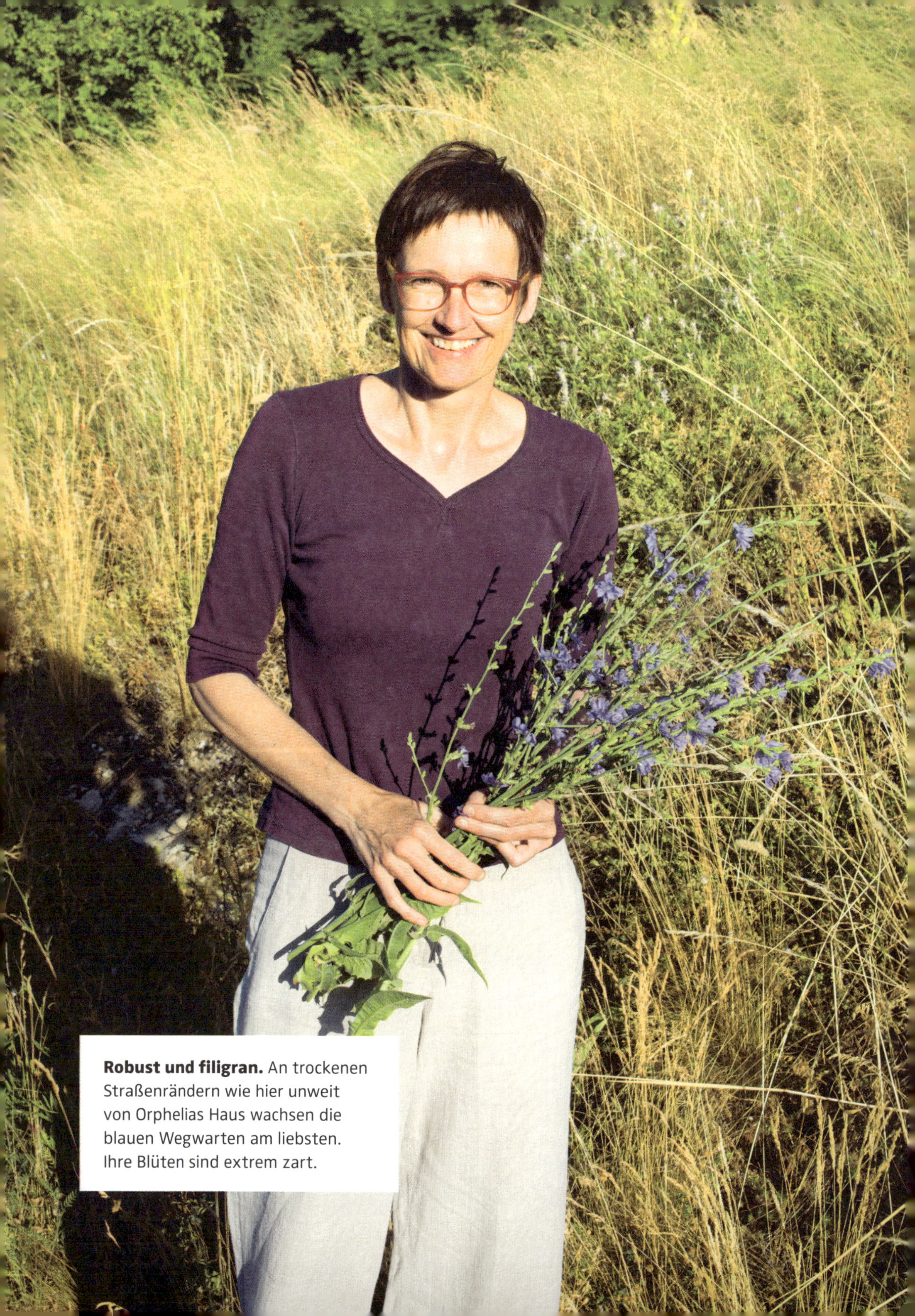

Robust und filigran. An trockenen Straßenrändern wie hier unweit von Orphelias Haus wachsen die blauen Wegwarten am liebsten. Ihre Blüten sind extrem zart.

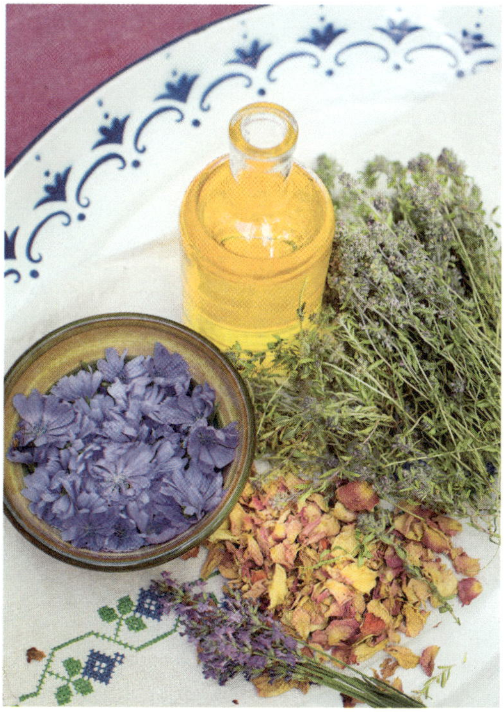 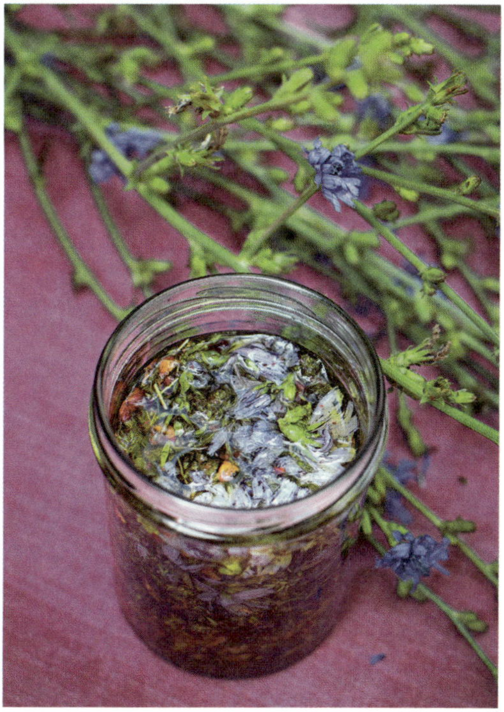

Duftig. Aus frischen und getrockneten Blüten von Lavendel, Rosen, Quendel und Wegwarten bereitet Orphelia ein feines Körper- und Massageöl.

im Frühling, die Wurzeln erntet man im Herbst, die Blüten von Juni bis Oktober.

Die Wegwarte ist nicht nur eine uralte Tee- und Heilpflanze, sie ist auch die Stammpflanze des Chicoréesalats und der Wurzelzichorie, die früher in großem Stil angebaut wurde, um ihre langen Pfahlwurzeln getrocknet und geröstet zu Kaffee-Ersatz zu vermahlen. Neben diesen handfesten sind es vor allem auch die feinstofflichen Aspekte der Wegwarte, die Orphelia interessieren. „Für mich als Energetikerin ist die Wegwarte eine Pflanze, die in Umbruchphasen hilft und einen unterstützt, das zum Ausdruck zu bringen, was in einem ist."

Kein Wunder, dass die Wegwarte auch als traditionelle Bachblüte Dienst tut: „Chicory" macht Besitzergreifenden das Loslassen leichter. Für Wegwarten gilt Ähnliches wie für Löwenzahn: Ihre Bitterstoffe machen sie zur klassischen Magen-, Milz-, Gallen- und Darmpflanze. Sie wirkt entgiftend, als Kräftigungs- und als Hautreinigungsmittel. In der Apotheke werden die getrockneten Blätter und Wurzeln als Tee verkauft, weil sie die meisten Inhaltsstoffe enthalten.

Orphelia sammelt zudem die Blüten, und zwar frühmorgens. „Die Wegwarte ist nie übersät mit Blüten. Sie hat keine Hauptblüte, sondern verteilt ihr Blühen über ihre gesamte lange Blütezeit." Dafür ist die Pflanze eine Frühaufsteherin. Denn um die Mittagszeit sind die blauen Blütensterne bereits wieder verblüht. „Man hat fast das Gefühl, die Wegwarte macht sich in der zweiten Tageshälfte unsichtbar." Auch aus dieser Beobachtung hat Orphelia ihre Schlüsse gezogen. „Ich empfinde es so, dass sich die Wegwarte am Vormittag mit allem, was sie hat, verströmt und sich am

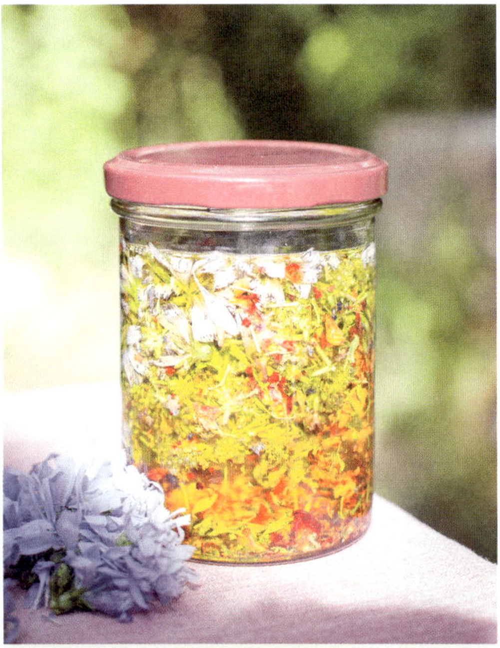

Vier-Blüten-Körperöl

pflegt die Haut bei Massagen

Zutaten

- 1 Schraubglas für 250 g
- 5 g frische Wegwartenblüten
- 5 g getrocknete oder frische Rosenblütenblätter
- 5 g getrocknete oder frisch abgerebelte Quendelblüten
- 5 g getrocknete oder frisch abgerebelte Lavendelblüten
- 250 ml Bio-Jojobaöl oder Bio-Mandelöl

So wird's gemacht

Das Schraubglas zu einem Drittel mit der Blütenmischung anfüllen und anschließend mit dem Öl zur Gänze auffüllen. Gut verschließen. 2–3 Wochen im Zimmer hell, aber ohne direkte Sonne stehen lassen. Abseihen, in ein Fläschchen abfüllen und verschließen.

***Tipp:** Frische Blütenblätter lässt man ein paar Stunden anwelken, bevor man sie für Ölauszüge verwendet.*

Nachmittag für sich selber Zeit nimmt und wieder Kraft schöpft." Wenn es ihr Terminkalender erlaubt, hält es Orphelia genauso.

Eine oft erzählte Volkslegende zur Wegwarte besagt, dass einst ein Mädchen Tag für Tag wartend am Wegrand stand und Ausschau hielt nach ihrem auf einem Kreuzzug entschwundenen Geliebten. Schließlich erbarmte sich eine Fee und verwandelte das Mädchen in eine blaue Blume der Hoffnung: die Wegwarte. Orphelia kann mit dieser Geschichte weniger anfangen. „Ich sehe die Wegwarte nicht als trauriges, wartendes Mädchen. Sie steht zwar am Wegrand, aber gut gelaunt, sehr kräftig und um den rechten Weg zu weisen." Ihr selbst jedenfalls hat die Wegwarte vor rund zwanzig Jahren geholfen, eine neue Richtung einzuschlagen.

Damals hatte die auf die Erforschung von Pflanzeninhaltsstoffen spezialisierte Botanikerin Jahre an Laborarbeit hinter sich. „Die Beziehung zu Menschen hat mir gefehlt, und über meinen Forschungen im Labor ist mir auch das Wesen der Pflanzen verloren gegangen", erinnert sie sich. Sie wollte sich verändern und ihre Leidenschaft für Pflanzen mit anderen teilen. „Damals bin ich zum Nachdenken hier in Purbach einen Feldweg entlanggegangen, und da lag auf einmal eine große, ausgerissene Wegwarte mitten auf dem Weg – wie für mich hingelegt."

Orphelia nahm die Pflanze mit nach Hause und fing an, sich mit ihren Inhaltsstoffen und Wirkweisen auseinanderzusetzen. Seither ist die Wegwarte nicht nur Teil des Logos auf Orphelias Internetseite und den Foldern für die Pflanzenkurse, die sie anbietet. Die Wegwarte ist ihr sozusagen zur ständigen Begleiterin geworden.

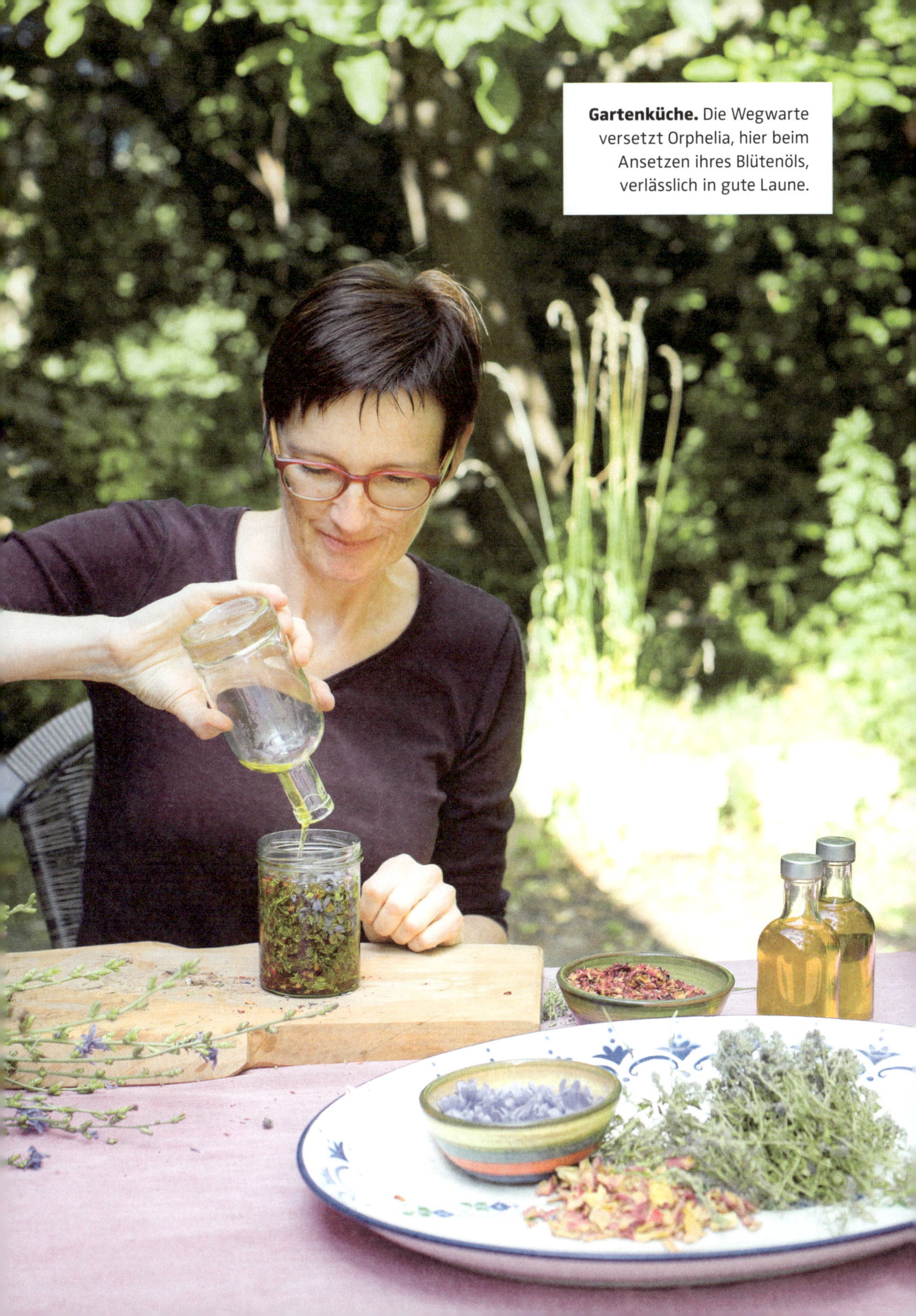

Gartenküche. Die Wegwarte versetzt Orphelia, hier beim Ansetzen ihres Blütenöls, verlässlich in gute Laune.

WURZELN

Unter der Erde

Hoch oben im Bregenzerwald verbirgt sich ein Paradies, das im Verborgenen liegt: Es ist das Reich der Pflanzenwurzeln, aus denen Margot Fuchs ihre Medizin bereitet.

Rucksack, Trinkflasche, feste Schnürschuhe – mehr braucht Margot nicht, wenn sie sich frühmorgens aufmacht. Im Tal gehen die ersten Lichter an. Da steuert die Kräuterfrau ihren Wagen bereits die schmale Asphaltstraße hinauf auf 1.495 Meter zur Alpe Öberle im Bregenzerwald.

Die beiden Hände sicher am Steuer, lässt sie ihren Blick entlang des Weges schweifen und zählt auf, was sie draußen alles entdeckt: den giftigen Blauen Eisenhut etwa, der so eine magische Anziehung auf sie hat, dass sie an ihm nicht vorbeikommt, ohne stehen zu bleiben; oder den üppigen Wasserdost, auf dessen rosa Doldenblüten Bienen im Sommer Landeübungen machen.

Kaum hat sie ihren Wagen sicher geparkt, hüpft Margot raus, schnappt sich ihre Utensilien und marschiert los. Der Morgen ist frisch. Sie nimmt einen tiefen Atemzug und blickt zufrieden in Richtung der umliegenden Gipfel. Einer schöner als der andere. An der schroffen Wand der mehr als 2.000 Meter hohen Kanisfluh bleibt ihr Blick hängen. Margot hält inne. „Hier am Grat sieht man oft Steinböcke", sagt sie. Wir stehen schweigend, verhalten uns ruhig. Aus der Ferne pfeift ein Tier. Nicht einmal zwei Stunden Wegzeit von hier, und man stünde am Gipfel.

Doch auch wenn es hier oben so viel Schönheit zu bestaunen gibt, geht es heute um die Welt darunter – um das, was sich unter der Erde abspielt, um die Welt der Wurzeln. Denn selbst die ist voller Faszination.

„Der Oktober ist die perfekte Zeit, um nach Wurzeln zu graben", sagt die Kräuterexpertin. Davor, im Sommer, steckt die Kraft der Pflanzen noch in ihren Blättern oder in den Blüten.

Während Margot den Alpboden inspiziert, der dieser Tage nach und nach sein sattes Grün verliert, erzählt sie von den besonderen Kräften, die in den Pflanzenwurzeln schlummern. Wurzeln verankern die Pflanze im Boden, sie geben ihr Halt, nähren und stärken sie. Und

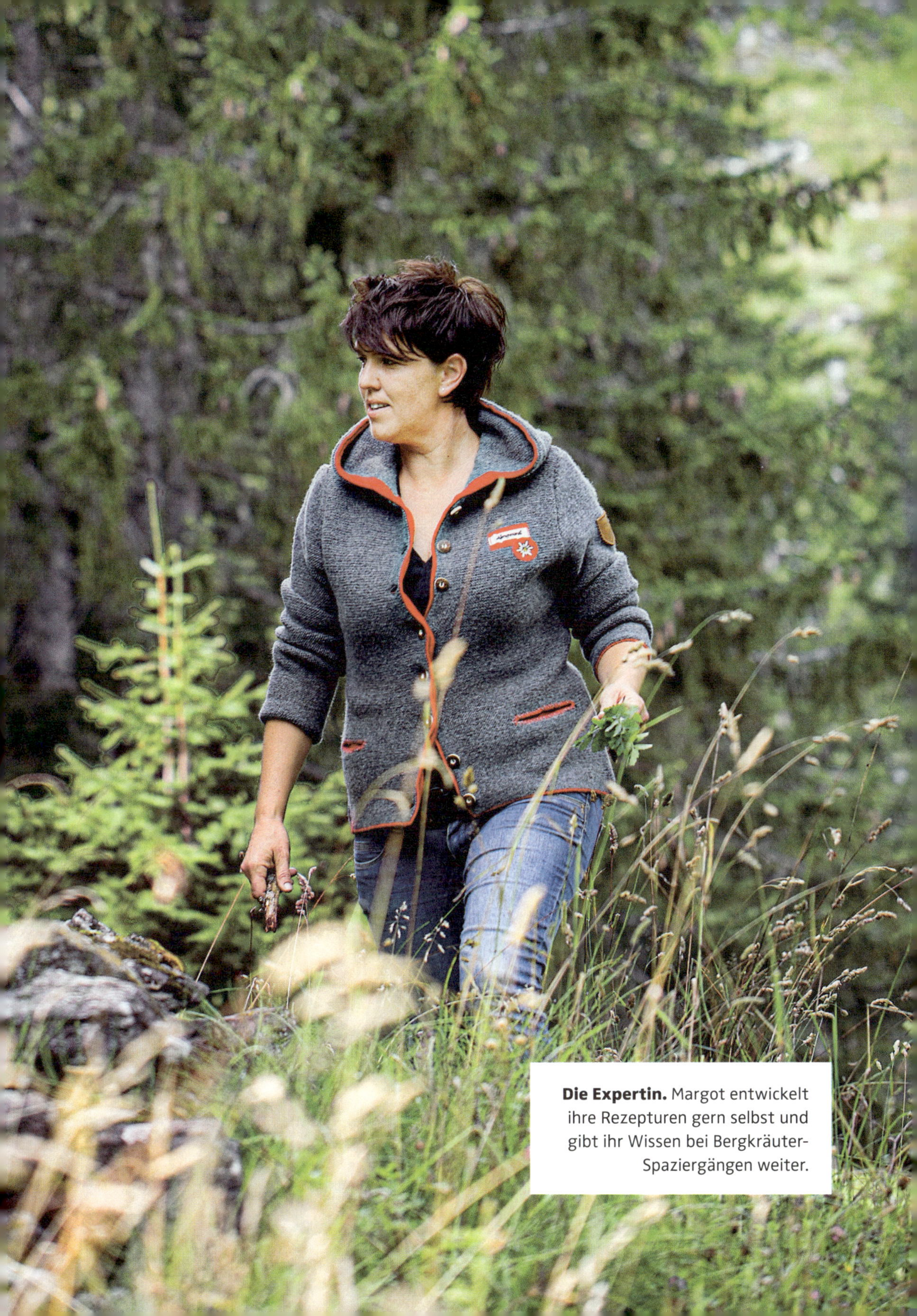

Die Expertin. Margot entwickelt ihre Rezepturen gern selbst und gibt ihr Wissen bei Bergkräuter-Spaziergängen weiter.

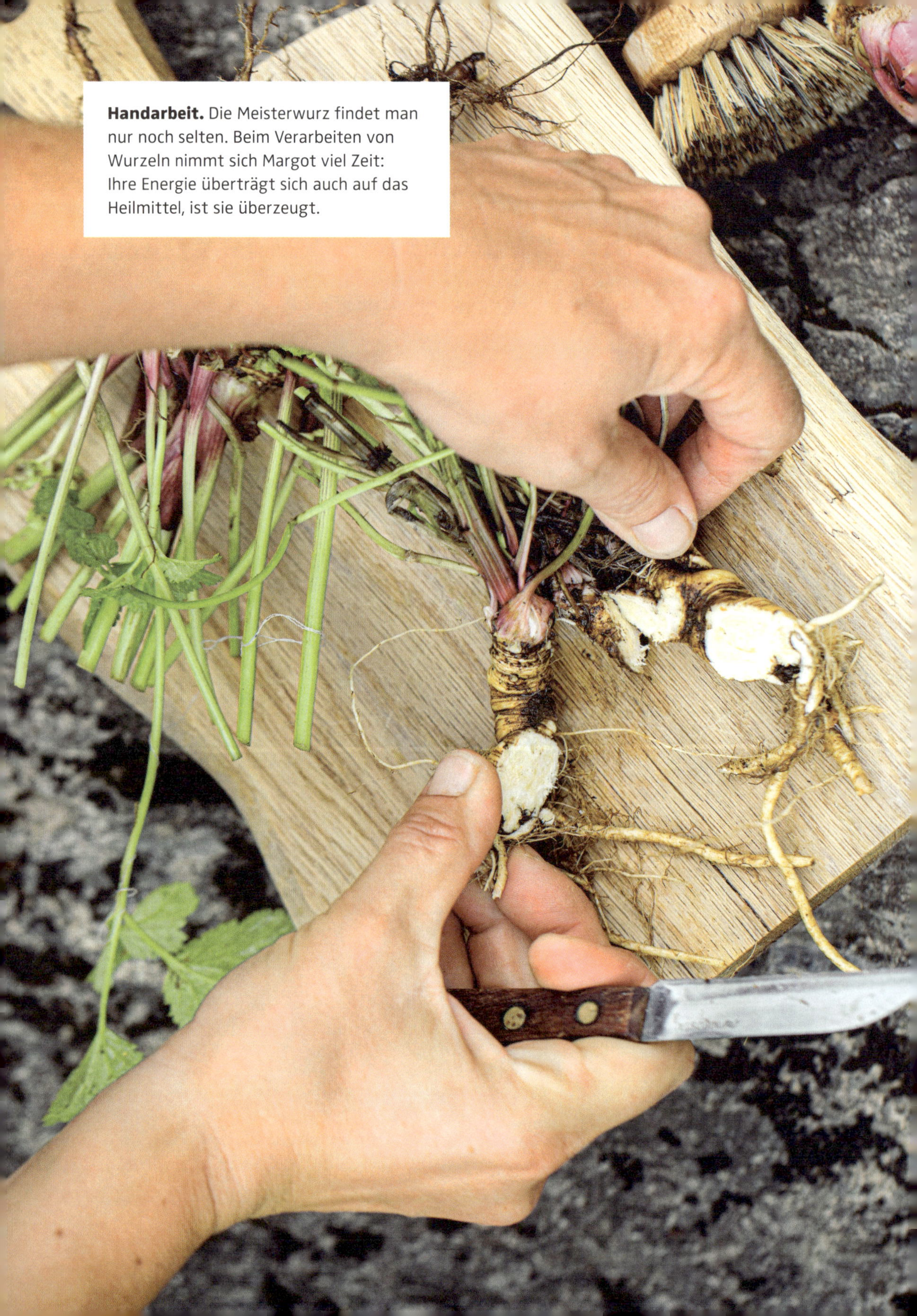

Handarbeit. Die Meisterwurz findet man nur noch selten. Beim Verarbeiten von Wurzeln nimmt sich Margot viel Zeit: Ihre Energie überträgt sich auch auf das Heilmittel, ist sie überzeugt.

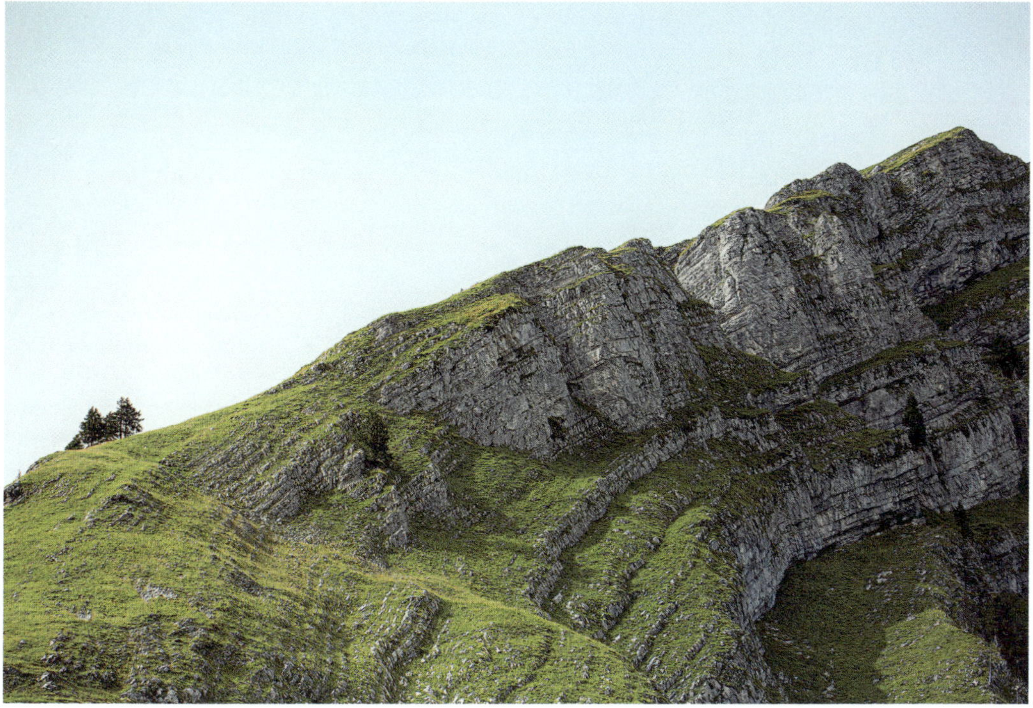

Der Hausberg. Die 2.044 Meter hohe Kanisfluh ist die Heimat besonderer Kräuter. Hier wachsen noch das Schmalblättrige Weidenröschen und der Silbermantel.

genau deshalb steckt in ihnen auch eine besondere Heilkraft. Wurzeln gräbt man auch nicht einfach nur so aus. Nach ihnen zu graben galt einst als nahezu heiliges Ritual. „Wenn ich etwas Heilsames von der Natur holen will, muss ich mich entsprechend darauf einstellen und achtsam sein", sagt Margot, während ihre Hand die Pflanzen hin und her wiegt und sie mit den Fingern den Boden inspiziert.

Margot stammt aus Langenegg. Sie ist geboren, aufgewachsen und tief verwurzelt im Bregenzerwald. Die Leidenschaft zu den Kräutern hat sie erst vor rund acht Jahren gepackt. Ein Zeitungsartikel fiel ihr damals in die Hände. Darin stand: „Alles, was der kranke Mensch für seine Gesundheit braucht, wächst vor seiner Haustür."

„Und ich lese das und denke mir: ‚Mein Gott, schreiben die einen Schmarrn'", sagt Margot lachend. Aber losgelassen hat sie der Artikel dennoch nicht. Sie fuhr heim zu ihrer Mama und fiel gleich mit der Tür ins Haus: „Gibt's bei uns irgendwas im Garten, das vorher noch nicht da war?" Ihre Mutter beklagte daraufhin den vielen Giersch, der sie rund ums Haus beinahe in den Wahnsinn trieb. Und wie sich für Margot beim Studium ihrer alten Bücher herausstellte, galt der Giersch in der Pflanzenmedizin stets als allererste Wahl bei der Abnutzung von Gelenken, bei Arthrose und bei Arthritis. „Deutlicher ging es für mich nicht", sagt sie. Denn die Mama hatte akute Arthrose, und der Vater litt an abgenützten Knien. Mittlerweile isst die Familie fleißig

Giersch, und er darf im Garten bleiben. „Früher", erzählt Margot, „hatten die Älpler immer ein Stückchen Meisterwurz im Hosensack. Ihre Wurzel ist reich an ätherischen Ölen und richtig scharf." Bei Zahnschmerzen steckte man sie einfach in den Mund, und ihre betäubende Wirkung versprach Linderung. Gleichzeitig wirkt sie entzündungshemmend und antibakteriell. Meisterwurz, so sagt man heute noch, könne die Lebensgeister wecken, besonders beim Mann. Deshalb ist sie auch als potenzsteigerndes Mittel bekannt. Das alte Allheilkraut ist heute nur mehr selten zu finden und darf ohne Genehmigung auch nicht ausgegraben werden. Gleiches gilt für den Gelben Enzian, eine mittlerweile geschützte Alpenpflanze. Im Bregenzerwald entscheidet auf manchen Alpen das Los, welches Genossenschaftsmitglied im aktuellen Jahr nach der besonderen Wurzel graben darf.

Margots Gesicht beginnt mit der Mittagssonne um die Wette zu strahlen. Sie bleibt selig stehen, denn sie hat etwas entdeckt: schöne Bibernellen. „Das Kraut der Redner und Sänger", wie sie sagt. „Iss Kranewit und Bibernell, dann stirbst du nicht so schnell", zitiert sie aus dem Volksmund. Mit „Kranewit" ist der heilkräftige Wacholder gemeint, und Bibernelle „hilft bei allem, was mit Husten und Heiserkeit zu tun hat", weiß Margot. Bibernelle ist zuletzt in Vergessenheit geraten. Das wollen wir heute ändern.

Wo nur eine Pflanze steht, wird nicht gegraben und auch nicht gepflückt. Sie wird belassen, wie sie ist.

Mit einem kleinen Ast, der in der Nähe der Heilpflanze liegt, beginnt sie, sanft die Erde zu lockern. „Früher hat man das mit einem Horn gemacht oder mit einem Krickerl. Ich mache es vielfach mit den Händen, so bin ich achtsamer." Margot erklärt: „Man nimmt von der Wurzel bestenfalls nur Seitentriebe, nie aber alles. Ein Stück der Wurzel soll immer im Boden bleiben, damit die Pflanze wieder austreiben kann." Bei den meisten Kräutern ist es nicht angebracht, die Wurzeln auszugraben, weil ihre Heilkräfte in den Blättern stecken – wie beim Thymian zum Beispiel. Als Margot wenig später vor dem Alpengasthof Edelweiß ihre frisch gegrabenen Wurzeln wäscht und verarbeitet, wird sie in eine herrliche Duftwolke gehüllt.

Auf dem Tisch breitet sie die lange Pfahlwurzel des kumarinhaltigen Alant aus, die einen lieblich zarten Duft verströmt. Alant ist eine ganz große Lungenheilpflanze und für die Kräuterkundige allererste Wahl, wenn es um Husten und Bronchien geht. Sie wirkt schleimlösend und antiviral. Überdies erfrischt die Engelwurz die Luft mit ihrer sanften Würze. „Überall, wo ‚Wurz' schon im Namen der Pflanze steckt, befindet sich der Hauptinhaltsstoff in der Wurzel der Pflanze", sagt Margot und schneidet die Meisterwurz der Länge nach durch. Nun werden auch ihre starken ätherischen Öle frei, und sie duftet mit

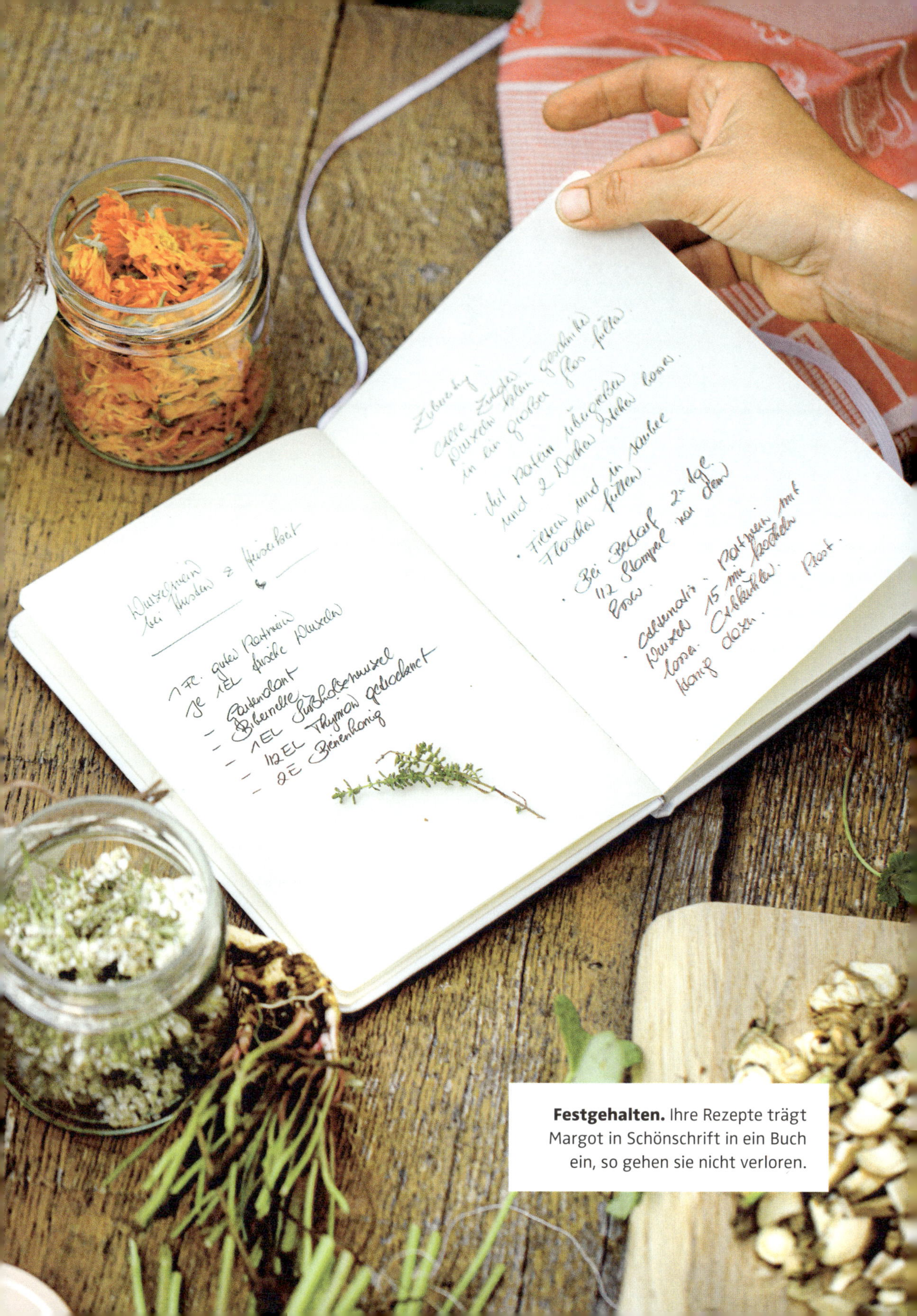

Festgehalten. Ihre Rezepte trägt Margot in Schönschrift in ein Buch ein, so gehen sie nicht verloren.

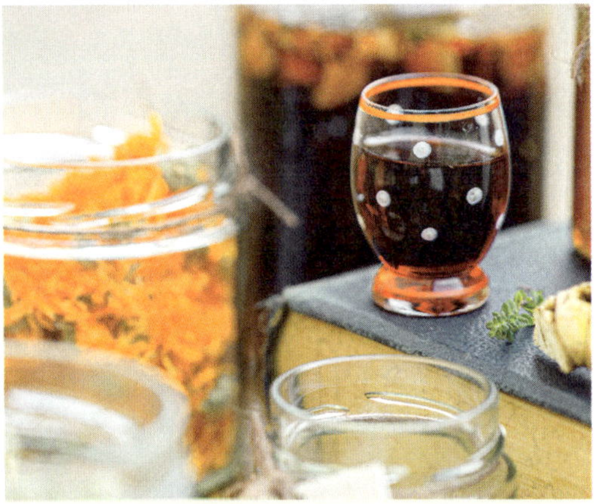

Wurzelwein

bei Husten und Heiserkeit

Zutaten für 500 ml

- 1 Flasche guter Portwein (Portwein oder Sherry können durch den höheren Alkoholgehalt die Inhaltsstoffe besser lösen)
- je 1 EL frische, klein geschnittene Wurzeln von Gartenalant und Bibernelle (bei getrockneten Wurzeln kann man die Menge halbieren)
- 1 EL getrocknete Süßholzwurzel aus der Apotheke
- ½ EL frischer Thymian
- 2 EL heimischer Bienenhonig

So wird's gemacht

Alle Zutaten in ein großes Weißglas geben. Mit dem Portwein übergießen und 2 Wochen stehen lassen. Täglich einmal schwenken. Dann filtern und in saubere Flaschen füllen.
Falls es schneller gehen muss: Die Pflanzenteile im Wein etwa 15 Minuten köcheln. Dann vom Herd nehmen und abkühlen lassen. Erst unter 40 °C den Bienenhonig dazugeben und schmelzen. In Flaschen abfüllen.

Anwendung

Zweimal täglich ½ Stamperl vor dem Essen genießen. 3 Monate haltbar.

Süßholzwurzel, Thymian und Zimt um die Wette. Dass Margot einen Exoten wie Süßholz extra aus der Apotheke holt und hier heraufbringt, ist schnell erklärt: „Süßholz verstärkt unsere Hustenkräuter und harmoniert mit allem, besonders wenn es um Husten und um die Atemwege geht. Es hemmt Pilze und Bakterien und legt sich schützend über die Schleimhäute", zählt die Vorarlbergerin begeistert auf.

Wurzeln waren traditionell auch ein wichtiger Bestandteil im Räucherwerk – besonders zum Desinfizieren in Krankenzimmern. Bei Margot ist das heute noch so. „Den Alant liebe ich besonders." Er gilt als Lichtbringer, als Herzensöffner und kommt damit wie gerufen in der finsteren Jahreszeit. Der Ort hier rund um das Gasthaus Edelweiß gilt als Kraftplatz, eingebettet in eine besondere Landschaft und umgeben von den Gipfeln des Üntschen, des Diedamskopfs und des Widdersteins. Die Kräuter besitzen hier mehr Heilkräfte als unten im Tal, ist Margot überzeugt. „Die Blätter der Pflanzen sind wie kleine Lungen. Hier heroben sind die Pflanzen unbelastet von Jauche, Spritzmitteln und Verkehr. Und der Boden ist völlig unbehandelt." Die Vegetationszeit ist am Berg kürzer als im Tal, daher müssen Kräuter in dieser Zeit viel mehr leisten und sich emsiger entwickeln. Abgesehen von den klimatisch widrigeren Umständen, sind sie der Sonne „näher" und erleben Stürme und Gewitter. „Sie machen viel mehr mit, deshalb bilden sie ein Vielfaches an Wirkstoffen aus. Denn sie brauchen mehr ätherisches Öl oder Bitterstoffe als Fraßschutz", erklärt Margot.

Ein letzter Blick hinüber zu den Gipfeln und dann in Richtung Tal – als Zeichen des Aufbruchs. Eine Erkenntnis brachte der Tag mit Margot ganz gewiss: Auch unter der Erde muss es unglaublich gut duften.

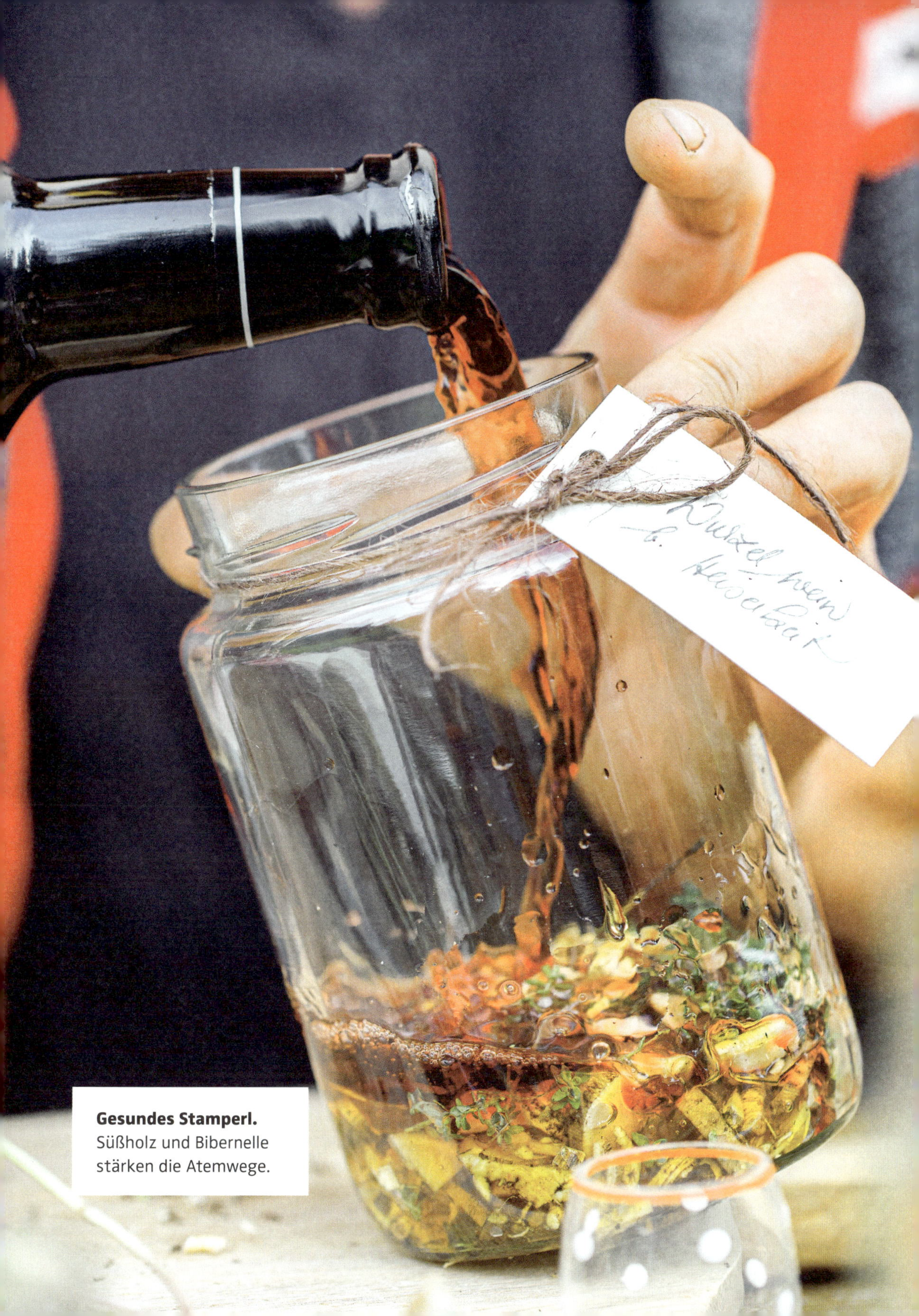

Gesundes Stamperl.
Süßholz und Bibernelle stärken die Atemwege.

ROSE

Wundersame Wasser

Im Heißluftballon erkundete Ingrid Kleindienst-John die Welt. Sie liebt aber auch, was unten wächst: Blumen, Kräuter und Wurzeln, deren flüchtige Heilkraft sie in Wässern konserviert.

Entblätterte Zweige hanteln sich am Hauseingang hoch, eine letzte, schon ein wenig müde Rosenblüte lugt durchs dornige Geäst. Ingrid Kleindienst-John, mit grauem Haar und wachen Augen, steht in der Tür ihres Hauses. Überragt von einer mächtigen Linde und überhaupt ein wenig eingewachsen, duckt es sich unweit von Rax und Schneeberg in die hügelige Landschaft Niederösterreichs. Ein Refugium, wie geschaffen für eine Kräuterfrau.

Eine solche ist Ingrid Kleindienst-John, und das schon seit vielen Jahren. „Die Beschäftigung mit der Natur war immer schon da", sagt die gebürtige Wienerin. An den Wochenenden zog es ihre Familie zum Bärlauchpflücken und Schwammerlsuchen hinaus in den Wienerwald. Etwas Besonderes waren die Ausflüge mit Wahlonkel und Wahltante, zwei mit den Eltern befreundeten Botanikern. „Wenn ich brav war, durfte ich mitgehen – frei nach dem Motto ‚Du hältst den Hund und hältst den Mund'", erinnert sich Ingrid mit einem Lachen. Gebracht haben ihr die naturkundlichen Spaziergänge dennoch viel: Die Wahlverwandtschaft wusste zu jedem Kraut und zu jeder Pflanze eine Geschichte, und Klein Ingrid sog sie begierig auf.

Heute ist Ingrid Kleindienst-John selbst für ihr umfassendes Pflanzenwissen bekannt. Besonders angetan haben es ihr ätherische Öle und Hydrolate, die sie aus Blüten, Blättern und Wurzeln destilliert. Anfangs noch mit einer selbst gebauten Glasdestille, wie sie ihre Schwestern im Chemieunterricht verwendet hatten. Mittlerweile ist sie bestens ausgerüstet und eine gefragte Expertin auf dem Gebiet.

Vor zwanzig Jahren gründete Ingrid ihr eigenes Institut, die „Aromaexperten". Dort bietet sie fundierte Ausbildungen zu Aromatherapie und Aromapflege an. „Mir geht es im Wesentlichen um zwei Dinge: Was kann die Pflanze, und warum kann sie was? Ich will das Prinzip dahinter verstehen, will erforschen, warum volksheilkundlich verwendete Pflanzen

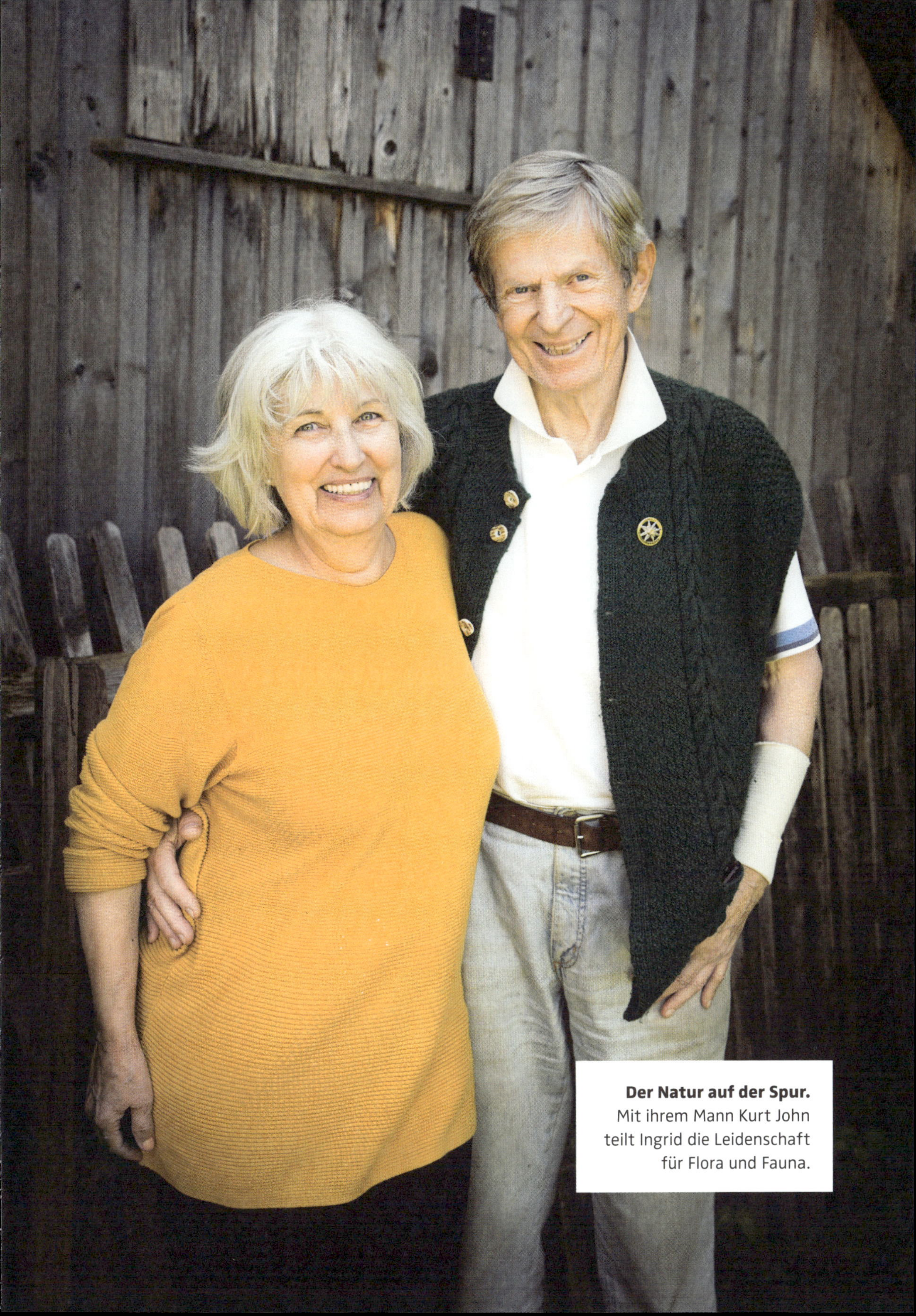

Der Natur auf der Spur. Mit ihrem Mann Kurt John teilt Ingrid die Leidenschaft für Flora und Fauna.

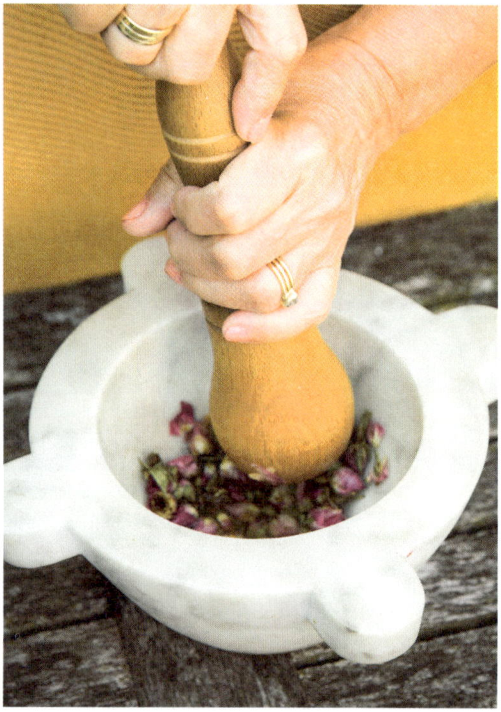

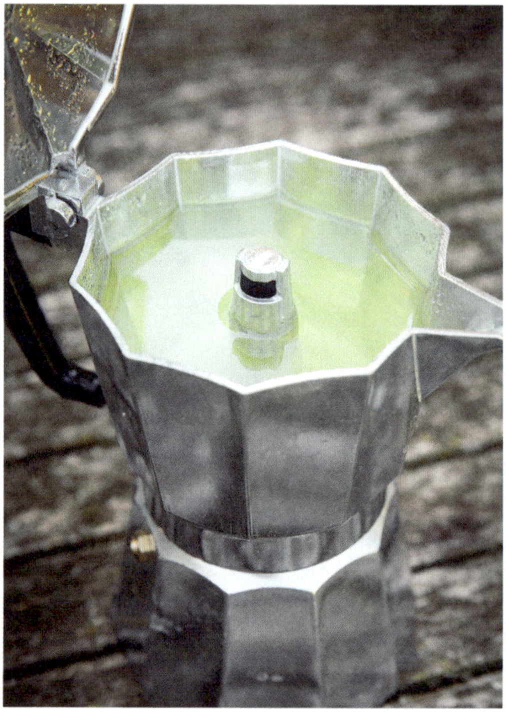

Espressoküche. Im Winter nutzt Ingrid Kleindienst-John getrocknete Blüten für ihre Schönheitswässer. Die sind nichts anderes als konzentrierter Tee, den sie in einer simplen Espressokanne kocht. Die Rosen werden vor dem Brühen angemörsert.

tatsächlich wirken", sagt die Kräuterfrau, während sie in ihrer gemütlichen Küche eine Kanne Tee aufbrüht. Manches freilich könne man nicht in Zahlen und Fakten fassen, eine Esoterikerin sei sie deshalb aber noch lange nicht, sagt Ingrid. Ganz im Gegenteil: Ihr Mann Kurt, selbst kräuterkundig und naturerfahren, müsse sie manchmal daran erinnern, in ihren Büchern die Dinge nicht gar zu wissenschaftlich zu benennen. Elf einschlägige Werke aus ihrer Feder gibt es bereits. „Wenn ich im Schreibmodus bin, vergesse ich die Welt – dann muss sich mein Mann ums Essen kümmern", sagt Ingrid.

Auch bei Kräuterspaziergängen sind die beiden ein eingespieltes Team. Kurt ist der Experte für Bäume, Sträucher und Tiere, Ingrid konzentriert sich auf die kleinen Pflänzchen am Boden. Wer mitwandern will, muss sein Mobiltelefon ausschalten, die Augen offenhalten und die Ohren spitzen. Und auch mittun: „Berieselt wird hier niemand", sagt Kurt John. Dafür hat man dann am Ende richtig was gelernt, etwa dass der Blaue Eisenhut schon beim bloßen Angreifen tödlich giftig sein kann oder dass der allgegenwärtige Breitwegerich destilliert eine passable Mundspülung bei Erkältungen ist. Dass Kastanien auf Urgesteinsböden wachsen und Föhren auf Kalk und man die Landschaft lesen kann, wenn man nur ihre Zeichen versteht. Alte Wege zu verlassen, Neues zu wagen und zu entdecken gehört zur

Lebenseinstellung der Aromaexpertin. Ihren Mann etwa hat sie nicht zu ebener Erde, sondern im Zuge ihrer beider Leidenschaft fürs Ballonfahren kennengelernt. „Er suchte jemanden, der ihn verfolgt, ihn also am Ziel mitsamt Ballon wieder aufliest. So fing es an“, erinnert sich Ingrid.

Etwas unorthodox mutet auch die Zubereitung ihrer „Schönheitswässer“ an, konzentrierter Blüten- und Kräutertees, die sie mithilfe einer Espressokanne extrahiert. Statt Kaffee kommen Rosenblüten, Gänseblümchenköpfe, Erdbeerblätter oder Rosmaringrün in den Filter. Eine einfache und schnelle Methode, die Pflanzen ihrer Inhaltsstoffe zu berauben, ohne kompliziert mit einer Destille hantieren zu müssen. Auch hierzu hat Ingrid ein Buch geschrieben, vor allem aus dem Antrieb heraus, ein für alle Mal den Unterschied zwischen Tee und Hydrolat klarzustellen.

„Tee hat eine ähnliche, aber nicht die gleiche Wirkung wie ein Hydrolat. Das Hydrolat ist sauberer, enthält keine Schwebstoffe und ist viel länger haltbar. Dafür ist das Schönheitswasser in der Kanne schnell gemacht und in seiner konzentrierten Form ein wunderbares Mittel für die Schönheitspflege“, sagt die Expertin. Äußerlich angewendet, wohlgemerkt – trinken würde Ingrid ihre Schönheitswässer nicht.

Und so experimentiert sie weiter munter drauflos und ergründet mit viel Wissensdurst die Inhaltsstoffe ihrer Probanden. Denn die, sagt Ingrid, interessieren sie am meisten. „Am allerliebsten sind mir die Giftstoffe. Eibe, Efeu, solche Sachen“, ergänzt sie mit einem verschwörerischen Augenzwinkern. Dann greift sie zur Teekanne und füllt die Tassen bis an den Rand.

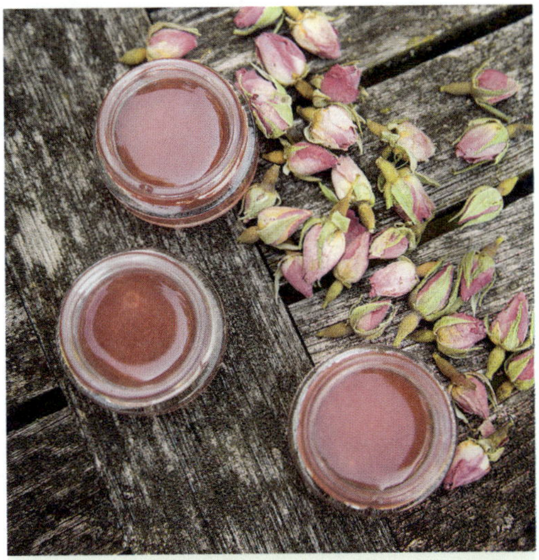

Rosengel

spendet Feuchtigkeit

Zutaten

- 10 g Pflanzentinktur (1 Handvoll getrocknete Rosenblätter, 2–3 EL 40-prozentiger Korn oder Wodka)
- 8 g pflanzliches Glycerin
- 1 g Xanthan (Verdickungsmittel)
- 40 ml Rosenblütenwasser
- 3 Tropfen ätherisches Rosenöl
- 5 Tropfen ätherisches Grapefruitöl

So wird's gemacht

Für die Pflanzentinktur die Rosen mit Alkohol übergießen, im Mörser oder mit dem Pürierstab zerkleinern; die Blüten sollen in möglichst kleine Partikel zerfallen. Zweimal durch einen Kaffeefilter abseihen. Tinktur mit dem Glycerin vermischen und Xanthan einrühren, es sollen keine Klümpchen entstehen. Rosenwasser dazugeben, wieder gut umrühren, die ätherischen Öle untermischen und in einen Tiegel abfüllen. Das Gel ist bei Zimmertemperatur bis zu 3 Monate haltbar.

Rosengel befeuchtet und beruhigt die Haut bei trockener Heizungsluft. Der feine Duft vertreibt trübe Herbstgedanken.

MISTELN

Der alte Zauber des Druidenkrauts

Sie ist der Salzburgerin Karina Nouman quasi vor die Füße gefallen. Da wurde sie neugierig. Heute weiß „Fräulein Grün" alles über die Heilkraft der Mistel.

Der Hexenbesen passt hier so selbstverständlich in die Wohnzimmerecke wie anderswo eine Stehlampe oder ein Kratzbaum für die Katze. Stiel nach unten, Reisig nach oben. Davor stapeln sich die schweren alten Heilpflanzenbücher der Großmutter neben einigen Wälzern jüngeren Datums. Da und dort hängen ein paar getrocknete Lavendelbüschel kopfüber an der Wand und verströmen ihren zarten Duft. Die Ansatzgläser mit Ringelblumenblüten und heilkräftigen Knospen leuchten in den buntesten Farben von den Fensterbänken.

Willkommen in der Welt einer richtigen Kräuterhexe. Das war unser erster Gedanke beim Betreten von Karina Noumans Zuhause in der Stadt Salzburg. Eine Kräuterfrau mitten in der Stadt? „Ja, freilich", sagt sie und strahlt so übers ganze Gesicht, dass weiteres Nachfragen überflüssig scheint. Begeistert fährt „Fräulein Grün", wie sie sich nennt, fort: „Auf meinen Kräuterwanderungen finden wir direkt vor der Haustür, im Park oder am Kapuzinerberg unglaubliche Schätze." Einer davon leuchtet uns direkt von draußen durch die Terrassentür entgegen: Üppig, in saftigem Grün, sitzt weit oben im Geäst eines fast hundert Jahre alten Apfelbaums eine wunderschöne Mistel. Während sich die übrige Natur im Winter schlafen legt und ihre grüne Schönheit verliert, bildet das alte Druidenkraut im Dezember dicke Blätter, pralle Beeren und seine stärkste Heilkraft aus. Was macht den Zauber aus, der die Mistel seit Jahrtausenden umgibt? Nun, da gibt es laut Karina so einiges, was das „Heiligheu" oder den „Donnerbesen", wie man sie im Volksmund nannte, so besonders macht.

Die Mistel lebt hoch oben in den Bäumen und ist nicht mit der Erde verwurzelt. Als sogenannter Halbschmarotzer zapft sie ihren Wirtsbaum – bevorzugt Pappel, Birke, Apfel,

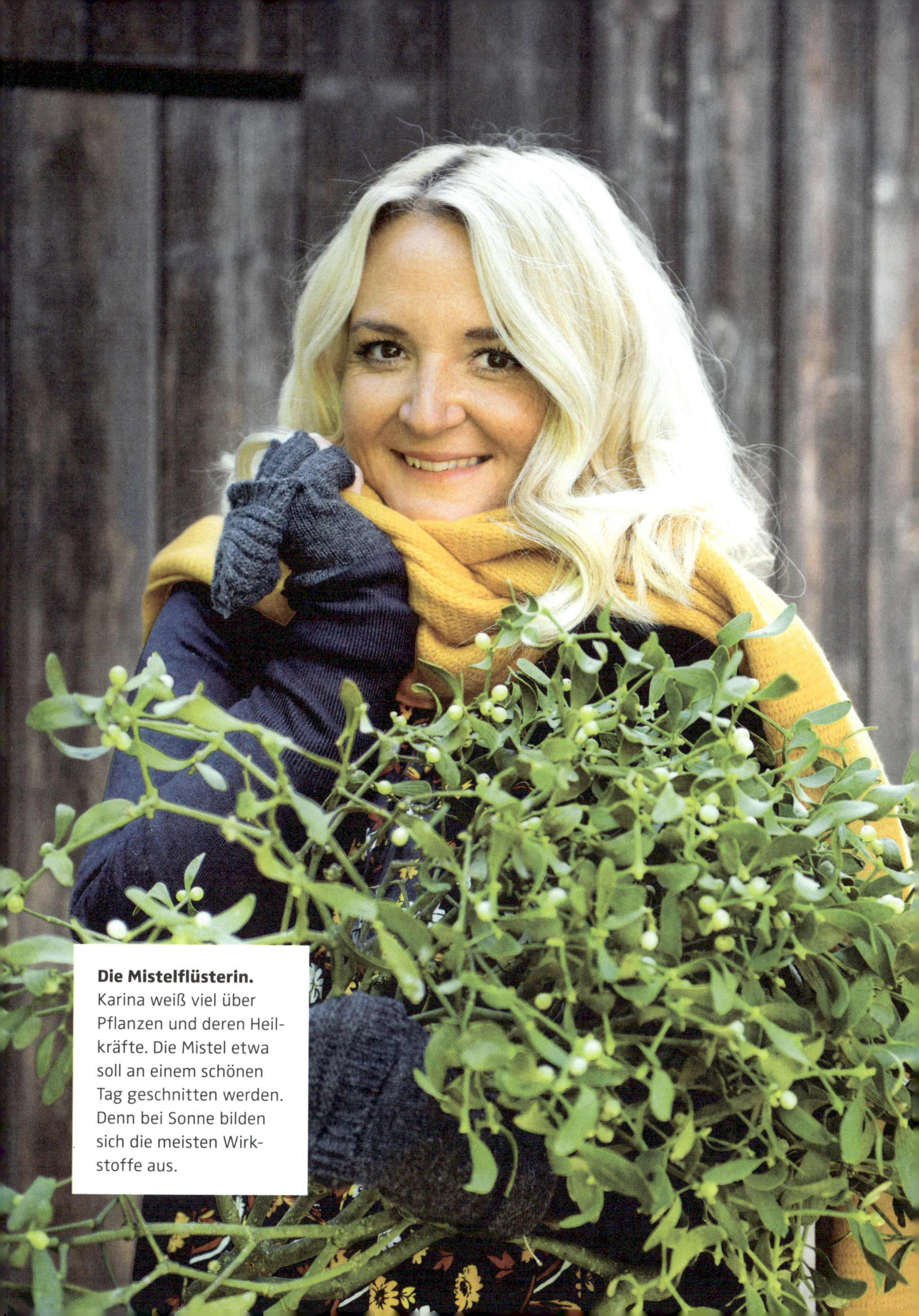

Die Mistelflüsterin. Karina weiß viel über Pflanzen und deren Heilkräfte. Die Mistel etwa soll an einem schönen Tag geschnitten werden. Denn bei Sonne bilden sich die meisten Wirkstoffe aus.

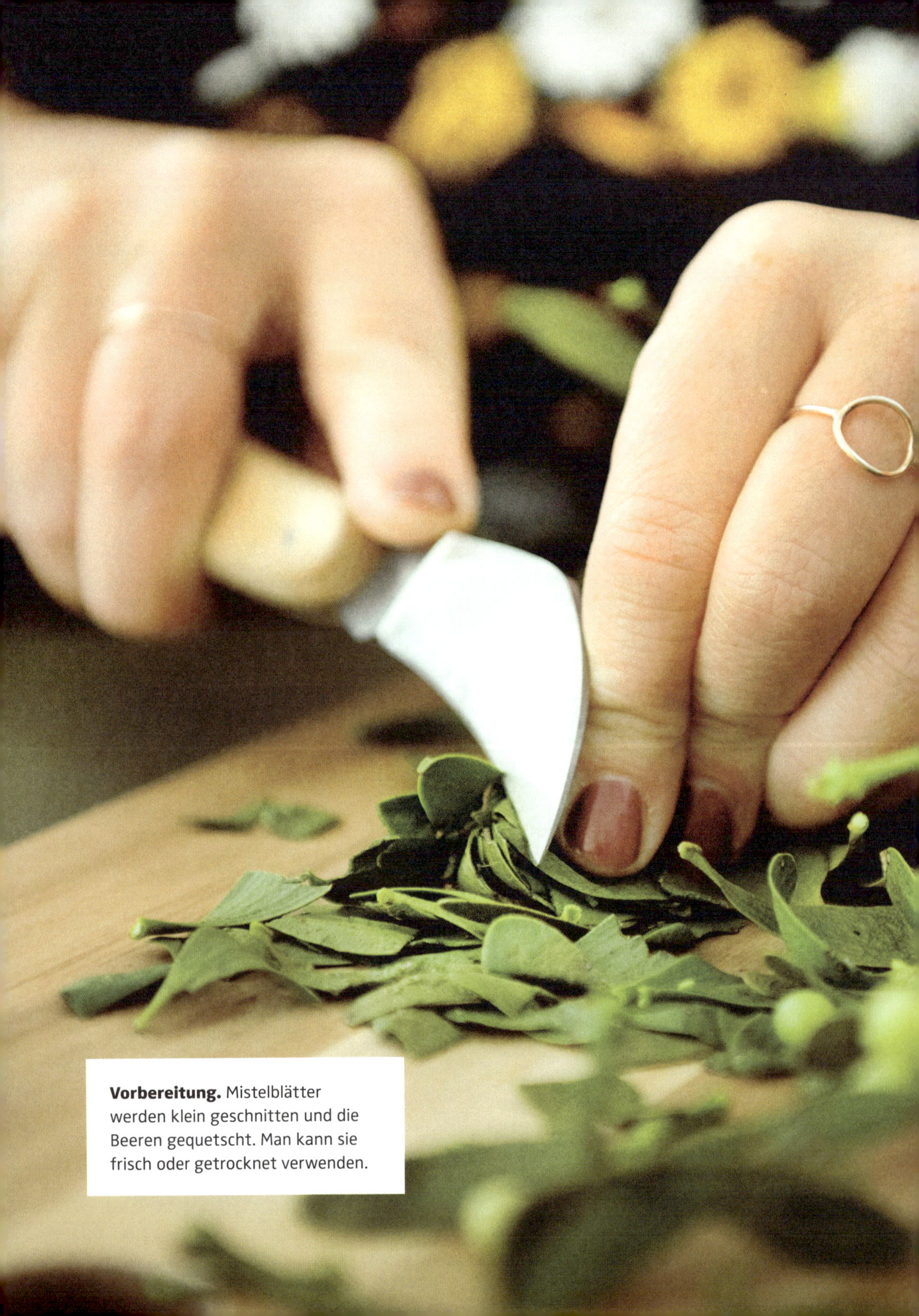

Vorbereitung. Mistelblätter werden klein geschnitten und die Beeren gequetscht. Man kann sie frisch oder getrocknet verwenden.

Die Mistel hatte schon im Druidenkult einen Ruf als Fruchtbarkeitsbringerin und Liebespflanze.

Buche oder Eiche – an und nimmt sich etwas von seinem Wasser und den Mineralstoffen. Einen Baum dadurch zu schädigen, wäre jedoch fatal für die Pflanze, weil sie damit ihren Wirt verlieren würde. Dass sie also in kranken Bäumen wachse und diese schädige, sei ein Irrglaube, sagt die Waldpädagogin. „Die Mistel wird durch den Kot der Misteldrossel vermehrt, die sich im Winter von ihren Beeren ernährt. Mich hat fasziniert, dass sie sich einen Wirt sucht, seine Wirkstoffe aufnimmt und dann an uns weitergibt. Je nachdem, welche Baumart sie sich aussucht, variieren auch die Inhaltsstoffe“, weiß Karina.

Für die Keltenpriester, die Druiden, galt die Eichenmistel als heiligste aller Pflanzen. Sie soll am stärksten wirken, aber auch das meiste Gift enthalten. Die Mistel ist nämlich tatsächlich giftig, zumindest das Viscotoxin, einer ihrer Inhaltsstoffe, der besonders konzentriert in der Frucht vorkommt. „Darum darf aus ihr nur ein Kaltauszug gemacht werden, weil sich die Gifte durch Erhitzen lösen“, weiß Karina, die ausgebildete Praktikerin der Traditionellen Europäischen Heilkunde (TEH) ist.

Deutlich in der Überzahl sind die heilsamen Wirkstoffe, die in der Volksmedizin lange Tradition haben, etwa zur Behandlung von Bluthochdruck, Gicht oder Rheuma.

Karina begegnete der Heilkraft der Mistel eher zufällig, wobei sie selbst gar nicht an Zufälle glaubt. Bei einem Spaziergang am Ufer der Salzach fiel ihre eine Mistel quasi vor die Füße. Ein Unwetter hatte sie zuvor wohl unfreiwillig vom Baum geschleudert. Kaum war sie mit dem geheimnisvollen Buschen zu Hause angekommen, stellte die Salzburgerin ihre ganze Kräuterbücherbibliothek auf den Kopf, um mehr über das mystische Druidenkraut zu erfahren. Dafür war einiges an Nachforschung nötig, denn anders als zu bekannten Kräutern wie Schafgarbe oder Ringelblume gibt es zur Mistel nicht allzu viel Literatur.

In alten Büchern fand Karina etwas über ihre Bedeutung als Frauenpflanze. Ähnlich wie Leinsamen beinhaltet die Mistel Lignane, das sind Pflanzenstoffe, die sich bei Menstruations- und Wechselbeschwerden positiv auswirken. Sie hatte aber auch schon im Druidenkult einen Ruf als Fruchtbarkeitsbringerin und Liebespflanze, die man bei Kinderlosigkeit einsetzte.

Während Karina uns an diesem sonnigen Spätherbsttag zeigt, wie man eine Mistelsalbe rührt, erzählt sie nebenbei von all den anderen heimischen Pflanzen und Kräutern, die sie hier in Salzburg faszinieren. Auch wenn man es vielleicht nicht für möglich hält, wachsen mitten in der Stadt Baldrian, Frauenmantel oder

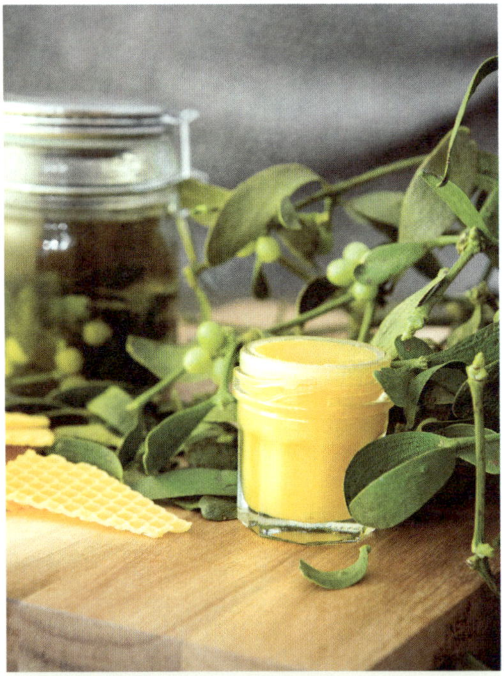

Rheuma-Umschlag

wohltuend bei Gicht und Rheuma, beruhigt bei Hautekzemen an allen Körperstellen, gut bei Arteriosklerose, wo die Wirkung über die Haut aufgenommen werden kann

Zutaten

- 1 l Wasser
- 8 TL frische oder 4 TL getrocknete Mistelblätter

So wird's gemacht

Der Auszug darf etwas erwärmt werden, damit die schmerzlindernde Kompresse angenehm auf der Haut ist. Ein Handtuch drüberwickeln und mindestens 15–30 Minuten einwirken lassen; die Anwendung bei Bedarf an mehreren Tagen wiederholen.

Hinweis: *Das gleiche Kraut oder die gleiche Pflanze soll nicht länger als 6 Wochen lang angewendet werden, weil sonst ein Gewöhnungseffekt auftritt oder es zu einer Gegenreaktion kommen kann. Das gilt für Tee und Umschläge gleichermaßen.*

Echte Goldrute. Man findet Lindenknospen und -blüten oder das als natürliches Aspirin bekannte Mädesüß, das die Feuchtigkeit entlang der Salzach mag – und natürlich Gänseblümchen. Selbst Beifuß oder andere typische Alpenkräuter gedeihen prächtig.

„Es ist unfassbar faszinierend, wo überall wilde Kräuter wachsen. Das zeige ich den Menschen leidenschaftlich gerne. Natürlich nicht direkt neben der Straße oder entlang eines Gassiweges. Es gibt aber genug andere Plätze, die man herzeigen und finden kann", sagt die Salzburgerin.

Neben ihren Kräuterwanderungen vermittelt Karina in Kursen, wie man die Inhaltsstoffe einer Pflanze löst und sie zu Salben, Heilmitteln oder gesunden Speisen verarbeitet. Dabei ist ihr das Regionale, das Heimische wichtig. Vieles liegt direkt vor unserer Nase, man muss es nur entdecken.

So oder so ähnlich ist Karina zu ihrer Tätigkeit als Kräuterexpertin gekommen. Denn tatsächlich gab es eine Zeit, in der ihr das Glücksgefühl fehlte. „Ich war einfach unzufrieden, obwohl ich einen tollen Job hatte." Glück und Zufriedenheit verspürte sie früher immer nur dann, wenn sie draußen in der Natur war.

Diese Erkenntnis hat zum Umdenken geführt. „Für mich war plötzlich klar: Wenn du dich spüren willst, musst du etwas tun, das mit Natur zu tun hat. Seither mache ich nur mehr das. Das ist jetzt mein Leben", erzählt sie strahlend. „Und heute weiß ich ganz genau, warum ich tue, was ich tue."

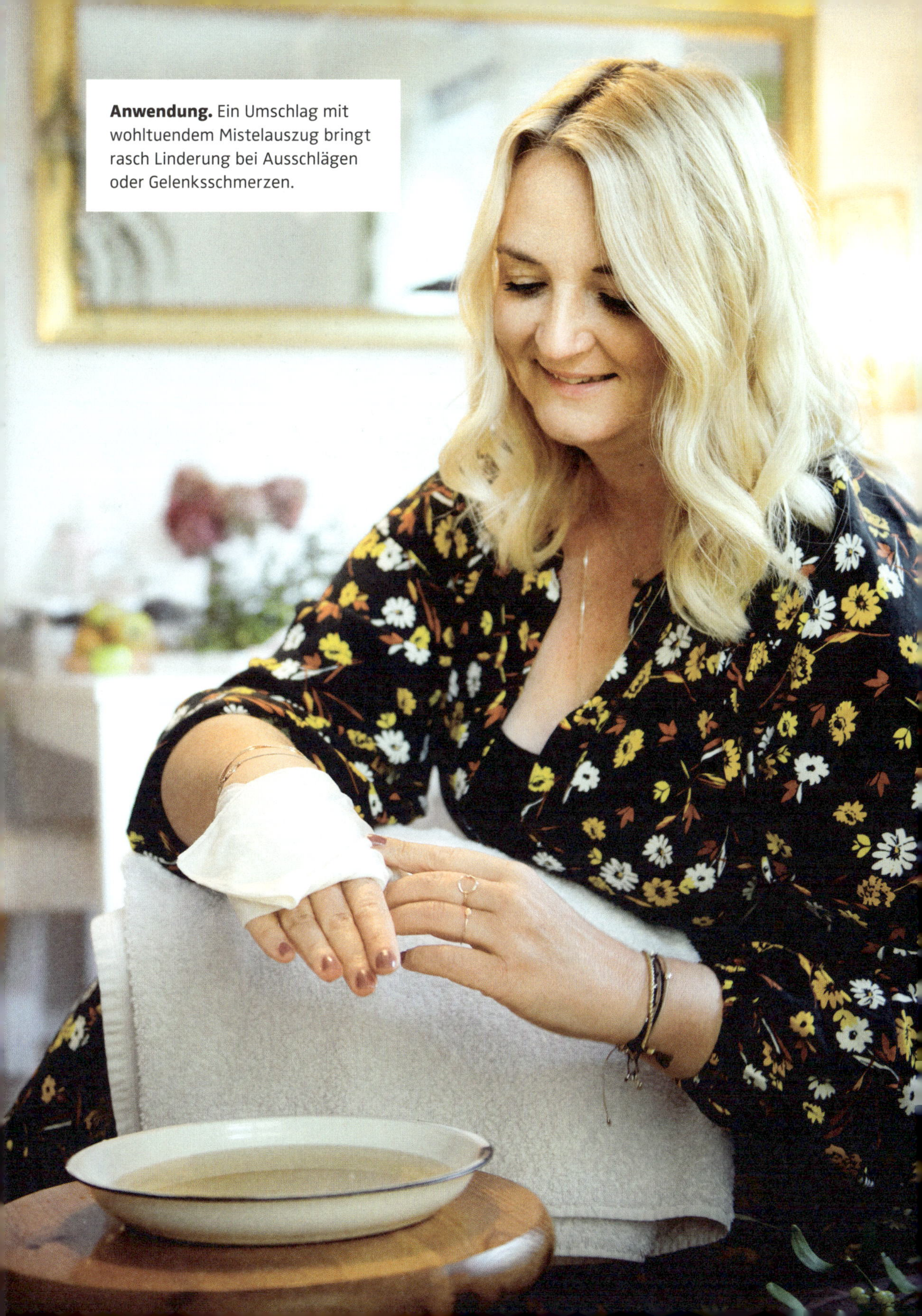

Anwendung. Ein Umschlag mit wohltuendem Mistelauszug bringt rasch Linderung bei Ausschlägen oder Gelenksschmerzen.

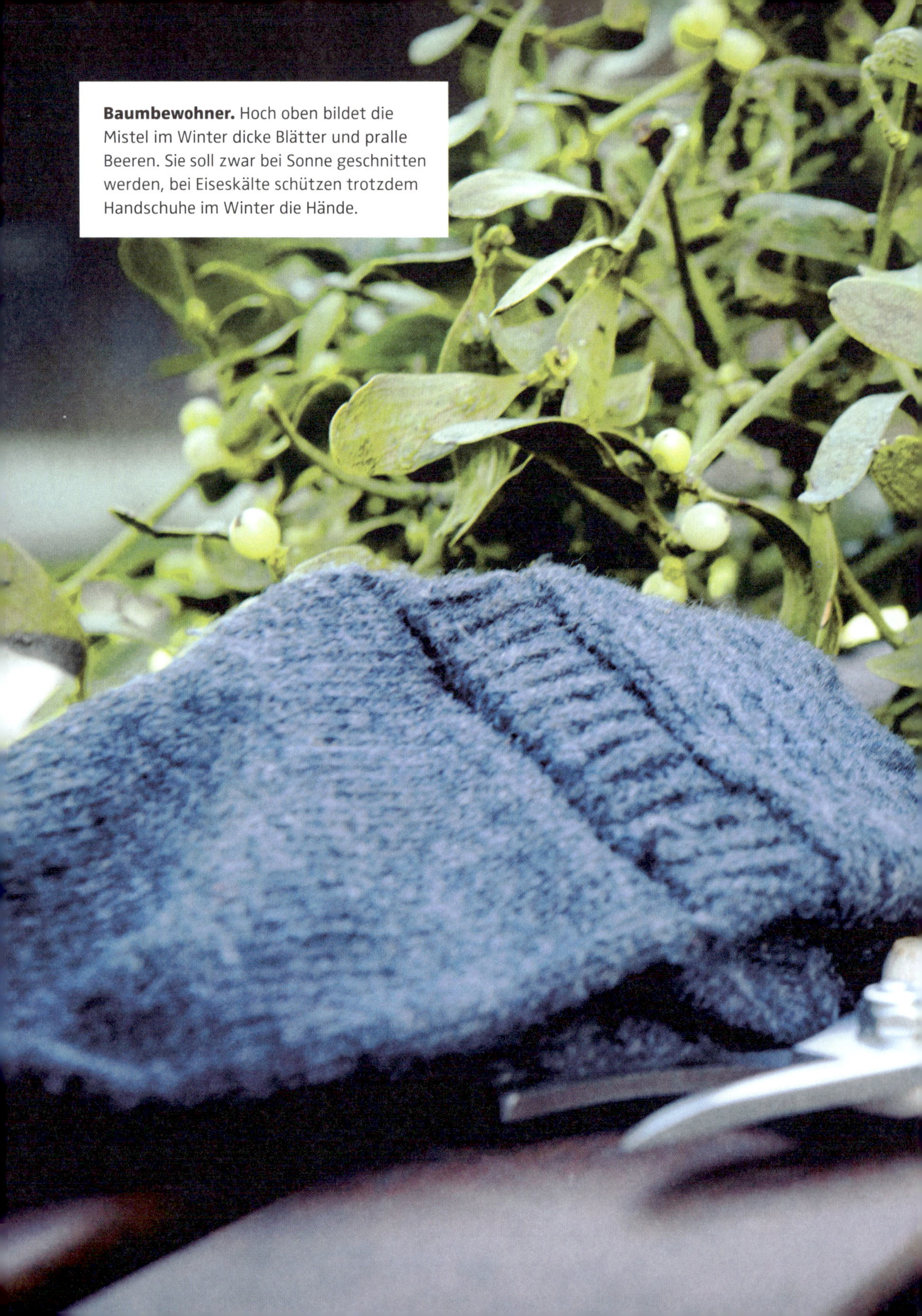

Baumbewohner. Hoch oben bildet die Mistel im Winter dicke Blätter und pralle Beeren. Sie soll zwar bei Sonne geschnitten werden, bei Eiseskälte schützen trotzdem Handschuhe im Winter die Hände.

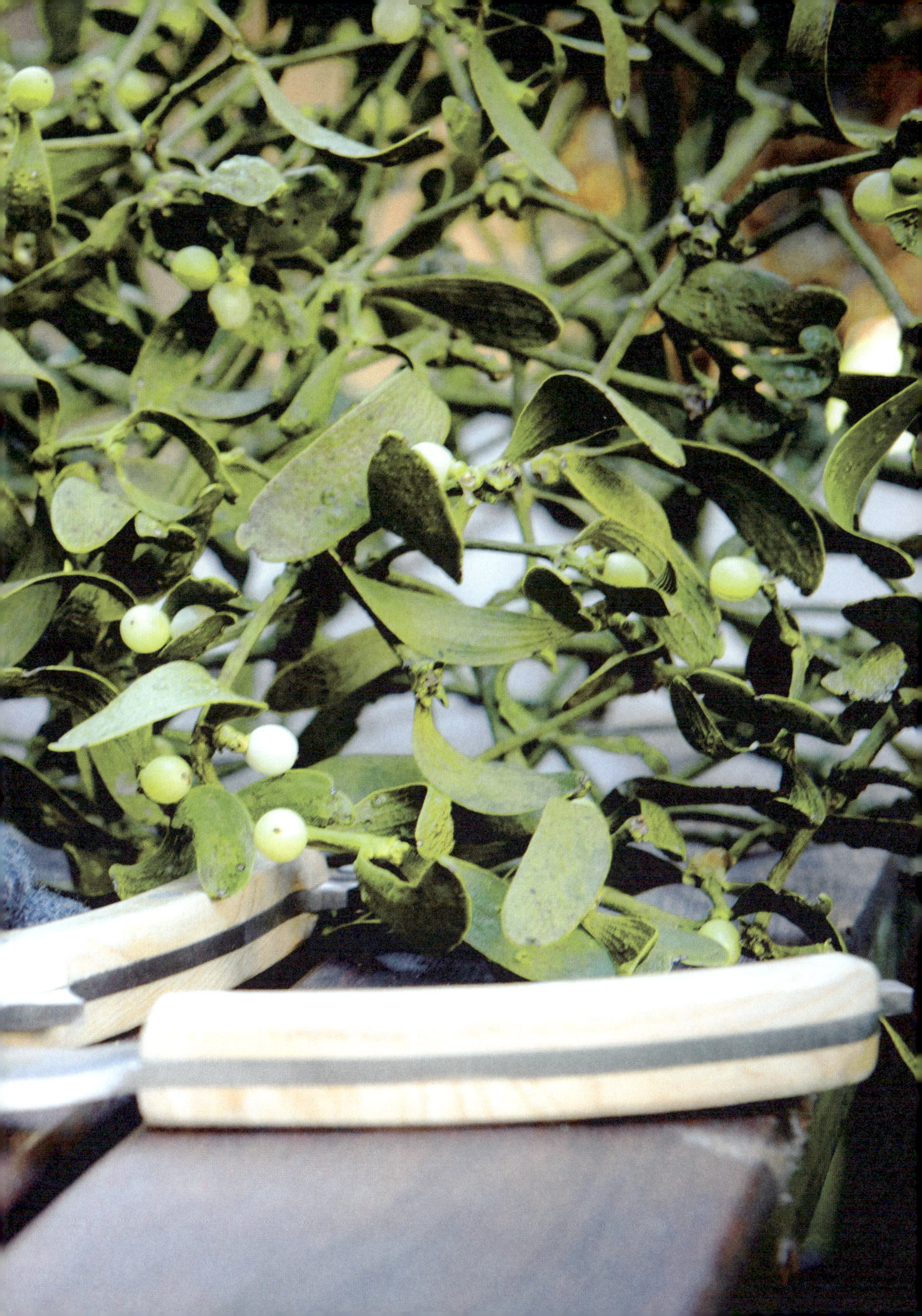

NELKEN UND KRANEWIT

Marias Vermächtnis

Weil das Leben auch unvorhergesehene Wendungen nimmt, ist die Steirerin Tina Rosenkranz jetzt Kräuterexpertin. Um Weihnachten schwört sie auf die Kraft von Nelken und Kranewit.

Als Tina Rosenkranz ihren Lebensgefährten 2008 beim Skifahren auf einer Hütte am steirischen Kreischberg kennenlernte, hatte sie mit Kräutern nichts am Hut. Bei Kopfschmerzen drückte sie sich ein Aspirin ins Glas, Hustenreiz linderte eine Medizin aus der Apotheke, und gegen erhöhte Temperatur schluckte sie Tabletten zum Fiebersenken. Dann zog sie mit Gerhard auf einen Bergbauernhof, wo der Nebenerwerbslandwirt gemeinsam mit seinen Eltern lebte, und da hatte die junge Frau eines Sommers ein Erlebnis, das ihre Sicht auf die Welt änderte.

Tina Rosenkranz ist gelernte Sozialpädagogin. Im Frühjahr 2022 kündigte sie nach acht Jahren ihren Brotjob, um sich mit ihrer Kräuterwerkstatt selbständig zu machen. Ihr Arbeitsplatz sind nun die Wiesen und Wälder drei Kilometer hoch über Murau, auf 1.000 Meter Seehöhe, wo sie winters wie sommers alles findet, was sie für ihr tägliches Tun braucht. Im Dezember, speziell in der Zeit vor Weihnachten, geht die Steirerin gern warm eingepackt spazieren; und auch wenn die Wiesen ringsum unter einer dicken Schneedecke liegen, nimmt sie ihr Körbchen mit, denn was sie heute sucht, findet sie immer.

Die schwarzblau-violetten Wacholderbeeren gibt es das ganze Jahr über. Entlang der Wege rund um den alten Grundnerhof, der hier seit dem 16. Jahrhundert mitten im steilen Hang steht, wuchern wild wachsende Sträucher mit „Kranewit“, wie der Wacholder auch genannt wird.

Was Tina mit den dunklen Beeren vorhat, die eigentlich Zapfen sind? Zweierlei. Zum einen verwendet sie sie zum „Ausrachen“ rund um die Feiertage: Stall und Haus werden mit einer Mischung aus Weihrauch oder Fichtenharz, Beifuß, Salbei und eben Wacholder geräuchert, um die Raumluft zu desinfizieren und nebenbei Geister zu vertreiben, sollten welche da sein. Wenn die Stube nach der speziellen Gewürzmischung aus der Räucherschale riecht, mit der hier am Hof seit Jahrzehnten geräuchert wird, spürt Tina, wie sich der Geist von Weihnachten langsam über sie legt, wie sie zur Ruhe kommt und sich mit dem

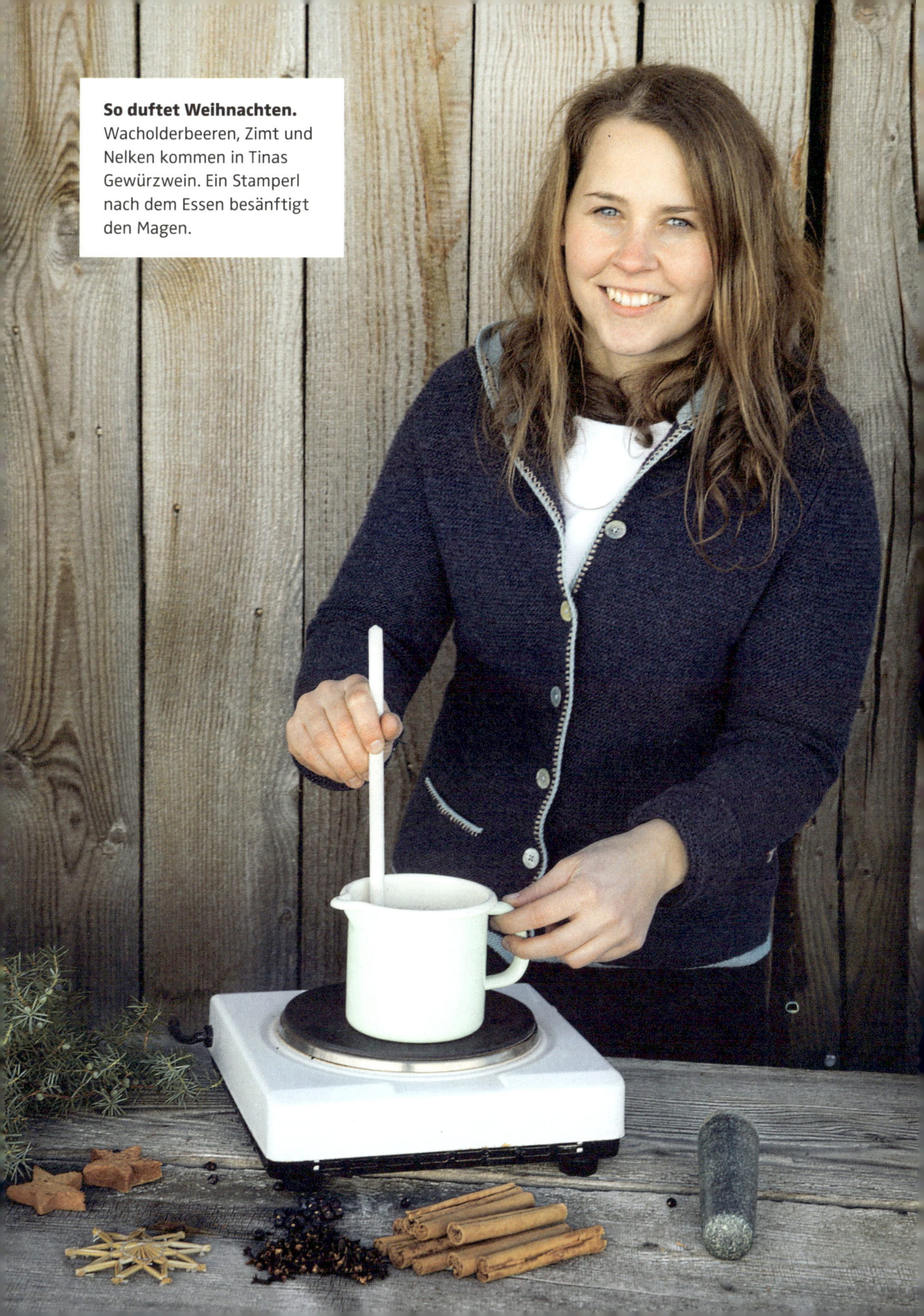

So duftet Weihnachten. Wacholderbeeren, Zimt und Nelken kommen in Tinas Gewürzwein. Ein Stamperl nach dem Essen besänftigt den Magen.

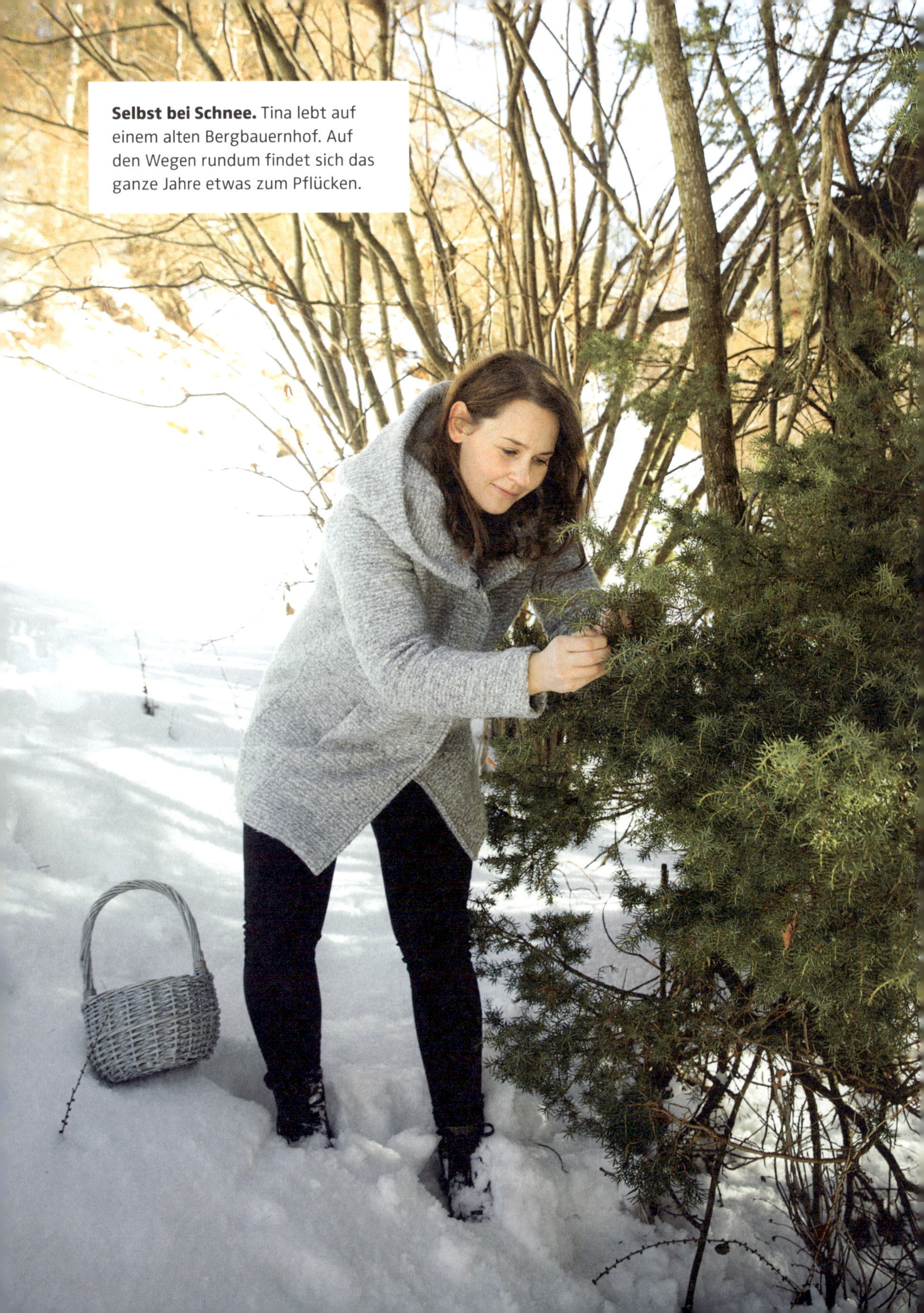

Selbst bei Schnee. Tina lebt auf einem alten Bergbauernhof. Auf den Wegen rundum findet sich das ganze Jahre etwas zum Pflücken.

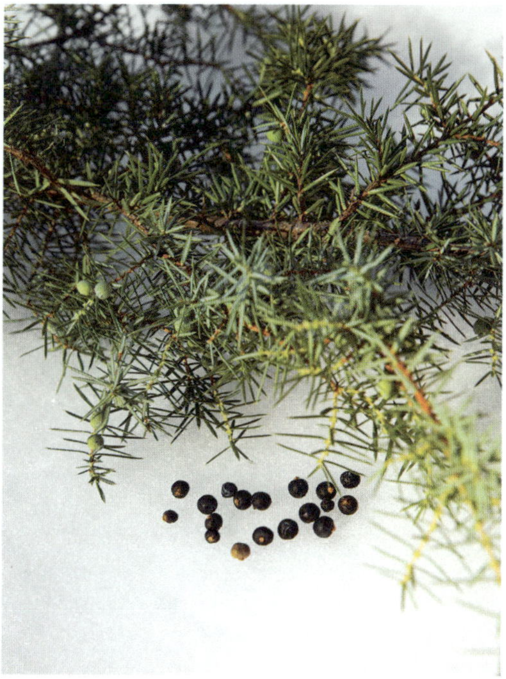

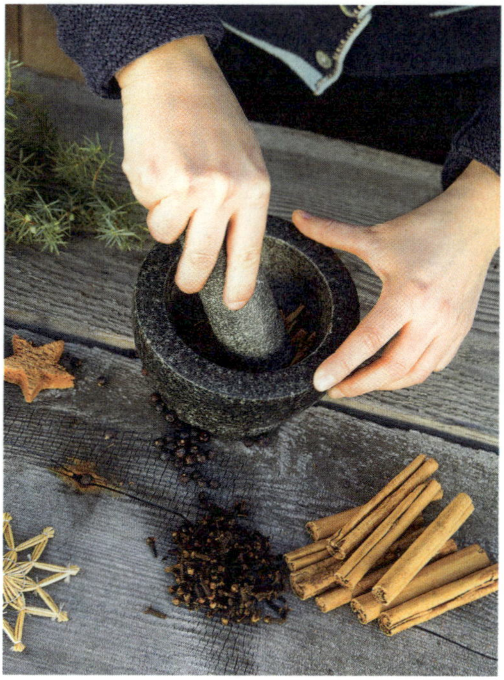

Beschützer. Wacholder, auch Kranewit genannt, ist ein altes Schutz- und Heilkraut. Für ihren Gewürzwein zerstößt Tina die Beeren, die eigentlich Zapfen sind, im Mörser.

Gedanken anfreundet, dass das alte Jahr bald dem Ende zugeht.

Zum anderen bereitet die Kräuterexpertin mit den Wacholderbeeren gerne ihren selbst gemachten Gewürzwein zu, der ihr und ihrer Familie speziell nach den opulenten Feiertagsessen gute Dienste leistet: Das bittere Getränk mit Rotwein, Gewürznelken und Zimt wirkt verdauungsfördernd und wärmend. Wer nach dem Essen also mit einem Stamperl anstößt, tut sich nach einem Mahl, das vielleicht schwer im Magen liegt, gleich zweifach Gutes.

Dass Tina heute um die heilende Wirkung von Nelke und Zimt, Wacholder und Weihrauch weiß, kam so: An einem heißen Sommertag vor über zehn Jahren lief sie mit bloßen Füßen über die Wiese vor dem Hof. Damals hatte sie noch keine Ahnung von Arnika, Lungenkraut und Schafgarbe, die hier überall wachsen. Wahrscheinlich hätte sie die Pflanzen nicht benennen können.

Dann trat sie auf eine Biene, und in der Hoffnung auf Hilfe humpelte sie zu ihrer Schwiegermutter Maria in die Küche. Die stand gerade am Herd, sah sich den Bienenstich an, wischte sich die Hände an der Schürze ab und ging hinaus. Etwas verwundert blieb Tina zurück. Eigentlich hatte sie damit gerechnet, dass ihr die Bergbäuerin eine Salbe aus dem Medizinschrank zum Einreiben der Stichstelle geben würde. Kurz darauf kam Maria mit einer Handvoll Spitzwegerich in die Küche: „Zerdrück das und leg's auf den Stich!", wies sie Tina an – und Schmerz und Schwellung verflüchtigten sich.

Die Tatsache, dass dieses unscheinbare Kraut mit den spitz zulaufenden Hütchen und den kleinen weißen Blüten, das überall rings ums Haus wächst, besser und rascher half als

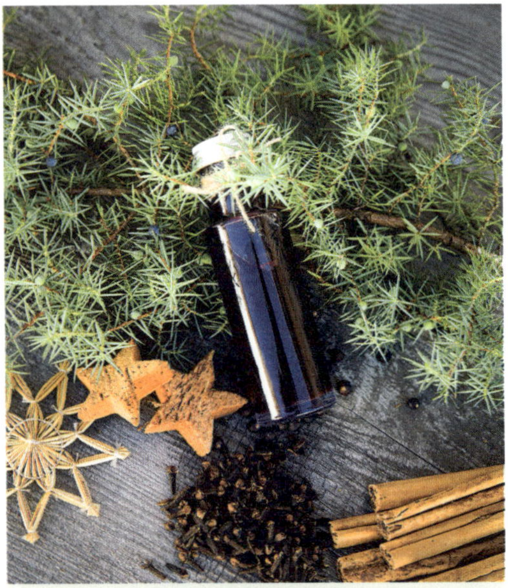

Verdauungsfördernder Gewürzwein

unterstützt nach einem opulenten Essen, etwa während der Feiertage

Zutaten

- 1 Flasche Bio-Rotwein
- 1 EL Gewürznelken
- 2 Zimtstangen
- 1 EL Wacholderbeeren
- 2 EL Honig

So wird's gemacht

Nelken, Zimtstangen und Wacholderbeeren in einem Mörser zerstoßen. Die Zutaten mit Rotwein in einen Topf geben. Einmal aufkochen und anschließend 30 Minuten ziehen lassen. Abseihen, Honig unterrühren und heiß in gut gereinigte Flaschen abfüllen.

Anwendung

1 Likörgläschen nach dem Essen trinken.

Haltbarkeit

Verschlossen hält der Gewürzwein rund 6 Monate. Nach dem Öffnen rasch verbrauchen und kühl lagern.

die medizinische Salbe, die ihr ihre eigene Mutter immer auf juckende Stiche geschmiert hatte, ließ sie staunen. Fortan ließ sich Tina von Maria die Welt der Kräuter zeigen.

Leider verstarb die Bergbäuerin, und ihr Wissen hatte sie nur im Ansatz weitergegeben. Weil Tina mehr lernen wollte, fing sie an, sich zur Kräuterpädagogin ausbilden zu lassen. Zumindest für die Kühe und Kälber im Stall und für den Hausgebrauch wollte sie Hausmittel zur Hand haben: Pech- und Ringelblumensalbe für Verletzungen der Kälber und der Helfer am Hof sind mittlerweile fixe Bestandteile ihrer Stall- und Hausapotheke.

Was nach ihrer Ausbildung passierte, entwickelte sich für die Steirerin selbst überraschend: Je tiefer sie ins Thema vordrang, desto größer wurden ihr Interesse und ihre Faszination. Auch ihr Umfeld reagierte ähnlich: Freunde und Nachbarn, erzählt sie, seien gekommen und hätten sie bei gemeinsamen Spaziergängen immer wieder nach Pflanzennamen und Heilwirkungen gefragt. Schritt für Schritt ist sie danach in die Selbständigkeit gegangen. Weil es keinen Tag mehr gab, an dem sie sich nicht mit Kräutern auseinandersetzte.

Tina ist die neue Kräuterexpertin am Grundnerhof. Sie hat dafür gesorgt, dass das alte Wissen der Menschen, die hier oben seit Jahrhunderten Wind und Wetter trotzen und die mit den Pflanzen, die ringsum wachsen, Schmerzen linderten und Wunden heilten, nicht verloren ging. Das Vermächtnis ihrer Schwiegermutter Maria. Sie wäre stolz auf die junge Frau gewesen.

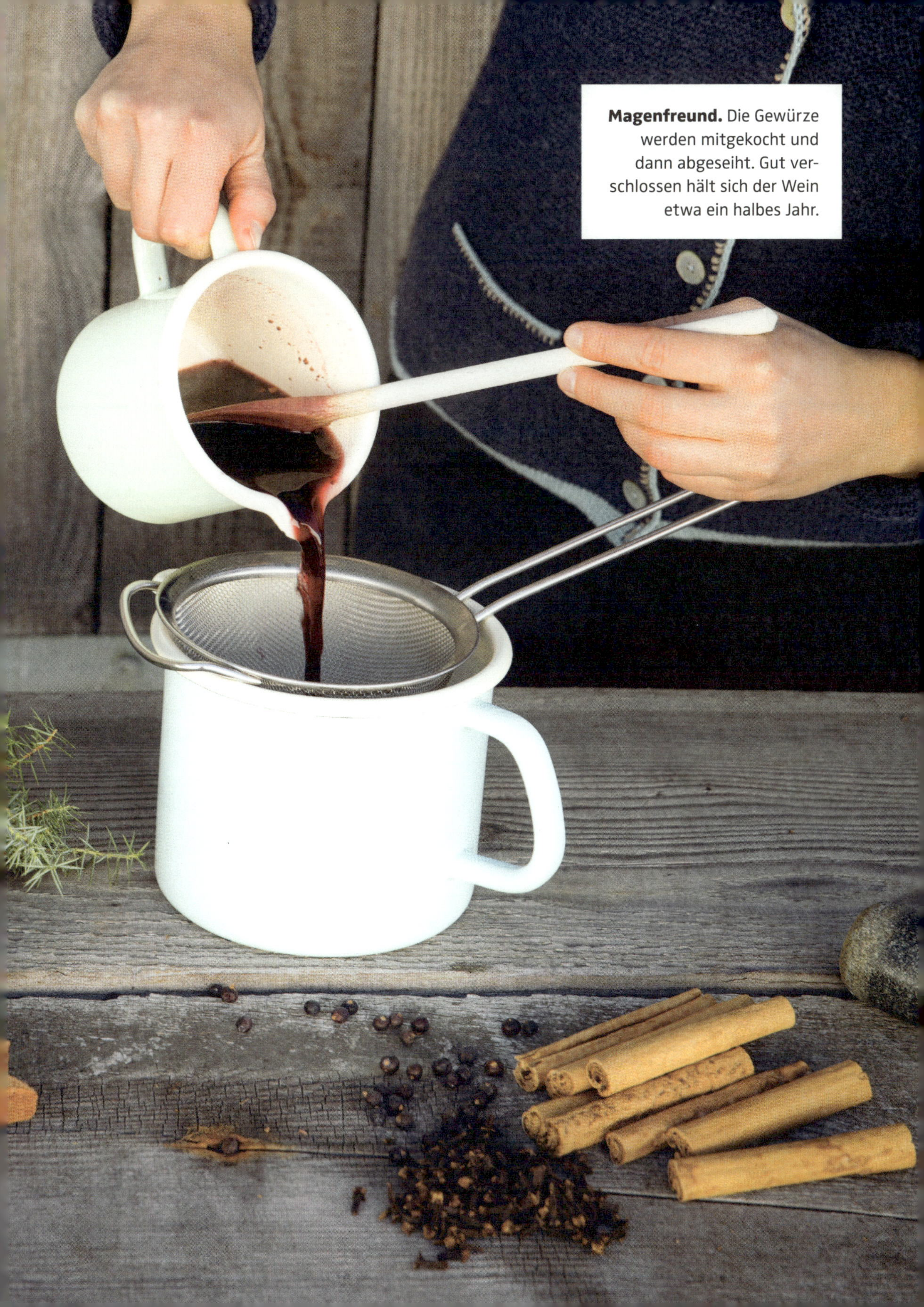

Magenfreund. Die Gewürze werden mitgekocht und dann abgeseiht. Gut verschlossen hält sich der Wein etwa ein halbes Jahr.

SCHLAFMILCH

Süßer Schlummer

Vor dem Zubettgehen trinkt die Oberösterreicherin Siegrid Hirsch ein Häferl warme Milch, das sie mit Kräutern, Samen und Getreide veredelt.

Manchmal träumt Siegrid Hirsch von Dachrinnen. Davon, wie man diese ordentlich mit dem Dach verbindet. Es sind Träume, die sie zurückwerfen in ihr ganz frühes Berufsleben und bei denen sie jedes Mal heilfroh ist, wenn sie aufwacht. Auf Wunsch der Eltern, die im Burgenland eine Baufirma besaßen, sollten Siegrid und ihre vier Geschwister ebenfalls zu Baumeistern werden. Doch es kam anders. Ganz anders.

„Ah, dieser Duft! Schon allein der treibt uns in Morpheus' Arme", sagt sie und reicht eine große Tasse mit heißer Lavendelmilch über den Tisch. Siegrids braune Augen ruhen auf ihrem Gegenüber, haben diesen besonderen Glanz, der von Begeisterung spricht und immer neu entfachter Neugier. Ihre Stimme, tief und ein wenig rau, scheint wie gemacht für den Rundfunk, aber auch das blieb nur eine – wenn auch lange währende – Episode in ihrem Leben. Ihren großen Traum erfüllte sie sich schließlich mit über vierzig, als sie sich in der Kräuterschule von Ignaz Schlifni in Kärnten in Botanik und Volksheilkunde ausbilden ließ.

„Ignaz hasste Bücher, in denen Pflanzen abgebildet waren. ‚Man muss sich das in der Natur anschauen', war sein Leitspruch", erinnert sich Siegrid und nimmt ein kleines Büschel Salbei zur Hand. Vor einer Viertelstunde wuchs das samtige Grün noch im Garten, trotz Minusgraden und einer zunehmend steifen Brise. Wie zum Dank fürs Ausharren heizt ihm die Kräuterexpertin jetzt richtig ein: Sie zupft die Blätter vom Stängel, streut sie in einen Topf mit Milch und stellt ihn auf den Herd. Schon bald steigen kleine Schwaden auf, an der Oberfläche üben die Salbeiblätter Rückenschwimmen. Ein würziger Duft erfüllt den Raum.

Milch, so Siegrid, sei ein ebenso altes wie wirksames Mittel, um den Körper auf den Schlaf einzustimmen, und Honig mit Milch das Ur-Schlafmittel schlechthin. Milch enthält die Aminosäure Tryptophan, mit deren Hilfe unser Körper das Hormon Melatonin bildet, das

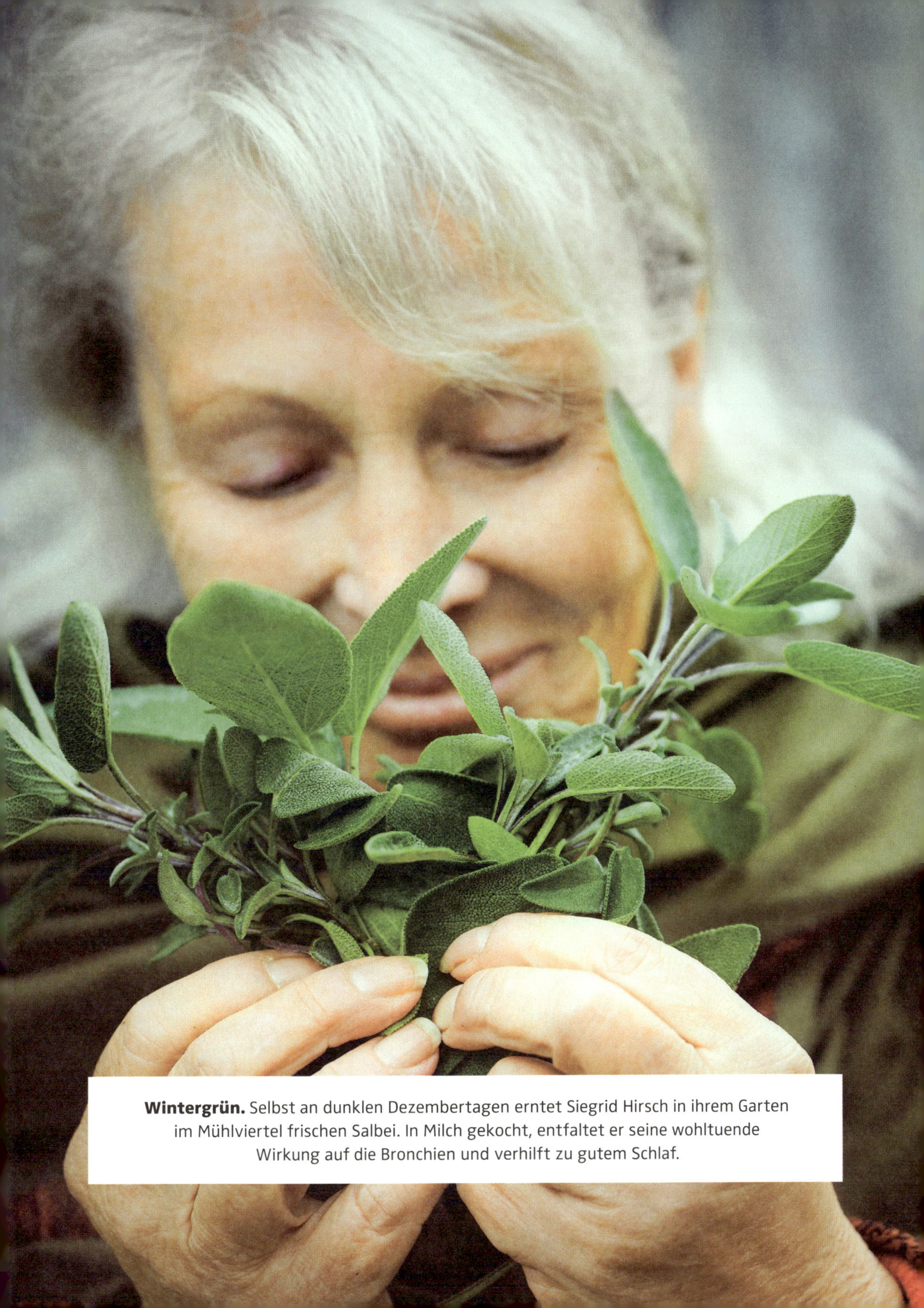

Wintergrün. Selbst an dunklen Dezembertagen erntet Siegrid Hirsch in ihrem Garten im Mühlviertel frischen Salbei. In Milch gekocht, entfaltet er seine wohltuende Wirkung auf die Bronchien und verhilft zu gutem Schlaf.

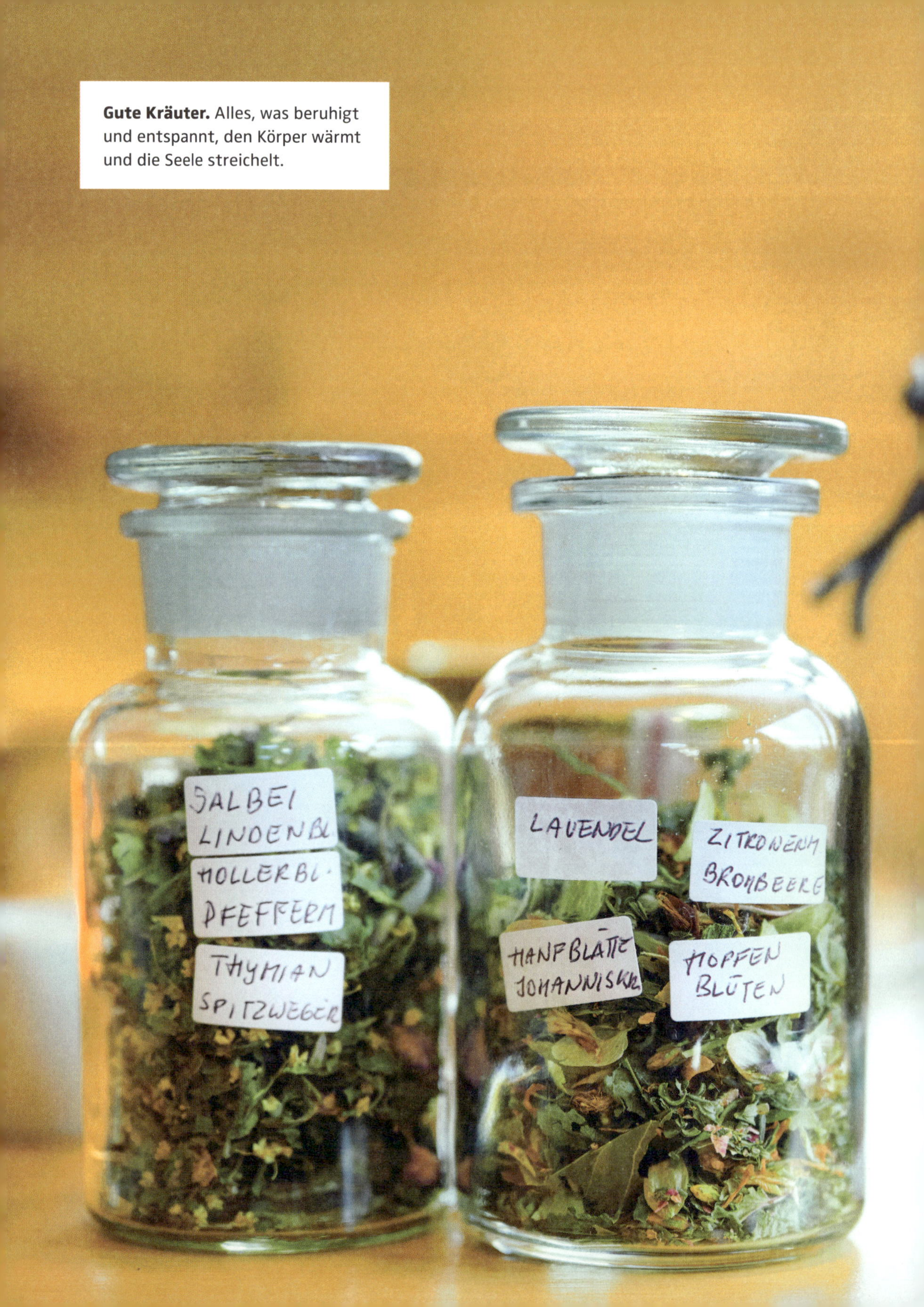

Gute Kräuter. Alles, was beruhigt und entspannt, den Körper wärmt und die Seele streichelt.

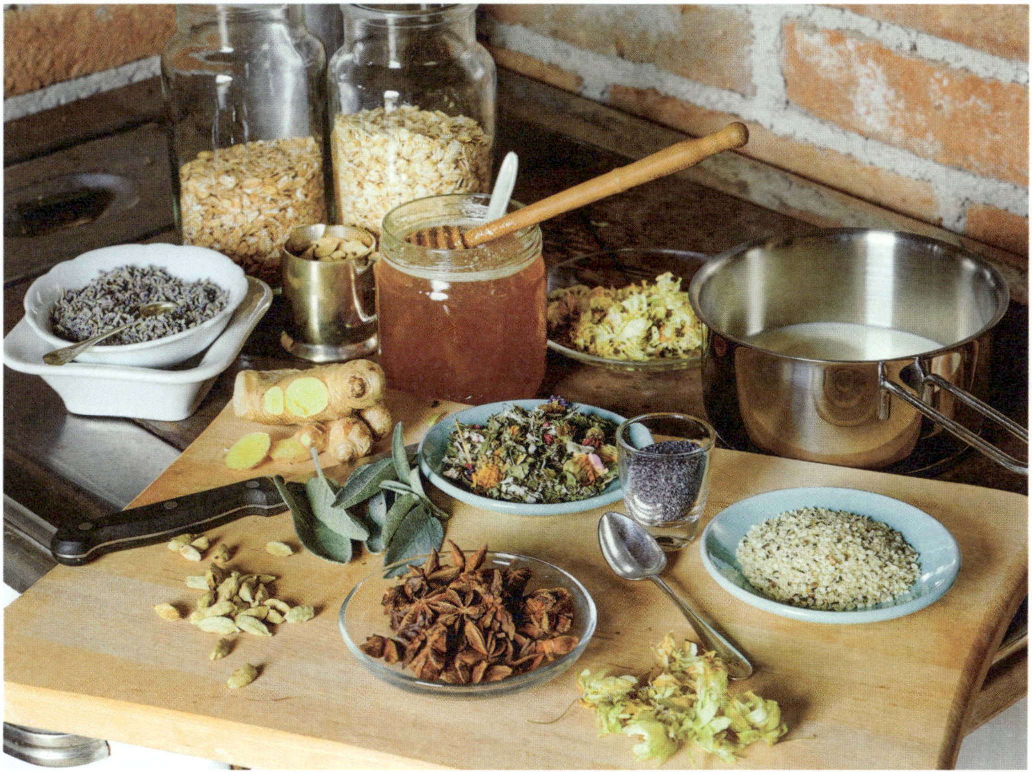

Beruhigende Mischung. Haferflocken stärken die Nerven. Honig hemmt Entzündungen. Hopfen entspannt. Milch fördert Schlaf. Teekräuter beruhigen den Geist. Sternanis duftet nach Glück. Hanf löst Anspannungen.

wiederum den Schlaf fördert. Mindestens so hilfreich ist aber das wohlige Gefühl, das mit dem Genuss warmer Milch einhergeht, sich wie eine flauschige Decke übers Gemüt legt und uns ein „Alles ist gut" ins Ohr flüstert.

Steigern lässt sich diese Wirkung noch mit Kräutern und Samen, die in der Milch gekocht werden. Dafür eignet sich alles, was beruhigt und entspannt, den Körper wärmt und die Seele streichelt. Klassiker wie Hopfen, Lavendel und Melisse ebenso wie Gewürze oder Samen und Getreide.

„Hafer- oder Dinkelflocken zum Beispiel passen ganz wunderbar in eine Schlafmilch, die auch Kindern schmeckt", sagt Siegrid. Beide Getreidesorten wirken stärkend und aufbauend. Hanfsamen in der Milch beruhigen, Mohn lindert Schmerzen. Kardamom, Anis und Sternanis duften herrlich und wecken Glücksgefühle. Ingwer wiederum wärmt durch und durch. Gern rührt Siegrid selbst gemachtes Hagebuttenmus oder Holundergelee in ihre Milch: „Rose und Holunder bringen die Dinge wieder ins Lot. Die Rose auf seelischer, der Holler auf körperlicher Ebene", weiß die Kräuterexpertin.

Auch viele klassische Teekräuter lassen sich mit Milch statt mit Wasser aufbrühen. In manchen Kärntner Tälern sei diese Art des Kräuterauszugs auch heute noch üblich, sagt Siegrid Hirsch. Kratzt es zum Beispiel im Hals

Siegrids Schlummertrunk

entspannt und fördert den Schlaf

Zutaten

- 1 EL Grau- oder Blaumohn, ganz oder gemahlen (ungemahlenen Mohn im Mörser leicht anquetschen)
- 1 EL Hanfsamen, ungeschält oder geschält (und leicht angemörsert)
- 1 EL Hopfenblüten, getrocknet
- 1 EL Haferflocken
- 1 EL Dinkelflocken
- 1 TL Hagebuttenmus
- 1 TL Hollergelee
- 1 TL Lavendelblüten, getrocknet
- 1 TL Teekräuter (z.B. Lindenblüten, Johanniskraut oder Melisse)
- 1 TL Anis
- 2 Scheiben Ingwer, ungeschält
- 2 Stk. Sternanis
- 4–5 Kardamomkapseln

So wird's gemacht

Für den Schlummertrunk wird in 250 ml Milch je nach Bedarf oder Geschmack **eine** der oben genannten Zutaten gemischt. Schlafmilch lässt sich wahlweise mit Kräutern, Samen, Getreideflocken, Gewürzen oder Fruchtmus zubereiten. Die Zutaten gibt man in die kalte Milch, kocht sie auf, lässt sie etwas simmern und dann zugedeckt rund 10 Minuten nachziehen. Nach dem Abseihen die Milch nach Belieben mit Honig süßen. Mohnmilch und Hanfmilch schmecken auch ohne Honig. Statt Kuhmilch eignen sich auch Schaf- oder Ziegenmilch sowie bei Unverträglichkeiten pflanzliche Alternativen wie Hafer- oder Mandelmilch.

Anwendung

Am besten trinkt man die Milch direkt vor dem Zubettgehen.

Hinweis: *Mohn- und Hanfsamen, die nach dem Abseihen übrig bleiben, schmecken am nächsten Morgen noch im Frühstücksmüsli!*

Ihr Lieblingsgetränk Kaffee gilt nicht gerade als Schlummertrunk. So kam sie auf die Milch.

und läuft die Nase, helfen Thymian, Lindenblüten, Spitzwegerich, Holler oder Salbei beim Ein- und Durchschlafen. „Und Himbeer- und Brombeerblätter gehen immer", so Siegrid. Auch fertig gemischte Haustees eignen sich gut. Die meisten enthalten beruhigende Kräuter, die man sich für eine Schlafmilch zunutze machen kann.

Siegrid selbst ist keine große Teetrinkerin, und ihr Lieblingsgetränk Kaffee gilt nicht gerade als Schlummertrunk. So kam sie auf der Suche nach einem alternativen Schlafmittel auf die Milch und erprobte immer neue Rezepturen. Eine ihrer liebsten ist jene mit Kopfsalat, einer auf den ersten Blick eher ungewöhnlichen Zutat. Dafür gibt sie vier bis fünf Blätter in die kochend heiße Milch und lässt sie ein wenig ziehen. Strunk und Blätter enthalten schlaffördernde Substanzen, die mit dem Fett der Milch eine beruhigende Allianz eingehen. Ein Umstand, den bereits die alten Griechen für sich zu nutzen wussten. „Darauf muss man erst einmal kommen", sagt Siegrid und versiegelt den Satz mit einem tiefen, kehligen Lachen.

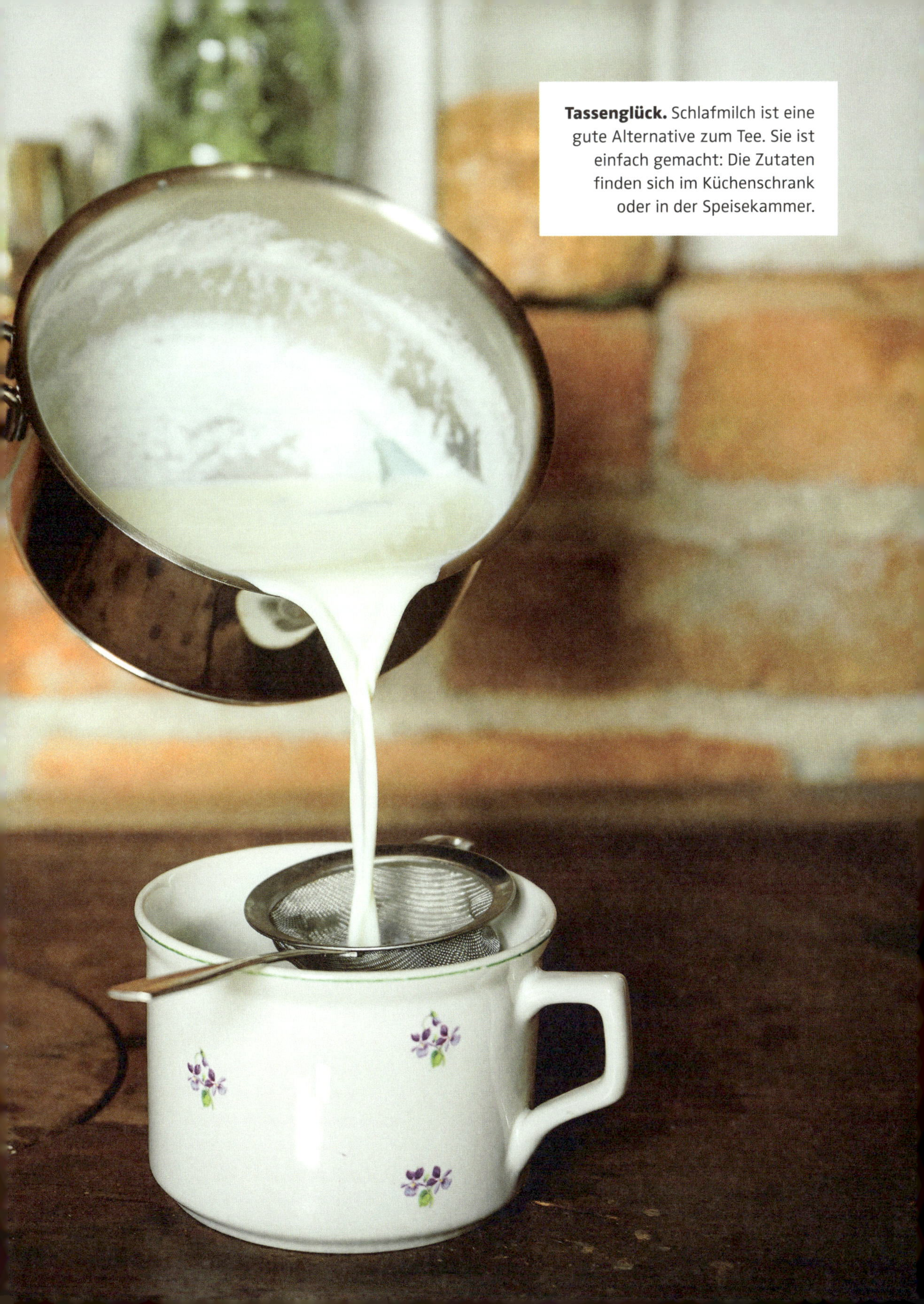

Tassenglück. Schlafmilch ist eine gute Alternative zum Tee. Sie ist einfach gemacht: Die Zutaten finden sich im Küchenschrank oder in der Speisekammer.

Gut zu wissen

Die wichtigsten Informationen zu den Kräuterfrauen

Angelika Ambrusch und **Silvia Beck** sind Kräuterpädagoginnen. Nähere Informationen zu ihren Seminaren, aktuellen Terminen und Rezeptanleitungen unter: kraudarei.at

Andrea Bregar lebt mit ihrer Familie bei Feldbach. Die Steirerin bietet Kurse zum Thema Wasserdampfdestillation an. Mehr dazu unter: kraeuterhuegel.at

Margot Fuchs ist FNL-Referentin in Vorarlberg und im Allgäu. Mehr Informationen unter: fnl-kraeuterakademie.at und margotfuchs.at

Eunike Grahofer hat das wertvolle Wissen über heimische Hausmittel aus 400 Jahren in ihrem Buch *Wildnisapotheke* zusammengetragen. Weitere Infos unter: eunikegrahofer.at

Rosemarie Hartmann sammelt ihre Wildkräuter auf etwa 1.400 Meter Höhe am Arlberg und ist in der Region bekannt für ihr Heilwissen.

Orphelia Herdits-Riemer ist studierte Botanikerin, unterrichtet in Kräuterpädagogikausbildungen, hat eine Praxis als Energetikerin und veranstaltet Workshops. Infos unter: orphelia.at

Siegrid Hirsch lebt und arbeitet im Mühlviertel. Sie engagiert sich bei Österreichs ältestem Kräuterverein FNL (Freunde naturgemäßer Lebensweise) und gründete einen Buchverlag.

Valerie Jarolim hat Agrarwissenschaften studiert und ist Kräuterpädagogin. Auf ihrer oberösterreichischen Alm und in Wien bietet sie Kurse an. Infos unter: blattunddorn.at

Irmi Kaiser lebt in ihrem 200 Jahre alten „Hexenhäuschen" im Mühlviertel. Ihre Naturrezepte hat sie in dem Buch *Unkrautgenuss & Wildpflanzenküche* veröffentlicht. Mehr Informationen unter: unkrautgenuss.at

Doris Kern lebt im Mühlviertel. Ihr gesammeltes Wissen über Kräuter und Naturheilkunde teilt sie in mehreren Büchern und auf ihrem Blog: mitliebegemacht.at

Ingrid Kleindienst-John lebt in Niederösterreich. Dort schreibt sie ihre Bücher und organisiert Kurse zu ätherischen Ölen und Kräutern. Mehr Infos unter: kleindienst-john.at

Monika Kleinschuster und ihre Tochter **Sophie** bieten ihre Produkte ab Hof im Burgenland an und veranstalten Kräuter- und Blumenworkshops. Mehr dazu unter: monika-kleinschuster.at

Carmen Kraft ist Kräuterpädagogin und Humanenergetikerin. Sie bietet Kräuterwanderungen und Kurse an. Mehr unter: kraeuter-kraft.at

Adelheid Lingg lebt im Allgäu und ist Autorin mehrerer Bücher, u. a. von *Das Heilpflanzenjahr.* Mehr Infos und Kurse unter: die-leda.de

Iris Lins gründete im Jahr 2011 in Rankweil eine Kräuterwerkstatt für Kinder und Jugendliche und ist Buchautorin. Mehr Informationen unter: kraeuternest.at

Doris Maier lebt mit ihrer Familie und ihrem gern genutzten Fahrrad in Mureck nahe der slowenischen Grenze. Mehr dazu unter: zuhauseimkraeuterglueck.at

Susanne Mitterer lebt in Piesendorf bei Zell am See, wo sie in ihren Pinzgauer Naturzauberwerken werkelt. Mehr Informationen unter: naturzauberwerke.at

Kordula Müller ist zertifizierte Wildkräuterexpertin und gibt ihr Wissen unter anderem auf Kräuterwanderungen weiter. Mehr auf: kordula-mueller.de

Karina Nouman lehrt auf Kräuterwanderungen und in Kursen in Salzburg den Umgang mit Heilkräutern. Sie ist Autorin mehrerer Bücher, zuletzt: *Fräulein Grüns Bienenapotheke*. Mehr Informationen unter: fräuleingrün.at

Gertrude Pammer ist Biologin, Kräuterpädagogin, Natur- und Landschaftsführerin, Ausbildnerin für zertifizierte Kräuterpädagogen und bietet Kräuterwanderungen und Destillierkurse an.

Silja Parke unternimmt Wildkräuterspaziergänge, gibt Kräuterworkshops und organisiert Botanikreisen. Sie hat das Buch *Ganz schön wild* verfasst und schreibt auf: wildemöhre.at

Tina Rosenkranz lebt auf einem Bergbauernhof in der Steiermark. Die Sozialpädagogin hat Kräuterpädagogik und grüne Kosmetik zu ihrer Berufung gemacht und gibt Kurse dazu. Infos unter: diekraeutermacherei.at

Aki Schwarzenberger ist zertifizierte Kräuterpädagogin und Naturcoach. Die freischaffende Filmautorin veranstaltet Wildkräutersafaris und Workshops. Mehr dazu unter: pappus.eu

Dora Somvi ist Kräuterpädagogin. Ihr Rezept ist auch im Buch *Die Kraft der Kräuter nutzen* zu finden. Mehr Informationen unter: somvi.eu

Melanie Wieser ist am liebsten draußen in der Natur. Die Saalfeldnerin ist diplomierte TEH-Praktikerin und teilt ihr Wissen auf ihrem Blog mint-pure.at

Alle Rezepte im Überblick

Von Arnika bis Zwiebelhonig

FSC
www.fsc.org
MIX
Papier | Fördert gute Waldnutzung
FSC® C020353

1. Auflage

Gesetzt aus Hoefler, Charter ITC Pro, Zwo Pro

Medieninhaber, Verleger und Herausgeber:
Red Bull Media House GmbH
Oberst-Lepperdinger-Straße 11–15
5071 Wals bei Salzburg, Österreich

Coverdesign, Umschlaggestaltung und Satz: Matthias Preindl
Lektorat: Petra Hannert, Monika Hasleder

Gedruckt in der Slowakei von Neografia
ISBN 978-3-7104-0379-8